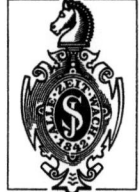

Physik der bildgebenden Verfahren in der Medizin

Herausgegeben von
H.-J. Maurer und E. Zieler

Mit Beiträgen von
H. Birken   F. Buchmann   B. van der Eijk   F. Goos
F. Gudden   J. Heinzerling   D. Lange   H.-J. Maurer
F. Wachsmann   E. Zieler

Mit einem Geleitwort von H. Oeser

Mit 130 Abbildungen

Springer-Verlag
Berlin Heidelberg New York Tokyo 1984

Prof. Dr. H.-J. MAURER, Abteilung Radiologie, St.-Josephs-Krankenhaus,
Akademisches Lehrkrankenhaus der Ruprecht-Karls-Universität,
Landhausstraße 25, D-6900 Heidelberg

Dr. E. ZIELER, Gryphiusstraße 2, D-2000 Hamburg 60

ISBN-13:978-3-642-69783-8   e-ISBN-13:978-3-642-69782-1
DOI: 10.1007/978-3-642-69782-1

CIP-Kurztitelaufnahme der Deutschen Bibliothek

Physik der bildgebenden Verfahren in der Medizin /
hrsg. von H.-J. Maurer u. E. Zieler. Mit Beitr. von H. Birken... Mit e. Geleitw. von H. Oeser. –
Berlin; Heidelberg; New York; Tokyo: Springer, 1984.
ISBN-13:978-3-642-69783-8

NE: Maurer, Hans-Joachim [Hrsg.]; Birken, H. [Mitverf.]

Das Werk ist urheberrechtlich geschützt. Die dadurch begründeten Rechte, insbesondere die der Übersetzung, des Nachdruckes, der Entnahme von Abbildungen, der Funksendung, der Wiedergabe auf photomechanischem oder ähnlichem Wege und der Speicherung in Datenverarbeitungsanlagen bleiben, auch bei nur auszugsweiser Verwertung, vorbehalten. Die Vergütungsansprüche des § 54, Abs. 2 UrhG werden durch die „Verwertungsgesellschaft Wort", München, wahrgenommen.

© by Springer-Verlag Berlin Heidelberg 1984
Softcover reprint of the hardcover 1st edition 1984

Die Wiedergabe von Gebrauchsnamen, Handelsnamen, Warenbezeichnungen usw. in diesem Werk berechtigt auch ohne besondere Kennzeichnung nicht zu der Annahme, daß solche Namen im Sinne der Warenzeichen- und Markenschutz-Gesetzgebung als frei zu betrachten wären und daher von jedermann benutzt werden dürften.

Produkthaftung: Für Angaben über Dosierungsanweisungen und Applikationsformen kann vom Verlag keine Gewähr übernommen werden. Derartige Angaben müssen vom jeweiligen Anwender im Einzelfall anhand anderer Literaturstellen auf ihre Richtigkeit überprüft werden.

Geleitwort

Der Apparat steht heute zwischen Arzt und seinen Patienten, er scheint den Kontakt zwischen beiden auflösen, aufheben zu wollen. Dennoch muß der Nutzen dieser Entwicklung von allen in Form eines Erkenntnisgewinnes gesehen und anerkannt werden. Speziell die Anwendung von Strahlungen in Verbindung mit der Mikroelektronik einschl. Computer hat die visuelle Wahrnehmung von Krankheitsbefunden erleichtert, verfeinert, oft überhaupt ermöglicht.

Der effiziente Einsatz der neuartigen bildgebenden Verfahren in Klinik und Praxis setzt ein Wissen von den physikalischen Grundlagen und technischen Prinzipien voraus. Dieses Buch will diese Bedingung erfüllen. Kompetente Fachkräfte haben nach der Konzeption je eines erfahrenen Radiologen und eines Strahlenphysikers diese Aufgabe übernommen. Die Apparate-Medizin wird sich weiter vergrößern und den Kostenaufwand im Gesundheitswesen steigern. Der Nutzeffekt wird jedoch auch bisher Uneinsichtige von dem Wert dieser neuen radiologischen Untersuchungsverfahren überzeugen.

Berlin, Sommer 1984   HEINZ OESER

Vorwort

Seit der inzwischen klassischen Monographie Spieglers *Physik in der Röntgendiagnostik* haben sich weitere bildgebende Verfahren zur Darstellung von Bereichen des Körperinneren in der Radiologie durchgesetzt. Wir haben uns daher entschlossen, die Physik der gebräuchlichen Verfahren zusammen mit Fachgenossen darzustellen. Nach wie vor nehmen dabei die Röntgenstrahlen den größten Raum ein. Hinzu kommen Szintigraphie, Ultrasonographie und Kernspintomographie als neue bildgebende Verfahren. Die Herausgeber haben zwar das Ziel vorgegeben, dem einzelnen Autor aber Raum für die eigene Gestaltung seines Beitrages gelassen. Darunter hat sicher die Einheitlichkeit gelitten, die individuelle Originalität dagegen aber gewonnen. Wir haben davon abgesehen, sinnesphysiologische Gesichtspunkte zu behandeln, obgleich sie für die Betrachtung von Röntgenaufnahmen am Leuchtschirm ihre Bedeutung haben. Leider war es uns nicht möglich, so weitgehend ohne Mathematik auszukommen, wie Spiegler es noch konnte. Ferner haben wir darauf verzichtet, Anweisungen für die Anwendung zu geben, da wir diese Entscheidung dem Anwender überlassen möchten. Weiter haben wir uns nicht an Fragenkatalogen orientiert, da dies unwissenschaftlich und dem Verstehen nicht förderlich ist. Dennoch meinen wir, daß es gemeinsam mit den anderen Autoren gelungen ist, die *bildgebenden Verfahren in der Medizin* so darzustellen, daß sie nicht nur Ärzten, sondern auch Studenten der Medizin und Physikern bzw. Technikern in der Medizin verständlich sein und damit Grundlage ihrer Entscheidungen werden können. Kritische Anmerkungen aus dem Leserkreis können helfen, vertretene Ansichten, Thesen zu korrigieren.

Während der Fertigstellung des Buches verstarb Herr Birken, von dessen Geist der Beitrag zur Bildverstärkertechnik geprägt ist.

Heidelberg, Hamburg H.-J. MAURER
März 1984 E. ZIELER

Mitarbeiterverzeichnis

BIRKEN, H. †

BUCHMANN, F., Dr., C. H. F. Müller, Alexanderstr. 1, Postfach 10 46 40, D-2000 Hamburg 1

EIJK, B. VAN DER, C. H. F. Müller, Alexanderstr. 1, Postfach 10 46 40, D-2000 Hamburg 1

GOOS, F., Dr. phil. habil., Fa. Dr. Goos Suprema, D-6900 Heidelberg-Rohrbach

GUDDEN, F., Prof. Dr., Siemens AG, Henkestr. 127, D-8520 Erlangen

HEINZERLING, J., Dr., C.H.F. Müller, Alexanderstr. 1, Postfach 10 46 40, D-2000 Hamburg

LANGE, D., Dr., Czerny-Krankenhaus, Voßstr. 3, D-6900 Heidelberg 1

MAURER, H.-J., Prof. Dr., Abteilung Radiologie, St.-Josefs-Krankenhaus, Akademisches Lehrkrankenhaus der Ruprecht-Karls-Universität, Landhausstr. 25, D-6900 Heidelberg 1

WACHSMANN, F., Prof. Dr., Ingolstädter Landstr. 1, D-8042 Oberschleißheim-Neuherberg

ZIELER, E., Dr., Gryphiusstr. 2, D-2000 Hamburg 60

Inhaltsverzeichnis

Einleitung. H.-J. MAURER und E. ZIELER 1

Teil I. Physik der Bildgebung mit Röntgenstrahlen 3

1 Physikalische Grundlagen. E. ZIELER 3
  1.1 Der Nadelstrahl 3
  1.2 Wechselwirkung von Strahlung und Materie 5
2 Projektionsradiographie 9
  2.1 Der Strahlenfänger 9
    2.1.1 Der Röntgenfilm. H.-J. MAURER und F. GOOS 9
    2.1.2 Die Röntgenverstärkerfolie. H.-J. MAURER und F. GOOS 11
      2.1.2.1 Prüfung und Beurteilung von Verstärkerfolien . 18
    Literatur 18
    2.1.3 Der Röntgenbildverstärker. H. BIRKEN und B. VAN DER EIJK 19
      2.1.3.1 Prinzip 19
      2.1.3.2 Physik des Röntgenbildverstärkers 21
      2.1.3.3 Mögliche Fragestellungen zum Röntgenbildverstärker 26
    Literatur 27
  2.2 Das Strahlenbild. E. ZIELER 28
    2.2.1 Der Einfluß der Streustrahlung 28
    2.2.2 Der Strahlenkontrast 31
    2.2.3 Streustrahlenunterdrückung 33
  2.3 Zur Technik der Röntgenbilderzeugung. E. ZIELER 38
    2.3.1 Röhrenspannung und Strahlenausbeute 38
    2.3.2 Brennfleckgröße und Röhrenleistung 41
    2.3.3 Zeichenschärfe und Empfindlichkeit des Registriermaterials 45
    2.3.4 Das Zusammenwirken der Unschärfefaktoren 46
  2.4 Bildregistrierung mit dem Röntgenbildverstärker. H. BIRKEN und B. VAN DER EIJK 48
    2.4.1 Bildverteiler 48
    2.4.2 Fernsehen 48
      2.4.2.1 Einleitung 48
      2.4.2.2 Fernsehaufnahmeröhren 49

2.4.2.3 Detailerkennbarkeit mit Röntgenfernsehsystemen . . 51
2.4.2.4 Betrachtungsabstand 54
2.4.2.5 Dosisleistungsregelung für konstante mittlere
 Bildhelligkeit 55
2.4.2.6 Videofluorographie 56
2.4.3 Registrierung auf Mittelformatfilm 57
2.4.3.1 Einleitung 57
2.4.3.2 Detailerkennbarkeit 58
2.4.3.3 Betrachtung 58
2.4.3.4 Belichtungsautomatik 58
2.4.4 Röntgenkinematographie auf 35-mm-Film 58
2.4.4.1 Einleitung 58
2.4.4.2 Detailerkennbarkeit und Dosisregelung 59
2.4.4.3 Betrachtung 61
2.5 Digitale Röntgenbilder. H. BIRKEN und B. VAN DER EIJK . . 61
2.5.1 Einleitung 61
2.5.2 Digitale Bildverarbeitung 62
Literatur 64

3 Darstellung von Körperschichten. F. BUCHMANN 66
3.1 Tomographie 66
3.2 Röntgen-Verwischungs-Tomographie 68
3.2.1 Abbildungsprinzip 69
3.2.2 Realisation 70
3.2.3 Modifikationen und Methoden zur Schichthöhenwahl 73
3.2.4 Das Röntgen-Verwischungs-Tomogramm 75
3.2.5 Geräte und Anwendungen 77
Literatur 78
3.3 Röntgen-Computer-Tomographie 79
3.3.1 Grundlagen der Methode 79
3.3.2 Algorithmen 81
3.3.3 Datenerfassung 84
3.3.4 Anlagen zur Computertomographie 86
3.3.5 Das Röntgen-Computer-Tomogramm 88
3.3.6 Bilddarbietung, Auswertung und Rekonstruktion . . . 96
Literatur 98

4 Strahlenschutz in der Röntgendiagnostik. F. WACHSMANN . . . 99
4.1 Strahlenschutz des Patienten 99
4.2 Strahlenschutz der Beschäftigten 105
Literatur 108
Literatur zu Teil I 109

Teil II. Nuklearmedizinische bildgebende Verfahren. D. LANGE . 111

1 Einleitung 111
2 Das Detektorsystem 111

    2.1 Szintillationskristall und Photomultiplier 112
    2.2 Elektronik. 113
    2.3 Kollimator 115
    2.4 Bildentstehung. 116
3 Der Scanner 117
    3.1 Kollimator 117
    3.2 Eigenschaften des Schreibwerks 119
    3.3 Farbregelung 120
    3.4 Informationsdichte 120
    3.5 Kontrastanhebung 121
4 Die Szintillationskamera 121
    4.1 Aufbau des Bilddetektors 122
        4.1.1 Kollimatoren 122
        4.1.2 Szintillationskristall, Lichtleiter, Photomultiplier . . . 125
        4.1.3 Widerstandsmatrix. 126
        4.1.4 Erzeugung von Ortssignalen. 128
    4.2 Szintiphoto 130
    4.3 EDV 130
5 Qualitätskontrolle 131
    5.1 Homogenität 132
    5.2 Linearität 133
    5.3 Ortsauflösungsvermögen 134
    5.4 Zählverluste 134
6 Entwicklungstendenzen 135
    Literatur 137
7 Strahlenschutz bei nuklearmedizinischen Untersuchungen . . . 137
    7.1 Definition des Kontrollbereiches 137
    7.2 Personalüberwachung 138
    7.3 Arbeitsplatzüberwachung 140
    7.4 Arbeitsregeln 140
    7.5 Strahlenschutzmaßnahmen 141
    7.6 Abfallentsorgung 141
    Literatur 142

Teil III. Physik der Bildgebung mit Ultraschall. J. Heinzerling . 143

1 Überblick und historische Entwicklung 143
2 Ultraschallausbreitung 144
    2.1 Die Kenngrößen des Schallfeldes 144
    2.2 Verhalten an Grenzflächen und Inhomogenitäten 146
    2.3 Dämpfung 148
    2.4 Doppler-Effekt 149
3 Ultraschallerzeugung und -empfang 150
    3.1 Piezokristalle 150
    3.2 Anpassung 151
    3.3 Unfokussierte Schwinger 152

3.4 Fokussierung 153
3.5 Axiconlinsen 155
3.6 Elektronische Fokussierung („phased-array") 155
3.7 Axiale, laterale und Kontrastauflösung 157
   3.7.1 Laterale Auflösung 157
   3.7.2 Axiale Auflösung 160
   3.7.3 Kontrastauflösung 161
4 Ultraschallabbildungsverfahren 162
   4.1 Impulsechoverfahren 162
   4.2 Eindimensionaler Bildaufbau 163
      4.2.1 Das A-Bild-Verfahren 163
      4.2.2 Das Time-motion-Verfahren 164
   4.3 Zweidimensionale Verfahren 165
      4.3.1 Der statische B-Scan 165
      4.3.2 Real-time-Verfahren 167
         4.3.2.1 Linearschallkopfverfahren 168
         4.3.2.2 Sektorscanner 171
         4.3.2.3 Phased-array-Sektorscan 174
5 Rekonstruktive Bilderzeugung und quantitative Verfahren ... 176
   5.1 Impulsdoppler 176
   5.2 Gewebedifferenzierung 178
   5.3 Rekonstruktionsverfahren 178
6 Schädigungen durch Ultraschall 178
   Literatur 179

Teil IV. Kernspintomographie. F. GUDDEN 181

1 Einleitung 181
2 Physikalische Grundlagen der Kernresonanz 182
3 Bildgebende Kernspinresonanz 186
   3.1 Bildgebung 186
   3.2 Bildparameter 190
   3.3 Bildqualität 191
   3.4 Anlagenkonfiguration 193
4 Biologische Unbedenklichkeit 194
5 Ausblick 195
   Literatur 195

Sachverzeichnis 197

Einleitung

H.-J. MAURER und E. ZIELER

Der Mensch tritt durch seine Sinne mit der Außenwelt in Verbindung und nimmt durch sie Informationen über diese auf. Das für diesen Zweck leistungsfähigste Organ ist das Auge. Mit dem Auge nimmt er Bilder von Objekten der Außenwelt auf, aus denen er auf das Wesen und die Eigenschaften der Objekte schließt.

Bilder spielen nicht nur in unserem täglichen Leben eine große Rolle. Bilder aus dem Körperinneren sind auch in der medizinischen Diagnostik von besonderer Bedeutung, weil ihr Informationsgehalt sehr groß ist und weil der Mensch eine unübertroffene Fähigkeit hat, extrem schnell Muster und Strukturen zu erkennen. Voraussetzung dafür ist allerdings, daß die zu erkennenden Muster und Strukturen mit bereits bekannten und im Gedächtnis abgespeicherten Mustern verglichen werden können.

Die Wahrnehmung der Bilder erfolgt durch von den Objekten ausgehende entweder direkt dort erzeugte oder von ihnen reflektierte fremde elektromagnetische Strahlung in dem Wellenlängenbereich, für den das menschliche Auge empfindlich ist. Normalerweise werden damit nur die Oberflächen von Körpern sichtbar. Bilder des Inneren von Körpern sind auf Ausnahmefälle, wie strukturierte Gläser mit unterschiedlich das Licht absorbierenden oder streuenden Teilbereichen, beschränkt. Die große Mehrheit der Stoffe, die die belebte oder unbelebte Welt bilden, sind in größerer Dicke für Licht undurchdringlich; das Innere dieser Körper ist damit der Betrachtung nicht zugänglich; soll es gesehen werden, muß der Körper zerstört werden, damit künstlich neue äußere Oberflächen entstehen.

Der Traum, zerstörungsfrei Bilder von dem Inneren undurchsichtiger Körper zu gewinnen, wurde durch die Entdeckung der Röntgenstrahlen erfüllt. Erst in den letzten Jahrzehnten wurde es möglich, mit anderen Arten von Strahlen in ähnlicher Weise Bilder aus dem Inneren undurchsichtiger Körper zu gewinnen. Mit diesen Möglichkeiten und ihrer Anwendung in der Medizin, d.h. der Gewinnung von Bildern aus dem Inneren von Lebewesen, vorzugsweise Menschen, ohne i.allg. den Chirurgen zu bemühen, befaßt sich dieses Buch.

Da die erwähnten Strahlen nicht auf die menschlichen Sinnesorgane wirken, müssen immer ein- oder mehrstufige Wandler und Signalverarbeitungsvorrichtungen benutzt werden, die die Strahlung auffangen und in eine Form umsetzen, die dem Auge zugänglich ist.

Die Aufgabe dieser Schrift ist es, dem Benutzer von Apparaturen und Vorrichtungen, die diesem Zweck dienen, die physikalischen Vorgänge bei der Erzeugung dieser Bilder anschaulich zu machen. Dafür müssen die physikalischen Wechselwirkungen zwischen der Strahlung, der Materie in den abzubildenden

Körpern und den Empfängern der die Bildinformation tragenden Strahlung sowie in vielen Fällen den technischen Hilfsmitteln zur Verarbeitung dieser Information, um daraus Bilder herzustellen, dargestellt werden. Damit soll das Verständnis für die Aussage dieser Bilder gefördert werden und dem Benutzer geholfen werden, auf den ersten Blick schwerverständliche Details, die in der Technik der Abbildung begründet sind, zu deuten.

Bei den verschiedenen bildgebenden Verfahren weichen die physikalischen Vorgänge von der Erzeugung der aus dem Objekt austretenden Signale, die die Information über die Objektdetails im Körper tragen, bis zu den jeweiligen Empfängern, den Strahlungsdetektoren, stark voneinander ab. Bei den Methoden zur Verarbeitung dieser Signale bis zur Erzeugung des dem Arzt dargebotenen Bildes finden wir jedoch viele verwandte Züge. Eine Sonderstellung nimmt dabei allerdings die heute noch häufigste Art unter den hier behandelten Verfahren der Bilderzeugung ein, nämlich die der einfachen Zentralprojektion mit Röntgenstrahlen und der Registrierung des entstehenden Reliefs der aus dem Körper austretenden Strahlung auf einem Röntgenfilm.

Bei der Beschreibung der Vorgänge wird i.allg. bewußt davon abgesehen, vollständige Theorien zu geben. Das würde den Rahmen sprengen. In jedem Fall wird die Darstellung so gewählt, daß die Zusammenhänge möglichst anschaulich werden.

Teil I. Physik der Bildgebung mit Röntgenstrahlen

1 Physikalische Grundlagen

E. ZIELER

Das Wesentliche bei der Erzeugung von Röntgenbildern ist, daß von einer Röntgenstrahlenquelle, dem Brennfleck einer Röntgenröhre, ein Röntgenstrahl oder ein Röntgenstrahlenbündel ausgeht, welche das darzustellende Objekt durchdringen und auf der dem Brennfleck abgewandten Seite aufgefangen (detektiert) werden. Die in einer gewissen räumlichen Anordung oder zeitlichen Reihenfolge im Detektor oder den Detektoren entstehenden Signale werden dann zu Bildern kombiniert. Im einfachsten Fall der klassischen Röntgenaufnahme sind die Detektoren die kleinsten visuell trennbaren Bereiche eines Röntgenfilms bzw. die diesen zugeordneten Bereiche der Verstärkerfolie, die, von den durch die verschiedenen Objektdetails unterschiedlich beeinflußten Röntgenstrahlen verschieden belichtet, nebeneinander ein flächenhaftes Bild ergeben. Da in allen Fällen das Röntgenbild durch die Kombination oder Organisation von den durch eine Vielzahl von Röntgenstrahlen erzeugten Signalen aufgebaut wird, ist das Verständnis der Vorgänge beim Durchdringen des Objekts durch einen einzelnen Röntgenstrahl, einen sog. Nadelstrahl, grundlegend.

1.1 Der Nadelstrahl

Der Nadelstrahl ist kein geometrisches, sondern ein physikalisches Gebilde. Während ein geometrischer Strahl nur als gerade Linie zu sehen ist, müssen wir dem physikalischen Strahl einen endlichen Querschnitt zuschreiben, durch den die Strahlungsenergie transportiert wird. Einerseits hat der die Röntgenstrahlung emittierende Brennfleck eine endliche Ausdehnung, andererseits kann die räumliche Auflösung beim Detektieren des Strahlenreliefs nicht unendlich fein sein.

Die in der folgenden Erläuterung hier angenommenen diskreten Bereiche sollen nur die Zusammenhänge anschaulich machen. Bei einer Film-Folien-Kombination ist deren Abgrenzung gegeneinander dann natürlich willkürlich und fließend. Für eine genaue Diskussion ist auf eine theoretische Behandlung nach dem Konzept der Modulationsübertragung zurückzugreifen, was jedoch im folgenden nur ausnahmsweise geschehen wird, wenn die kombinierte Wirkung verschiedenartiger Unschärfen behandelt wird. Bei der Computertomographie sind dagegen die verschiedenen diskreten Detektoren, die materiell getrennte Bauteile sind, als physikalische Elementarbereiche zu bezeichnen, die die Daten liefern, aus denen das Bild zusammengesetzt wird.

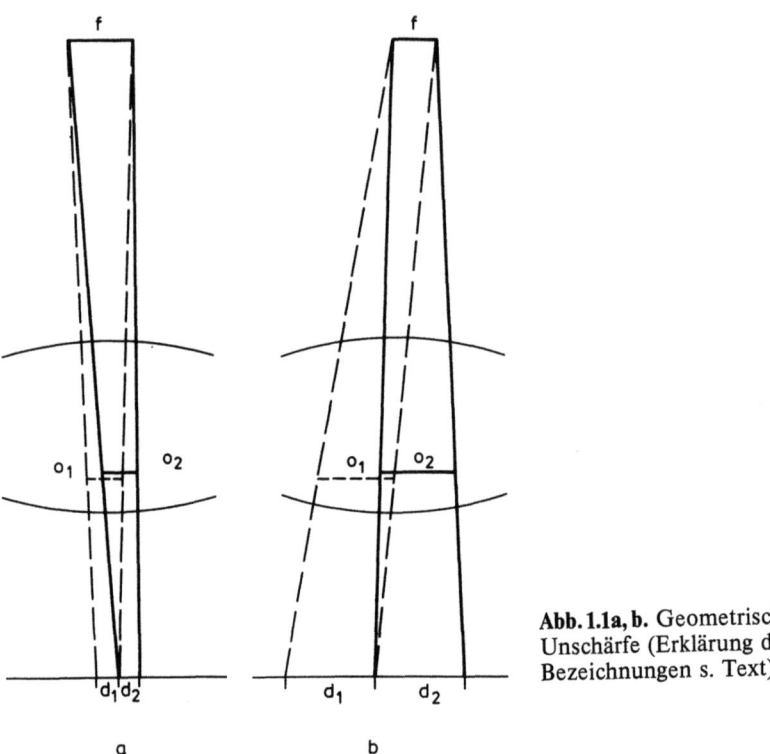

Abb. 1.1a, b. Geometrische Unschärfe (Erklärung der Bezeichnungen s. Text)

In der Praxis kann bei den verschiedenen Anwendungen der Brennfleck sowohl größer als auch kleiner sein als die jeweiligen Elementarbereiche des Bildfängers. In Abb. 1.1a ist der Fall der üblichen Röntgenaufnahme oder Bildverstärkerdurchleuchtung dargestellt, bei dem der Brennfleck f größer ist als der Bildfängerelementarbereich d. Der Elementarbereich (Bildpunkt) d_1 empfängt Strahlung vom Brennfleck f, die den Objektbereich o_1 durchsetzt hat; das Analoge gilt für die Bereiche d_2 und o_2. Dabei fällt auf, daß sich die Objektbereiche o_1 und o_2 teilweise überdecken; erst weiter entfernte Detektorbereiche erhalten keine Information in der Strahlung mehr, die nicht teilweise aus dem Objektbereich o_1 stammt. Bei diesen üblichen Röntgenaufnahmen ist also in der Aussage über sehr feine Details keine eindeutige Zuordnung von Bild- und Objektdetails mehr vorhanden. Die objektive Auflösung im Empfänger spiegelt also nicht die eines objektiven Bildes des durchstrahlten Objektes wider; vielmehr enthält jeder „Bildpunkt", wie er sich aus der physikalischen Auflösung des Empfängers ergibt, die Information aus mehreren benachbarten „Objektpunkten", das Objekt wird also im Bild unschärfer wiedergegeben, als es der Auflösung des Empfängers allein entspricht.

Für die Bewertung der Auflösung muß also die Ausdehnung der Strahlenquelle mit in Betracht gezogen werden, und zwar dies um so mehr, je größer der Brennfleck und je schärfer das Empfängermedium ist. Es ist also sehr wichtig, diese beiden aneinander anzupassen.

Der andere Fall tritt auf, wenn der „Bildpunkt", d. h. der Detektorelementarbereich, merklich größer ist als der Brennfleck (Abb. 1.1b), also etwa bei einer Feinstfokusvergrößerungsaufnahme, bei der der Brennfleck sehr klein ist, oder i. allg. bei der Computertomographie, bei der die Auflösung in erster Linie durch die Größe der diskreten Detektoren bestimmt ist, während der Brennfleck entweder im Verhältnis zu dieser klein ist oder durch spezielle Ausblendungsmaßnahmen geringere Abmessungen des Strahles erzwungen werden. Wie das Bild zeigt, ist hierbei der Überlappungsbereich der Objektbereiche o_1 und o_2 relativ klein, so daß im Grenzfall jeder Detektor oder Empfängerelementarbereich nur Informationen aus einem Objektdetail erhält, dessen innere Struktur nun aber nicht einmal mehr unscharf dargestellt wird.

1.2 Wechselwirkung von Strahlung und Materie

Wie im vorigen Abschnitt gezeigt wurde, ist der Nadelstrahl keine geometrische Linie, sondern ein Strahlenbündel, das den Bereich umfaßt, der, von der Fläche der Strahlenquelle ausgehend, die Eingangsfläche des jeweiligen Detektorelementes trifft und in dem die im Detektor signalerzeugende Strahlungsenergie transportiert wird. Die Größe des in jedem Detektorelement erzeugten Signals wird durch die Größe der in ihm absorbierten Strahlungsenergie bestimmt. Die Intensität der auf dem Objektkörper auffallenden Strahlungsenergie wird für den ganzen Oberflächenbereich als konstant oder zumindest als bekannt angenommen. Das Verhältnis der auf der Austrittsseite im Strahlendetektor gemessenen Intensität zu der Eintrittsintensität gibt also an, in welchem Maße die Strahlung durch Wechselwirkung mit der von dem Nadelstrahl durchsetzten Materie geschwächt worden ist. Aus diesen Verhältnissen können somit Rückschlüsse auf den Aufbau des durchstrahlten Körpers gezogen werden.

Es gibt nun zweierlei Arten von Wechselwirkung, durch die das Verhältnis zwischen Eintritts- und Austrittsintensität der Strahlung beeinflußt wird: Absorption und Streuung von Strahlung. Durch die Absorption wird einfach ein gewisser Anteil der Strahlungsenergie aus dem Bündel herausgenommen und in andere Energieformen, wie Wärme oder chemische Anregungsenergie von Molekülen, umgesetzt.

Durch die Streuung wird in gleicher Weise Strahlung aus dem Bündel des Nadelstrahls entfernt wie bei der Absorption; die entfernte Strahlungsenergie aber verbleibt hier nicht im Objekt, sondern verläßt das jeweilige Objektdetail wieder in Form von Strahlung, wenn auch mit i. allg. etwas veränderter Quantenenergie und in anderer Richtung. Ein Teil dieser gestreuten Strahlungsenergie wird wieder an anderer Stelle im Objekt absorbiert oder erneut gestreut, ein Teil verläßt das Objekt und trifft dann z.T. auf solche Detektorelemente auf, die eigentlich nur Energie von anderen Primärstrahlen empfangen sollten. Diese Streustrahlung hat also andere Bereiche des Objektkörpers durchsetzt als der Strahl, dessen Signal von den jeweiligen Detektorelementen wiedergegeben werden soll (Abb. 1.2). Die Signale aller Detektorelemente werden also auch durch

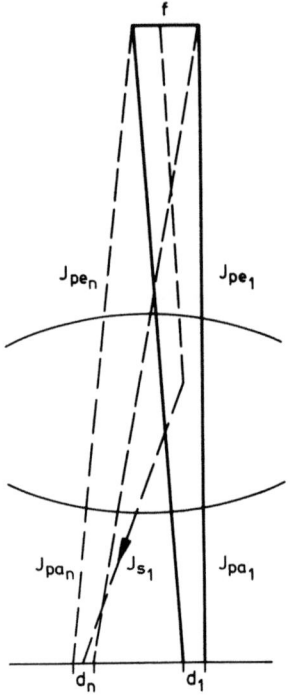

Abb. 1.2. Streustrahlenzusatz. Das in dem Detektorelement d_n erzeugte Signal $S_n(J_{tot})$ wird durch die insgesamt auftreffende Strahlung J_{tot} bewirkt. Bei der hier praktisch immer vorliegenden linearen Abhängigkeit des Signals von der Strahlenintensität ist $S_n(J_{tot})$ die Summe des durch die auf d_n auftreffende Primärstrahlung $J_{pa,n}$ erzeugten Signals $S_n(J_{pa,n})$ und der Signale $S_n(J_{sm,n})$, die von den aus allen m Richtungen auf d_n treffenden Streustrahlungsanteilen $J_{sm,n}$ bewirkt werden: $S_n(J_{tot}) = S_n(J_{pa,n}) + \sum_m S_n(J_{sm,n})$. J_{pe} eintretende Primärstrahlung; J_{pa} = austretende Primärstrahlung; J_s = Streustrahlung; S_n = Signal in Detektorelement d_n

die Streustrahlung von anderen Nadelstrahlen beeinflußt und nicht nur von dem, dem sie eigentlich zugeordnet sind; das Signal wird somit durch die Streustrahlung verfälscht. Diese Verfälschung ist natürlich um so stärker, je größer das Kollektiv von Nadelstrahlen ist, aus dem das Röntgenbild konstruiert wird, d.h. je größer der Körperbereich ist, aus dem die Streustrahlung in die verschiedenen Detektorelemente gelangen kann. Das gleiche gilt für die Dicke des durchstrahlten und abzubildenden Objekts; je dicker das Objekt ist, desto stärker wird die direkte, geradlinig von der Strahlenquelle in dem Nadelstrahl zum Einzeldetektor transportierte Strahlungsenergie geschwächt, und von desto mehr Objektelementen kann Streustrahlungsenergie auf anderen Nadelstrahlen zugeordnete Detektorelemente fallen. Diese störenden Strahlungsanteile treffen aber aus allen Richtungen auf den Detektor auf, in dem sich ihre Beiträge zu dessen Signal summieren; sie erhöhen also den Signalwert in ziemlich gleicher Weise für alle benachbarten Detektorelemente, ohne dabei merkliche Informationen über den Aufbau des Objektes beizutragen. Auf Mittel und Wege, diesen Strahleneinfluß zu reduzieren, werden wir später zurückkommen. Wie er sich in der Praxis auswirken kann, sieht man am Beispiel von Röntgenaufnahmen eines Balkenrasters ohne und mit Streustrahlung; bei letzterer ist der Bildkontrast deutlich herabgesetzt (s. Abb. 1.3).

Durch die unterschiedliche Schwächung verschiedener Nadelstrahlen, die verschiedene Objektbereiche durchdrungen haben, entstehen die verschieden großen Detektorsignale, aus denen das Bild aufgebaut wird. Die unterschiedliche Intensität der auf die Detektoren auftreffenden Strahlung rührt daher, daß die

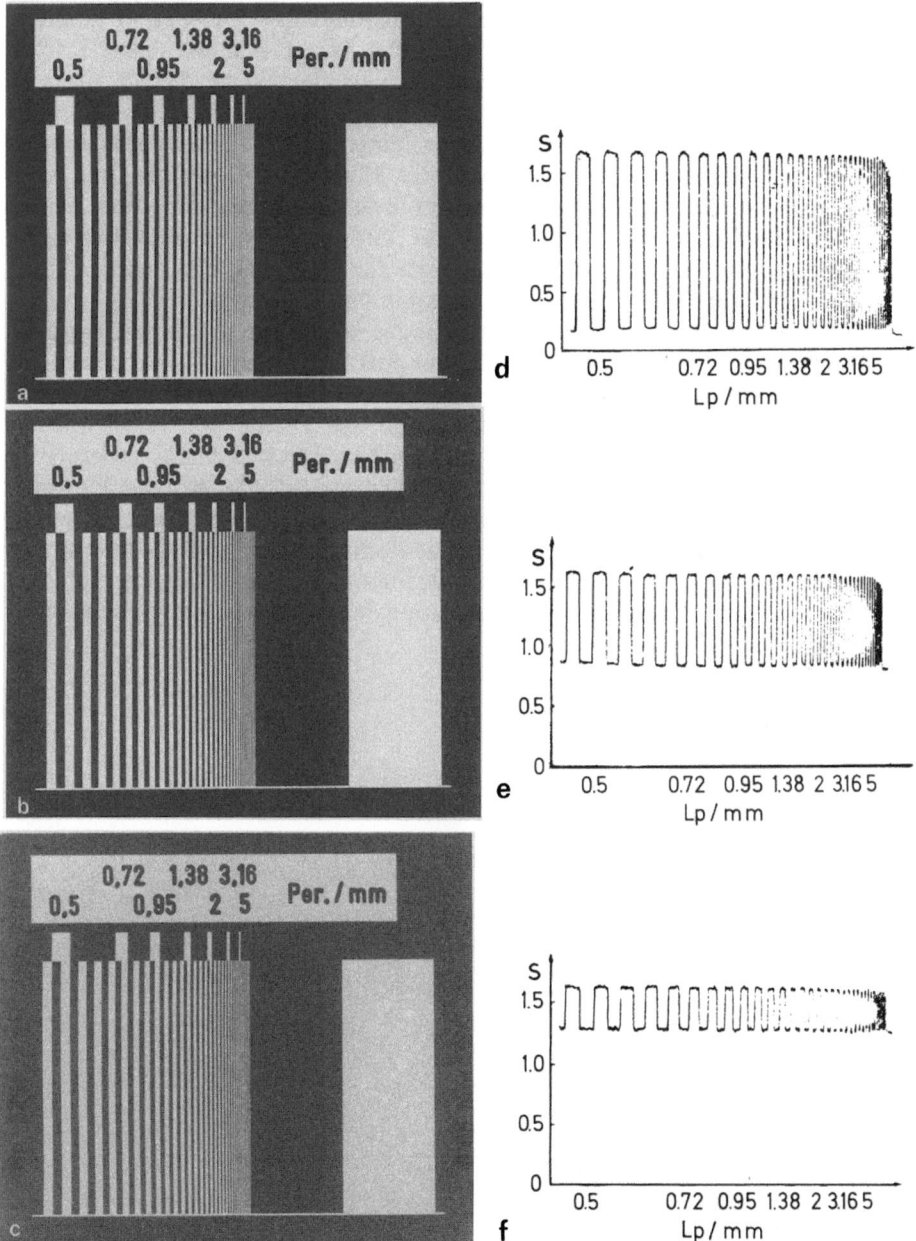

Abb. 1.3a-f. Bleirasteraufnahmen: Einfluß der Streustrahlung auf den Kontrast. *Lp/mm* (*Per/mm*) Linienpaare/mm. **a** Ohne Streustrahlung, **b** mit Streustrahlung gleicher Intensität wie die Primärstrahlung, **c** mit Streustrahlung 3mal so hoher Intensität wie die der Primärstrahlung, **d** Mikrodensitogramm von **a**, **e** Mikrodensitogramm von **b**, **f** Mikrodensitogramm von **c**. [Nach: Wende S, Zieler E, Nakayama N (1974) Cerebral magnification angiography. Springer, Berlin, Heidelberg, New York]

Strahlen verschieden dicke, verschieden dichte und aus verschiedenen Atomen zusammengesetzte Objektbereiche durchlaufen haben. Für homogene Körper beeinflussen Dicke und Dichte die Intensität in gleicher Weise; die Schwächung hängt nur von der durchstrahlten Masse ab. Bei aus verschiedenen Atomen zusammengesetzten inhomogenen Körpern hängt die Schwächung aber wesentlich von den atomaren Ordnungszahlen der Materie im Objekt ab, und zwar sowohl nach Größe der Strahlenabsorption wie der Streuung und darüber hinaus noch für beide in unterschiedlichem Maße. Ferner sind diese Einflüsse mehr oder weniger stark abhängig von der Energie der Strahlung, d.h. von der Spannung der Röntgenröhre und von der angewandten Filterung.

Um Strahlenabsorption und Streuung global beurteilen zu können, kann für die Röntgenbildgebung der Patientenkörper praktisch als aus Wasser bestehend betrachtet werden. Die bildgebenden Kontraste werden dann einerseits durch geringfügige Unterschiede in der Dicke und der Dichte der verschiedenen Gewebe und durch Gase in diesen oder in Körperhohlräumen, andererseits durch Knochen oder durch in den Körper eingebrachte höheratomige Kontrastmittel verursacht, deren Einfluß auf die Globalschwächung wiederum nur gering ist. Letztere dienen entweder, wie jodhaltige Kontrastmittel, zur Darstellung von Gefäßen oder, wie bariumhaltige Kontrastmittel, zur Darstellung von Hohlräumen im Verdauungstrakt bzw. zur Darstellung der durch sie benetzten Schleimhautflächen.

2 Projektionsradiographie

2.1 Der Strahlenfänger

2.1.1 Der Röntgenfilm

H.-J. Maurer und F. Goos

Der Röntgenfilm dient der Sichtbarmachung der durch die Verstärkerfolie in Licht umgesetzten Röntgenstrahlen. Er steht in der Kassette in engem Kontakt mit der Folienkombination. Der Röntgenfilm besteht aus einer Filmunterlage, in der Regel aus Polyester, und ist auf beiden Seiten mit je einer Emulsionsschicht versehen. Diese lichtempfindliche Schicht enthält Bromsilber (AgBr), eingebettet in Gelatine. Weitere Zusätze dienen der Stabilisierung und der Fähigkeit, rasch Entwickler und Fixierflüssigkeit aufzunehmen. Die Oberfläche beider Schichten ist mit einer Schutzschicht gegen mechanische Beeinflussung und gegen elektrostatische Entladungen versehen.

Der übliche Röntgenfilm ist im nahen ultravioletten und im blauen Spektralbereich empfindlich (auf Kalziumwolframat- und Seltene-Erden-Folien angepaßt), doch wird auch für bestimmte Seltene-Erden-Folien, die im grünen Bereich emittieren, eine Sensibilisierung bis in dieses Gebiet vorgenommen. Eine besondere Filmart benutzt Farbkuppler zur Erzeugung eines Blau-Weiß-Bildeindruckes. Weiter gibt es Röntgenfilme, die ohne Verstärkerfolien benutzt werden, sog. folienlose Filme, die unsensibilisiert sind und auf Röntgenstrahlen direkt ansprechen. Dies wird durch einen erhöhten Bromsilber-Gehalt erreicht, doch ist die Empfindlichkeit so gering, daß derartige Filme nur für weniger absorbierende Objekte benutzt werden. Dabei wird zwar ein Optimum an Zeichenschärfe erzielt, das aber mit einer sehr hohen Dosis erkauft werden muß. Filme für Aufnahmen vom Sekundärleuchtschirm des Bildverstärkers sind Schirmbild-BV-Filme, die der Lichtemission im gelb-grünen Spektralbereich angepaßt sind.

Die Sichtbarmachung des „latenten Bildes" wird durch Behandlung in einer Entwicklerlösung und damit der Umwandlung in metallisches Silber ermöglicht und das nun geschwärzte Bild im Fixierbad nach Herauslösen der unbelichteten Bromsilberkörner stabilisiert. Die Verwendung von Verstärkerfolien bringt — je nach Folientype — eine Dosisreduzierung auf etwa den 10.-50. Teil. Damit ist allerdings bei wachsender Empfindlichkeit i. allg. eine Verringerung der Zeichenschärfe verbunden.

Charakteristisch für den Röntgenfilm ist die Schwärzungs- oder Gradationskurve (Abb. 2.1). Auf der Abszisse ist die Dosis in mR oder mAs in logarith-

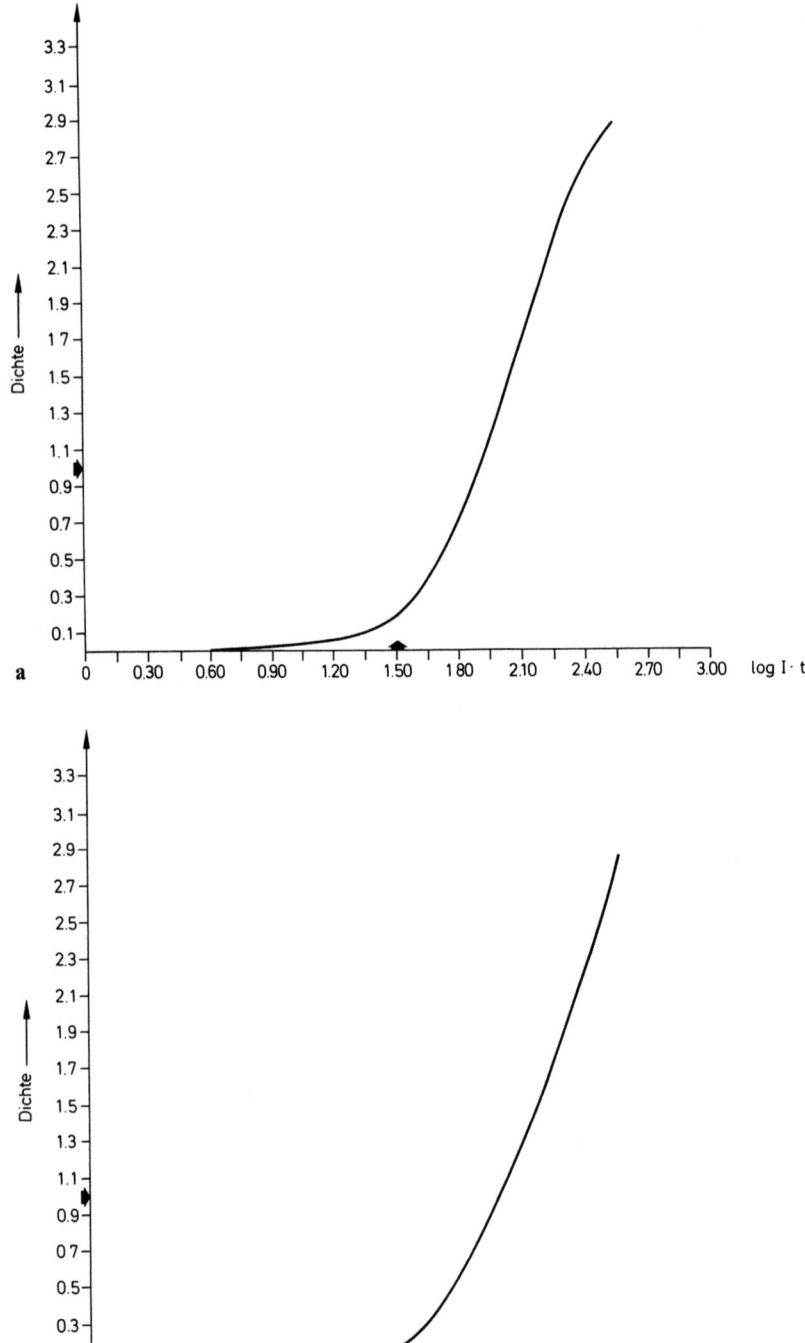

Abb. 2.1. Gradationskurve von Curix RP1 **a** und Medichrome-Film **b**

mischem Maßstab aufgetragen, auf der Ordinate die optische Dichte des Films, densitometrisch gemessen. Um den Folieneinfluß auszuschalten und damit das eigentliche Verhalten des Films zu erfassen, kann die Gradationskurve mit Licht aufgenommen werden. Die Kurve beginnt bei einem von Null verschiedenen Anfangswert der Dichte, dem Grundschleier. Sie erhebt sich über eine größte Steilheit, um wieder zu einem Sättigungswert abzuflachen, der „Schulter". Das Maß der Steilheit ist typisch für einen bestimmten Film; es gibt flachere und steilere Filme. Die Schwärzungswerte bis etwa $D=2$ werden normalerweise ausgenutzt, doch lassen sich auch höhere Schwärzungen durch stärkere Lichtquellen erkennen.

Allgemein gilt: Ein „flacherer" Röntgenfilm erzeugt geringere Kontraste, ein „steilerer" Film höhere Kontraste.

Für die Zeichenschärfe der Aufnahmen ist sowohl das Film- wie auch das Folienkorn maßgebend. Je nach Größe des Filmkornes ergeben sich unterschiedliche Filmtypen und damit unterschiedliche Körnigkeiten. Dasselbe gilt für die Folien, wobei in beiden Fällen i. allg. eine höhere Empfindlichkeit mit einer verringerten Zeichenschärfe verknüpft ist. In der Regel ist es nicht sinnvoll, die Körnigkeit einer hochempfindlichen Folie durch einen feinzeichnenden Film ausgleichen zu wollen und umgekehrt.

2.1.2. Die Röntgenverstärkerfolie

H.-J. MAURER und F. GOOS

Wichtigstes Glied bei der Umsetzung der Röntgenstrahlung in das Röntgenbild ist die Verstärkerfolie. Ihre Aufgabe ist, das durch unterschiedliche Absorption im Aufnahmeobjekt erfolgte Röntgenstrahlenrelief durch Transformation über etwa 3-4 Zehnerpotenzen der Wellenlängen mittels Fluoreszenz in sichtbares Licht umzusetzen. Das so erzeugte Fluoreszenzlicht wirkt in direktem optischen Kontakt auf das Bromsilberkorn des zwischen 2 Folien (Folienkombination) befindlichen doppelseitig begossenen Röntgenfilms in der Kassette; die Filme sind in der Regel dem emittierten blauen Fluoreszenzlicht angepaßt; ferner gibt es grün-sensibilisierte Filme für entsprechend emittierende Folien neuerer Leuchtstoffe.

Röntgen entdeckte 1895 die Röntgenstrahlung einer Entladungsröhre mit Hilfe eines Bariumplatinzyanür-Schirms. Wenig später benutzte er bereits einen Fluoreszenz-Schirm in Verbindung mit einer photographischen Platte. Edison entdeckte 1896 die Röntgenfluoreszenz von Kalziumwolframat ($CaWO_4$) und seine Einwirkung auf die photographische Platte. Schon ein Jahr später wurde durch Levi die Doppelfolie (Vorder- und Rückfolie) eingeführt in Verbindung mit einem doppelseitig begossenen Film.

Eine Folienkombination mit Film ist in Abb. 2.2 schematisch dargestellt. Eine Folie besteht aus einem Träger (Karton oder Kunststoff), einer Reflektorschicht, dann einer Bindeschicht mit den Leuchtstoffkristallen und einer Schutzschicht gegen mechanische Abnutzung der Oberfläche. Bei einer Folienkombination ist die Leuchtschicht der Vorderfolie meist dünner angelegt, um die Absorption von Röntgenstrahlen zu verringern.

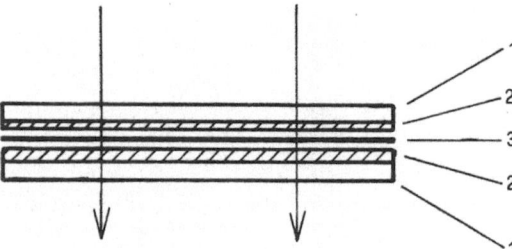

Abb. 2.2. Aufbau einer Verstärkerfolienkombination, schematisch dargestellt. *1* Träger mit Reflektorschicht, *2* Bindeschicht mit Leuchtstoffkristallen und Schutzschicht, *3* Röntgenfilm; röhrennah Vorderfolie, röhrenfern Hinterfolie

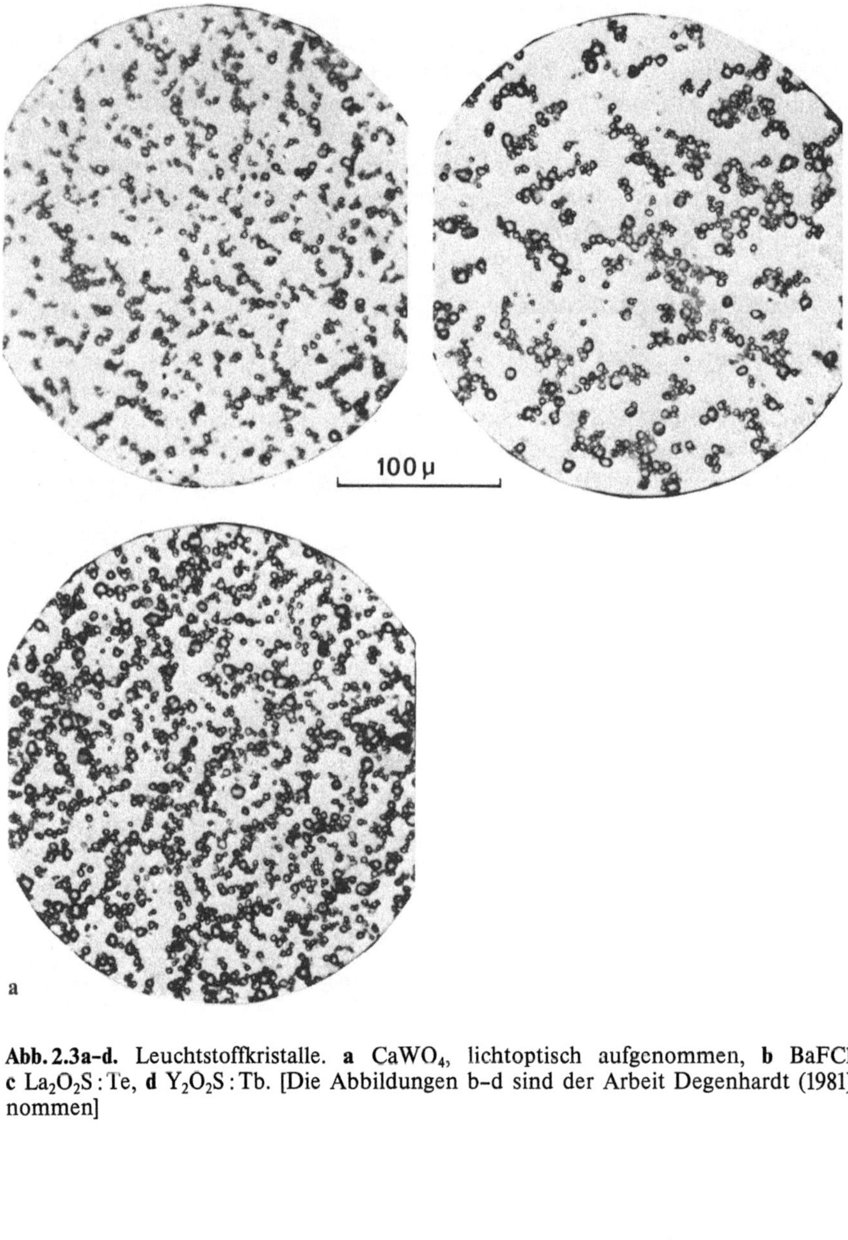

Abb. 2.3 a–d. Leuchtstoffkristalle. **a** $CaWO_4$, lichtoptisch aufgenommen, **b** BaFCl:Eu, **c** La_2O_2S:Te, **d** Y_2O_2S:Tb. [Die Abbildungen b–d sind der Arbeit Degenhardt (1981) entnommen]

Die Röntgenverstärkerfolie

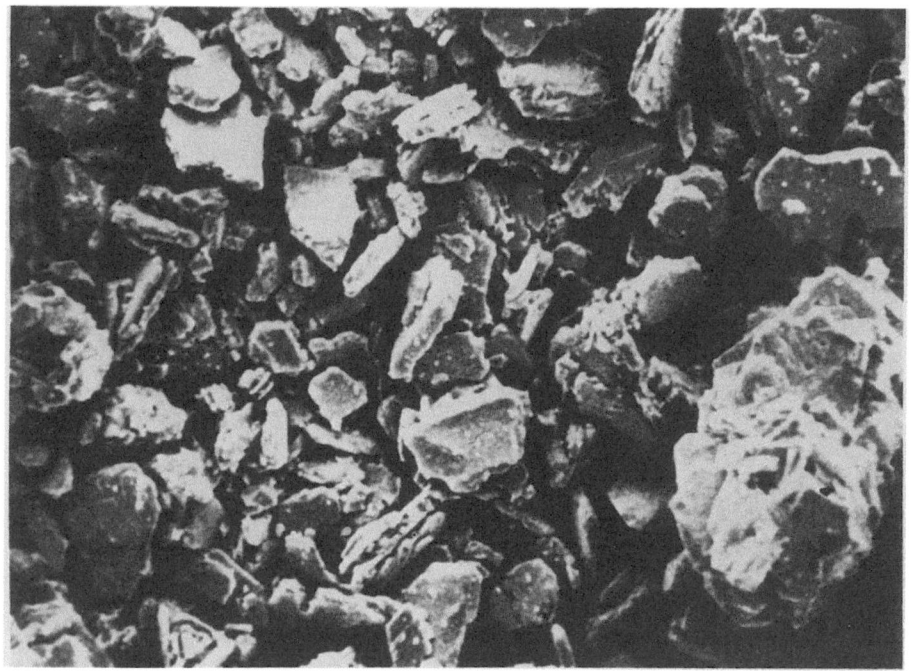

b

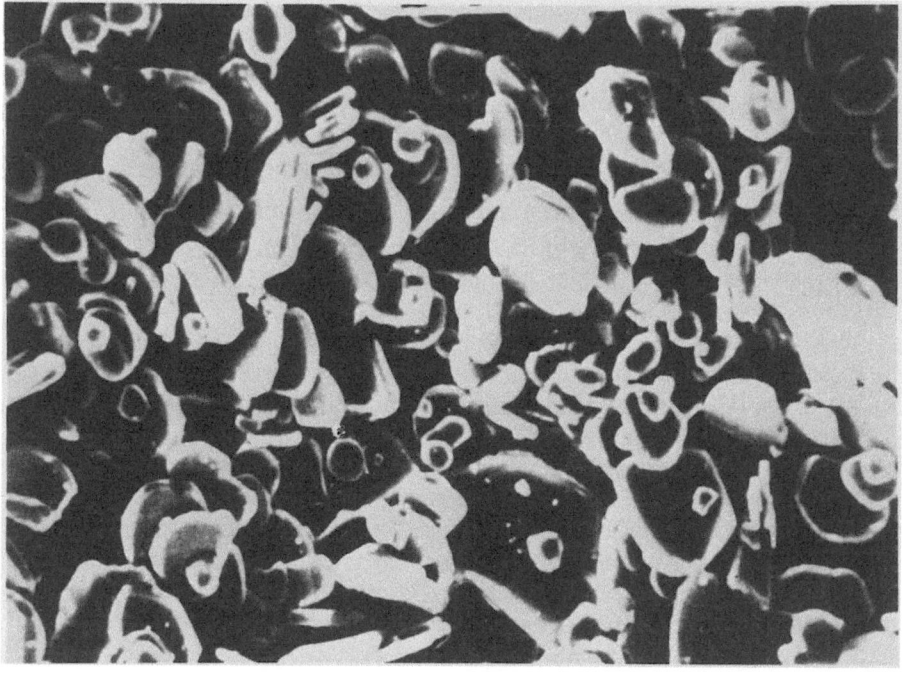

c

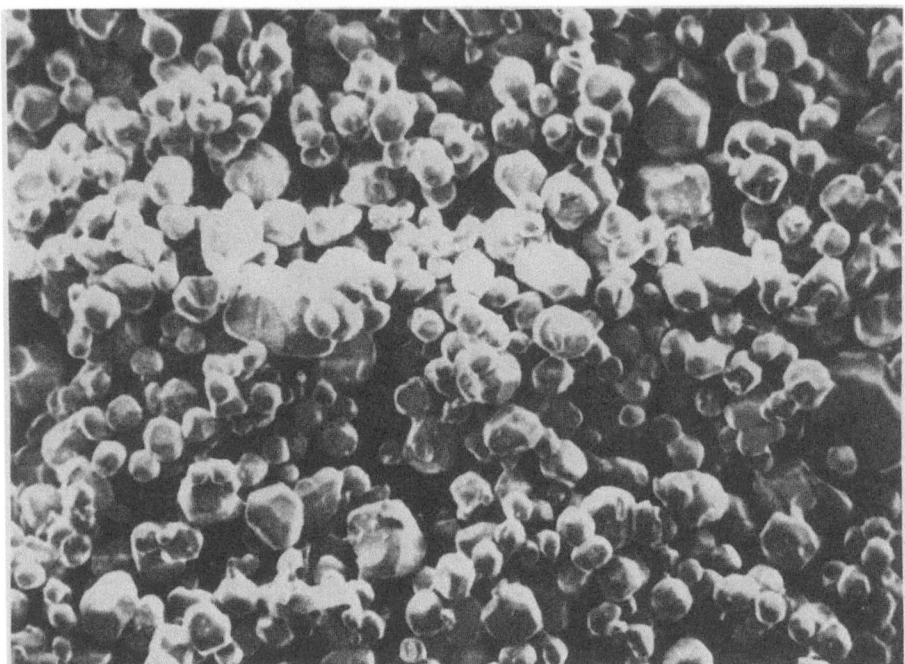

Abb. 2.3d (Legende s. S. 12)

Die Leuchtkristalle von $CaWO_4$ sind hexagonal (sechsseitige Rhomboeder) (Abb. 2.3a), wodurch eine besonders günstige Packungsdichte erzielt werden kann; dies führt zu einer Verringerung der Streuung des Fluoreszenzlichtes.

Die Leuchtstoffe auf der Basis Seltener Erden und von Doppelhalogeniden bestehen aus plättchenförmigen, räumlich unregelmäßig angeordneten Kristallen (Abb. 2.3b, c). Es ist gelungen, Seltene-Erden-Kristalle in Oktaeder-Form zu züchten (Abb. 2.3d), z.B. Yttriumoxisulfid[1] (Y_2O_2S), aktiviert mit Terbium (Tb).

Folgende *Anforderungen* müssen an eine Folie gestellt werden:
a) Möglichst getreues und scharfes Abbild des Strahlenreliefs.
b) Möglichst hoher Nutzeffekt bei der Umsetzung von Röntgenstrahlung in Fluoreszenzlicht.
c) Hoher Kontrast zur besseren Sichtbarmachung von Objektkonturen; der Kontrast kann außerdem durch die mehr oder weniger steile Gradation des Films beeinflußt werden, wesentlich noch durch die Wahl einer niedrigen oder hohen Spannung.
d) Möglichst günstige spektrale Lichtemission, dem Filmmaximum im Blau bzw. im angrenzenden UV-Bereich oder im Grün angepaßt (Abb. 2.4).
e) Geringe Struktur als Folge von Streuvorgängen innerhalb der Leuchtschicht, um Bildkonturen nicht zu stören; derartige Strukturen sind besonders bei Folien auf der Basis Seltener Erden und Doppelhalogeniden aufgrund der Kristallstruktur und von Quanteneffekten nicht ganz zu vermeiden.

---

[1] Yttrium ist zwar keine Seltene Erde, weist aber als Leuchtstoff-Verbindung sehr ähnliche Eigenschaften auf.

f) Die Oberflächen von Folien und Film sollten so beschaffen sein, daß bei Kontakt beider keine statischen Entladungen entstehen.
g) Die Folien sollten gegen mechanische und chemische Einflüsse stabil sein.

Das benutzte *Fluoreszenzmaterial* ist wesentlich für die Wirksamkeit der Folien und die Erfüllung der genannten Forderungen.

a) Überwiegend wird bis heute $CaWO_4$ als Leuchtsubstanz benutzt. Die durch einen Glühprozeß bis 1400°C erzeugten leuchtfähigen Mikrokristalle sind ca. 2–20 µm groß (Abb. 2.3a).
b) Seit 1972 sind durch Untersuchungen von Buchanan und Mitarb. Folien auf der Basis Seltener Erden eingeführt worden. Diese Leuchtstoffe brachten eine z.T. beträchtliche Erhöhung der wirksamen Umsetzung von Röntgenstrahlung in bildgebendes Licht. Zu diesen Lanthaniden gehören z.B. Lanthan, Gadolinium oder mit sehr ähnlichen Eigenschaften Yttrium[1], die entweder als Bromid bzw. Oxisulfid, aktiviert durch eine andere Seltene Erde, z.B. Terbium oder Europium, angewandt werden.
c) Es müssen ferner die Doppelhalogenide genannt werden, die ebenfalls, aktiviert mit Seltenen Erden, eine erhöhte Leuchtfähigkeit aufweisen, z.B. Barium-Fluor-Chlorid (BaFCl:Eu).

Aus diesen Leuchtstoffgruppen, es sind noch weitere Leuchtstoffe vorgeschlagen worden, lassen sich für die verschiedenen Anwendungsgebiete unterschiedliche Folientypen herstellen. Dabei steht u.a. die Empfindlichkeit im reziproken Verhältnis zur Zeichenschärfe (Auflösung, Detailerkennbarkeit).

Im wesentlichen sind 3 unterschiedliche Folientypen im Gebrauch ($CaWO_4$):

a) Feinstzeichnende Folien, die die höchste Zeichenschärfe bei dem gleichzeitig niedrigsten Verstärkungsgrad aufweisen. Sie werden beispielsweise benutzt, um feinste Knochenstrukturen darzustellen, außerdem auch in der Mammographie.
b) Universalfolien mit einer mittleren Empfindlichkeit und einer noch sehr guten Zeichnung.
c) Hochverstärkende Folien, deren Empfindlichkeit doppelt so hoch wie die der Universalfolien und deren Zeichenschärfe im Bereich der Universalfolien liegt. Typisch hierfür ist z.B. die Spezialfolie, bei der diese Eigenschaften durch sehr sparsame Verwendung von Bindemitteln und Schutzschichten erreicht werden; andererseits ist dadurch allerdings die mechanische Empfindlichkeit höher als die einer Universalfolie. Heute meist gebräuchlich.

Eine gleiche Typisierung wird auch für Folien auf der Basis Seltener Erden oder Doppelhalogeniden angestrebt im Hinblick auf den Gebrauch in der Praxis. Dabei kann bei gleicher Zeichenschärfe wie bei der $CaWO_4$-Folie eine höhere Empfindlichkeit erreicht werden. Umgekehrt wird bei gleicher Empfindlichkeit gegenüber der $CaWO_4$-Folie eine höhere Zeichenschärfe erreicht. Im wesentlichen beruht dies darauf, daß bei den Seltenen Erden geringere Leuchtstoff-Schichtdicken benötigt werden, wodurch die Streuung des emittierten Lichtes reduziert wird. Bei Leuchtstoffen auf der Basis Seltener Erden und Doppelhalo-

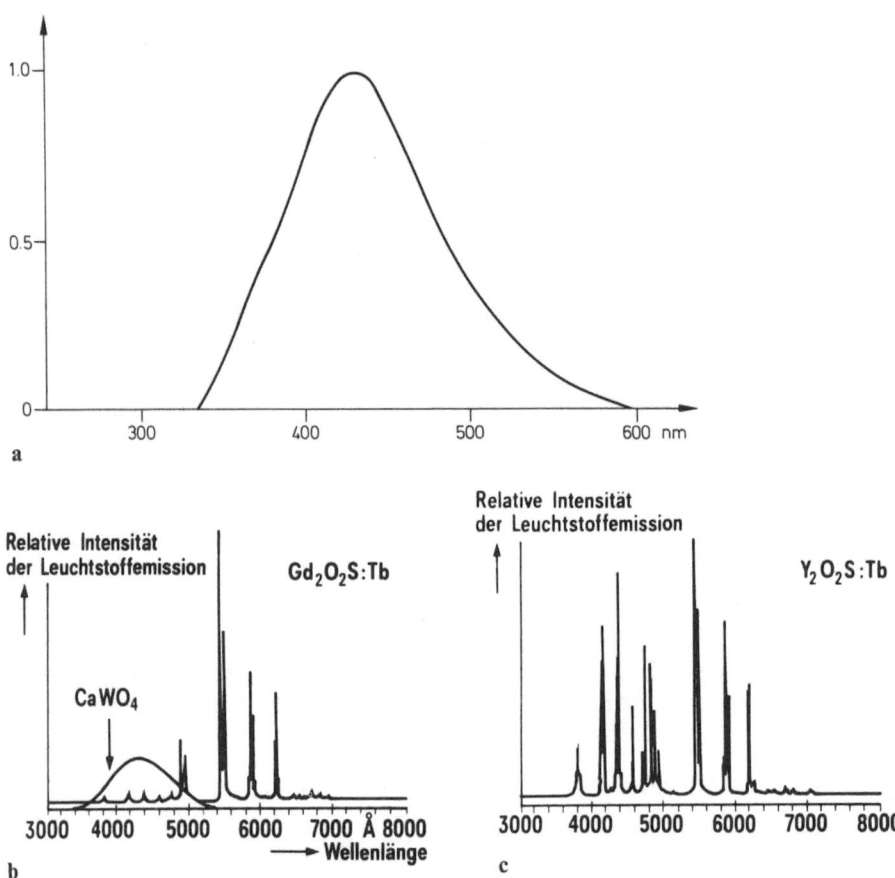

Abb. 2.4a–c. Spektrale Lichtemission verschiedener Leuchtstoffe. **a** $CaWO_4$, **b** $Gd_2O_2S:Tb$, **c** $Y_2O_2S:Tb$. [Die Abbildungen b und c sind der Arbeit Degenhardt (1981) entnommen]

geniden kann eine gewisse Struktur, vor allem in den weniger geschwärzten Abschnitten, beobachtet werden, die sich zusammensetzt aus:
a) Kristallstruktur und unregelmäßiger Anordnung aufgrund der Plättchenform; eine Ausnahme hiervon bildet der Y_2O_2S-Kristall, der aufgrund seiner Oktaederform eine dem $CaWO_4$ ähnliche Packungsdichte erlaubt.
b) Quantenstruktur, die bei der Umsetzung von Röntgenquanten in Lichtquanten entsteht; dies macht sich jedoch nur bei sehr kleinen Aufnahmedosen als zusätzliche Struktur in der Aufnahme bemerkbar. Dieser Effekt ist naturgemäß bei hohen Spannungen und den daher möglichen kurzen Belichtungszeiten deutlicher ausgeprägt. Diese Körnigkeit wird gelegentlich als „Rauschen" bezeichnet, ein Begriff, der aus der Verstärkertechnik stammt.

Die durch die Röntgenstrahlen erzeugte Lichtemission der verschiedenen Leuchtstoffe wirkt auf die Emulsion des Röntgenfilms ein, die auf die jeweilige Lage des Emissionsspektrums sensibilisiert ist. $CaWO_4$ und Doppelhalogenide weisen ein kontinuierliches Spektrum (Abb. 2.4a) auf, während die Leuchtstoffe auf der Basis Seltener Erden Linienspektren (Abb. 2.4b, c) besitzen. Aus den Besonderheiten des Gadoliniumoxisulfid-Linienspektrums ergibt sich, daß in Kombination mit diesem Leuchtstoff nur im Grün sensibilisierte Filme benutzt werden können, während Yttriumoxisulfid dagegen infolge der Verteilung der Linien innerhalb seines Spektrums sowohl mit den üblichen im Blau empfindlichen Filmen als auch, wenn auch mit einer geringen Leistungseinbuße, mit im Grün sensibilisierten Filmen kombinierbar ist. Typisch für die verschiedenen Folien sind ihre besonderen Eigenschaften:

a) Wesentlich für den Einsatz einer Folie ist ihr Verstärkungsgrad; je nach Anwendungszweck kann hier zwischen verschiedenen Folientypen gewählt werden (s. S. 15).
b) Die Folien sind gegenüber unterschiedlichen Spannungen (kV) unterschiedlich empfindlich, woraus sich für jeden Leuchtstoff wie auch jede Folientype ein charakteristischer Spannungsgang ergibt. Dieser Spannungsgang ist abhängig von den verschiedenen Absorptionseigenschaften der Leuchtstoffe gegenüber der Röntgenstrahlung. Generell läßt sich sagen, daß die Empfindlichkeit der Folie bei niedrigen Spannungen niedrig ist, dann entweder bei etwa 80 kV ein Maximum erreicht oder aber auch zu höheren Spannungen, z.B. 120 kV, noch weiter ansteigt.
c) Die Auflösung einer Folie, dargestellt in Linienpaaren/mm (Lp/mm), ist für die Detailerkennbarkeit wesentlich. Dabei stehen Empfindlichkeit und Auflösung in einem reziproken Verhältnis, d.h. hochverstärkende Folien haben ein weniger gutes Auflösungsvermögen im Gegensatz zu wenig verstärkenden, aber feinzeichnenden Folien. Es sei in diesem Zusammenhang darauf hingewiesen, daß dieses reziproke Verhältnis auch für Filme Geltung hat.
d) Für die Bildeigenschaften ist das Zusammenwirken von Folie und Film in ihren jeweiligen Eigenschaften entscheidend. Die Darstellung der Abhängigkeit des Auflösungsvermögens vom Kontrast ist in der Kontrastübertragungskurve (oder Modulationsübertragungskurve) dargestellt.

Zur Anwendung in speziellen Bereichen, in denen stark unterschiedliche Absorptionen auftreten, wurden sog. Ausgleichsfolien entwickelt. Angepaßt an das Objekt wird die Verstärkung über die Folie hinweg variiert. Dies kann durch partielle Anfärbung der Folie und/oder Variation der Leuchtstoff-Schichtdicke erzielt werden. In der Regel handelt es sich um „Plus-Minus-Folien", die auch unter Bezeichnungen wie „Gradual-Folie", „Differential-Folie" im Handel sind. Wird aber auch noch in einer anderen Richtung variiert, handelt es sich um eine „Relief-Folie", die z.B. bei LWS-Aufnahmen im seitlichen Strahlengang angewandt werden kann.

Beim konventionellen Simultanschichtverfahren werden abgestufte Foliensätze benutzt. Dabei muß die jeweils folgende Folie die Absorption der vorhergegangenen ausgleichen; dadurch ist durch eine einzige Schichtbewegung die Darstellung mehrerer Schichten gleichzeitig möglich.

Eine weitere Steigerung der Empfindlichkeit des Systems Verstärkerfolien-Röntgenfilm erscheint nicht mehr sinnvoll, da durch die dann wirksamen Quanteneffekte die Bildstruktur zerstört wird. Verstärkerfolien werden so lange verwendet werden müssen, wie nicht andere Systeme, wie z.B. Bildverstärker, elektronischer Bildaufbau, oder elektrische Verfahren, wie Xeroradiographie, Ionographie, Kernspintomographie (NMR), allgemein benutzt oder bis zur Praxisreife weiter entwickelt worden sind.

2.1.2.1. Prüfung und Beurteilung von Verstärkerfolien

Im Vergleich verschiedener Folienfabrikate sollen nur Folien des gleichen Typs miteinander verglichen werden. Die Prüfung sollte mit Hilfe von Pb-Strichrastern, einer Aluminiumtreppe und einem geeigneten Phantom, z. B. einem in weichteiläquivalenten Material eingebetteten Aufnahmeobjekt, z. B. Knie, erfolgen. Die Vergleiche sollten bei drei kV-Stufen, z. B. 50 kV, 80 kV und 120 kV, vorgenommen werden. Eine Ausnahme hiervon bildet die Prüfung von Mammographie-Folien, die bei Spannungen zwischen 25 und 35 kV erfolgen muß. Bei derartigen Versuchen können mAs-Werte entweder in freier Wahl oder durch die Automatik bei sonst gleichen Aufnahmebedingungen gewählt werden. Die erhaltenen Schwärzungsunterschiede sind Ausdruck der unterschiedlichen Verstärkungsgrade, die durch photometrische Messungen objektiviert werden können.

Voraussetzung zur Prüfung des Auflösevermögens von Verstärkerfolien sind Aufnahmen gleicher Schwärzung; dies wird bei dem gewählten kV-Wert durch Veränderung des mAs-Produktes bei sonst gleichen Aufnahme- und Entwicklungsbedingungen erreicht. Diese Prinzipen haben auch dann Geltung, wenn Folien aus verschiedenen Typengruppen miteinander verglichen werden, z. B. eine Folie des Universaltyps mit einer Folie des Spezialtyps, Kalziumwolframat-Folien mit Folien auf der Basis Seltener Erden. Um Fehlbeurteilungen zu vermeiden, sollte bei derartigen Prüfungen eine mittlere Schwärzung zwischen 1,0 und 2,0 gewählt werden, da andernfalls Auswertung und Beurteilung durch Überstrahlungen fehlerhaft eingeschränkt werden.

Eine hinreichende Aussage über die Verstärkungseigenschaften einer Folie ergibt sich dann, wenn die Gradationskurve des Systems „Folie-Film" mit einer Aluminiumtreppe bei verschiedenen Aufnahmespannungen aufgenommen wird.

Literatur

Buchanan RA, Finkelstein SI, Wickersheim KA (1972) X-ray exposure reduction using rareearth oxysulfide intensifying screens. Radiology 105:185–190
Degenhardt H (1981) Filmuniverselle Verstärkerfolien mit Zweibandenleuchtstoff Titan. Electromed (Erlangen) 49:154–158
Degenhardt H (1983) Lumineszenz in der Röntgenaufnahmetechnik. GII Fachz Lab 27:180–183
Degenhardt H, Kuhn H, Pfeiler MM (1975) Dosiseinsparung und Abbildungsgüte für Film-Folien-System. Röntgenpraxis 28:271
DIN 6867
Hay GA (1969) Objective measurements of noise in X-ray televisions system. In: Moseley RD, Rust JH (eds) Television in diagnostic radiology. Aesculapius, Birmingham/Ala.
Knedel H, Weberling R, Hagemann G (1981) Signal-Rausch-Verhältnis, Auflösung und Dosisbedarf zum Qualitätsvergleich neuer Verstärkerfolien in der klinischen Radiologie. Röntgenpraxis 34:168–175

Kuhn H (1981) Bildrauschen bei Film-Folien-Systemen: Seine Ursachen und Komponenten. Electromed (Erlangen) 51:46-51

Maurer H-J, Degenhardt H (1982) Erfassung schnell ablaufender Vorgänge mit verschiedenen Verstärkerfolien Seltener Erden. Electromed (Erlangen) 50:110-113

Maurer H-J, Goos F (1977) Folien auf der Basis Seltener Erden und Doppelhalogenide. Röntgen Berichte 6:433-439

Maurer H-J, Goos F (1979) Untersuchung zur Bildgüte bei Anwendung von Folien in der Mammographie. Fortschr Röntgenstr 130:347-351

Maurer H-J, Goos F (1979) Gesichtspunkte zur Beurteilung der Folienwirkung. Radiologe 19:238-242

Maurer H-J, Goos F (1980) Ausgleichsfolien. Experimentelle Untersuchungen und klinische Anwendung. Fortschr Röntgenstr 132:576-580

Maurer H-J, Goos F (1983) Zur Anwendung des Medichrome-Films. Radiologe 23:38-40

Maurer H-J, Goos F (1984) Qualitätsbeeinflussung der Röntgenaufnahme durch Folie und Film. In: Stender HS (Hrsg). Thieme, Stuttgart (im Druck)

Maurer H-J, Brandelik E, Goos F (1977) Zur Anwendung von Verstärkerfolien auf der Basis Seltener Erden. Radiologe 17:305-109

2.1.3 Der Röntgenbildverstärker

H. BIRKEN und B. VAN DER EIJK

2.1.3.1 Prinzip

Ein Röntgenbildverstärker hat die Aufgabe, die im Röntgenschattenbild enthaltene Information möglichst verlustfrei in ein sichtbares Bild zu wandeln und in seiner Helligkeit zu verstärken [1, 2, 3]. Die Wirkungsweise geht aus Abb. 2.5 hervor. Die Helligkeitsverstärkung beruht im wesentlichen auf Beschleunigung der Photoelektronen (30 keV) und auf ihrer Konzentration auf einen kleinen Ausgangsschirm und nicht auf Vervielfachung der Elektronen. Ein einzelnes Röntgenquant löst im Röntgenleuchtschirm etwa 2000 Lichtquanten aus, die

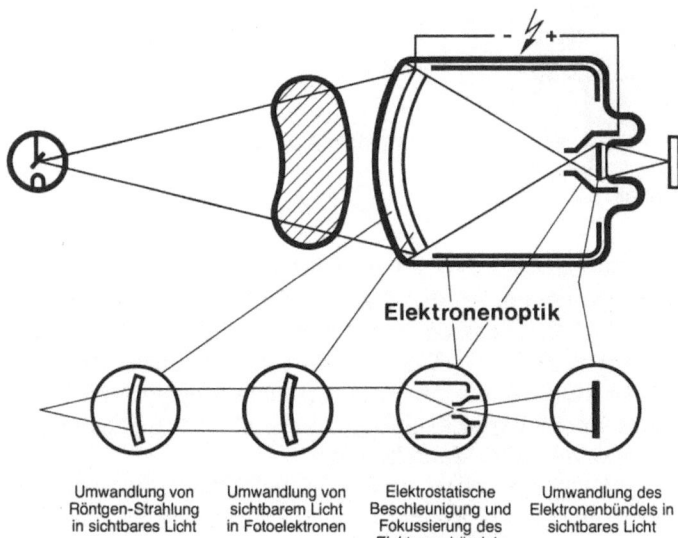

Abb. 2.5. Prinzip eines Röntgenbildverstärkers

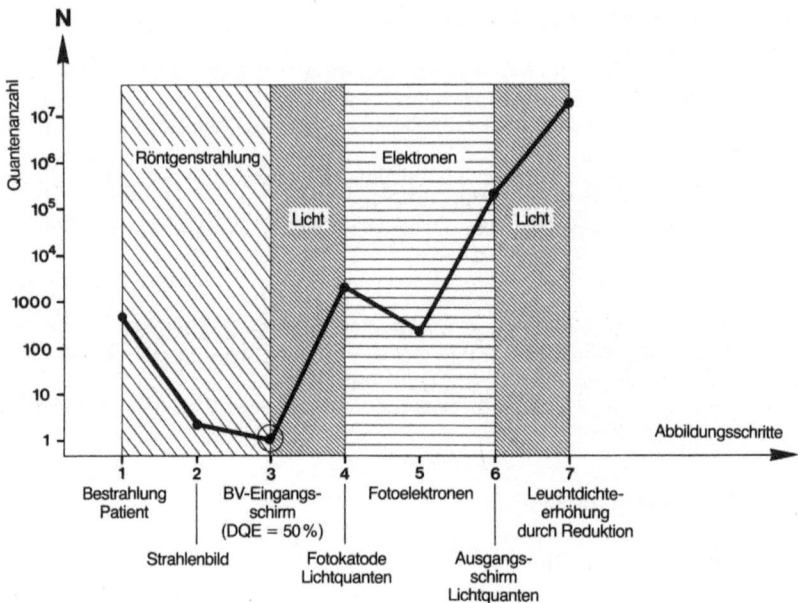

Abb. 2.6. Abbildungsschritte in einem Röntgenbildverstärker. Zahl N der eintreffenden bzw. austretenden Informationsträger bei den Abbildungsschritten bezogen auf *ein* absorbiertes Röntgenquant im Eingangsschirm

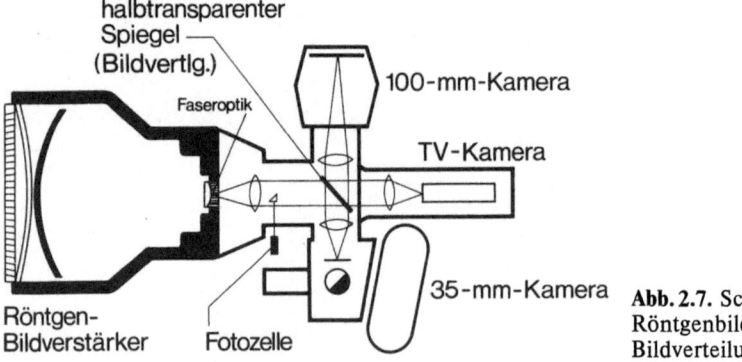

Abb. 2.7. Schema Röntgenbildverstärker und Bildverteilung

ihrerseits in der Photokatode etwa 200 Photoelektronen freisetzen, also ein Photoelektron pro 10 Lichtquanten. An dieser Stelle findet der eigentliche Verstärkungsprozeß statt. Jedem verfügbaren Elektron wird durch die Beschleunigungsspannung des Bildverstärkers Energie zugeführt mit der Folge, daß jedes beschleunigte Elektron im Ausgangsschirm 1000 Lichtquanten auslöst (Abb. 2.6). Das bedeutet, daß jedes im Eingangsleuchtschirm absorbierte Röntgenquant sichtbar gemacht wird, also zur Abbildung beiträgt.

Das Rauschen im Bild hängt nur von der absorbierten Röntgenquantendichte im Röntgenleuchtschirm ab. Das verkleinerte, in seiner Intensität verstärkte optische Ausgangsbild wird über einen Bildverteiler der Fernsehkamera, 100-mm-Filmkamera und 35-mm-Kinokamera zugeführt (Abb. 2.7).

2.1.3.2 Physik des Röntgenbildverstärkers

Technologie. Der Röntgenbildverstärker hat nicht nur den Zweck, ein helles, sichtbares Bild zu erzeugen, sondern er muß auch möglichst verlustfrei die im Schattenbild enthaltene Information übertragen. Es ist leicht zu verstehen, daß die erste Beeinflussung der übertragenen Information bereits durch das Eingangsfenster des Röntgenbildverstärkers entsteht, wenn man vom Streustrahlenraster und der üblichen Gehäuseplatte des Bildverstärkers absieht. Hier erfährt die Röntgenstrahlung ihre erste Schwächung und Streuung (Abb. 2.8). Beide Faktoren hängen von dem Material des Eingangsfenster und seiner Dicke ab. Da die Bildverstärkerröhre evakuiert ist, muß das Eingangsfenster den atmosphärischen Druck aushalten, darf also nicht zu dünn sein. Beim bisher meist verwendeten Glas waren Dicken von 3 mm und mehr üblich, die die Strahlung merklich schwächten und streuten. Es gilt, die Streuung möglichst gering zu halten, weil sie Kontrastverluste bewirkt.

Bei modernen Röntgenbildverstärkern bestehen deshalb die Eingangsfenster vorzugsweise aus Metallen mit niedriger Ordnungszahl, bei denen Absorption und Streuung relativ klein sind. Es wird entweder Aluminium oder Titan benutzt; Titan hat zwar eine höhere Ordnungszahl ($Z=22$) als Aluminium ($Z=13$), kann aber wegen seiner höheren Festigkeit als dünne Folie verwendet werden, während das Aluminiumfenster relativ dick sein muß.

Obwohl Titan eine höhere Absorption besitzt, kann die Streuung kleiner als bei Aluminium sein. Das bezieht sich auf die in der Praxis verwendeten Dicken (Ti = 0,25 mm, Al = 0,9 mm).

Der Röntgenleuchtschirm besteht im wesentlichen aus in Strahlenrichtung orientierten CsJ-Kristallen (Abb. 2.9) [4, 5, 11]. Er soll möglichst viele Röntgenquanten absorbieren und die Photonen (Licht) mit möglichst geringer seitlicher Ausbreitung an seiner Oberfläche austreten lassen. Technologisch kann man mit Farbstoffen die seitliche Lichtausbreitung absorbieren oder besser noch das Licht an den Ort der Entstehung zurückreflektieren. Die Größe dieser Lichtstreuung beeinflußt stark die erreichbare Auflösung. Betrachtet man die Auflösung allein, so bedeutet ein dünnerer Röntgenleuchtschirm eine höhere Grenzauflösung. Die Quantenabsorption steigt aber mit zunehmender Kristallschichtdicke.

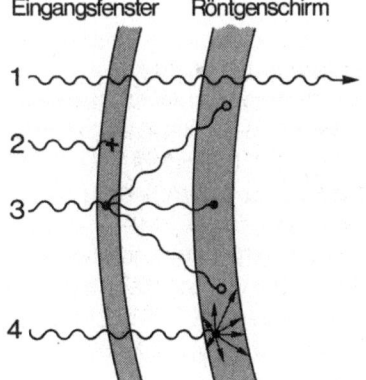

Abb. 2.8. Beeinflussung des Schattenbildes in einem Röntgenbildverstärker. *1* Nichtabsorbierte Strahlung; *2* Absorption der Strahlung im Eingangsfenster; *3* Streuung der Strahlung im Eingangsfenster; *4* Streuung des Lichtbildes zur Szintillationsschicht

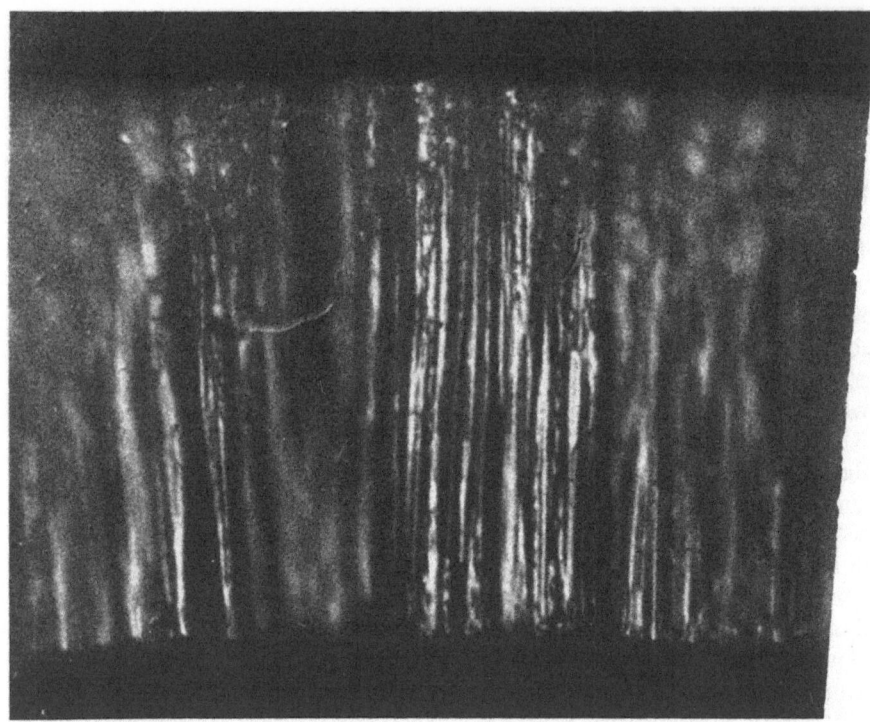

Abb. 2.9. CsJ-Kristallschirm (mikroskopische Aufnahme)

Die Erfahrung hat nun gezeigt, daß für die zum Diagnostizieren gewünschte Detailerkennbarkeit ein optimales Verhältnis von Quantenabsorption und Grenzauflösung wichtig ist. In der Vergangenheit stand nur die Erhöhung der Grenzauflösung im Vordergrund auf Kosten der Röntgenquantenabsorption.

Getrennt durch eine chemisch inaktive lichtdurchlässige Schicht von 10 nm Dicke liegt die gleichfalls etwa 10 nm dicke Photokatodenschicht an dem Röntgenleuchtschirm an. Im allgemeinen besteht die Photoschicht aus chemischen Verbindungen von Natrium, Kalium und Cäsium mit Antimon (Na_2KSb, Cs_3Sb).

Die Elektronenoptik sorgt für die Beschleunigung und Fokussierung der von dieser Schicht emittierten Photoelektronen.

Die Formatumschaltung in Bildverstärkerröhren geschieht durch Ändern der Potentiale an den Elektroden, die das elektrostatische Feld erzeugen.

Der Ausgangsleuchtschirm, in dem das Elektronenbild wieder in ein sichtbares umgewandelt wird, besteht aus einer durch Sedimentation erzeugten Zink-Kadmiumsulfid-Schicht (ZnCdS) oder ähnlichen Leuchtstoffen. Die Größenordnung der Schichtdicke liegt bei 5 µm. Das Auflösungsvermögen beträgt bis zu 200 Lp/mm (Linienpaare/mm).

Der Träger für den Sekundärschirm kann aus verschiedenen Materialien bestehen. Wegen der unterschiedlichen Lichtausbreitung in den Trägermaterialien hat er einen merklichen Einfluß auf die Kontrastwiedergabe (Abb. 2.10). Am geringsten ist die Lichtstreuung bei einer Faseroptik, da hier das Licht die Faser nicht seitlich verlassen kann.

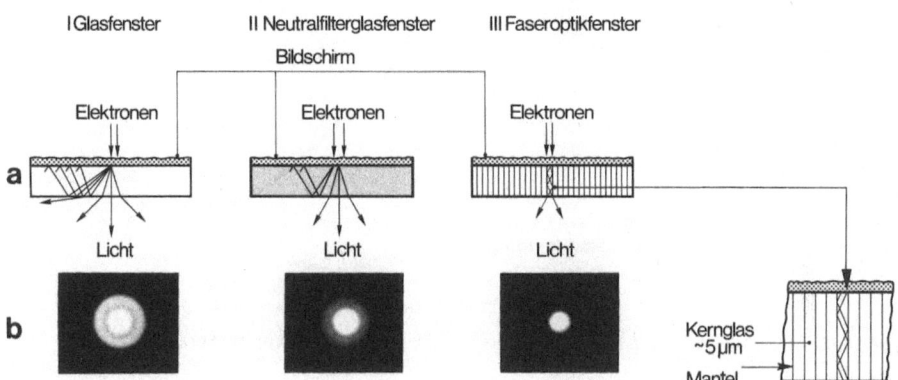

Abb. 2.10. a Vergleich des Einflusses von Streulicht bei einer Bildpunktübertragung zwischen einem optisch planen Glas (*I*), einem Neutralfilterglas (*II*) und einer Faseroptik (*III*) als Träger für den Sekundärschirm und als Ausgangsfenster von Röntgenbildverstärkern. **b** Photo einer Bildpunktübertragung eines Röntgenbildverstärkers mit einem optisch planen Glas (*I*), einem Neutralfilterglas (*II*) und einer Faseroptik (*III*) als Ausgangsfenster

Die Verstärkungswirkung eines Röntgenbildverstärkers wird ausgedrückt durch den Konversionsfaktor. Dabei wird empfohlen, die Leuchtdichte in der Einheit Candela (cd)/m² und die Dosisleistung in mR/s zu messen. Der Konversionsfaktor wird mit G_x bezeichnet und in der Einheit $\frac{cd \cdot s}{mR \cdot m^2}$ angegeben.

Ein Konversionsfaktor von $G_x = 100$ gibt uns eine Ausgangsschirmhelligkeit von 5 cd/m² bei einer Eingangsdosisleistung von 50 µR/s wie sie bei der Fernsehdurchleuchtung üblich ist. Bei Aufnahmen liegt die Helligkeit am Ausgangsschirm um 2–3 Größenordnungen höher.

Funktionelle Parameter des Röntgenbildverstärkers. Die Kontrastwiedergabe und die Detailerkennbarkeit in medizinischen Bildern werden nicht nur von den Kenngrößen der Röntgenbildverstärker, sondern auch von den entsprechenden Kenngrößen des kompletten Abbildungssystems beeinflußt. Dabei ist die maximal mögliche Detailerkennbarkeit durch die Anzahl der Informationsträger vorgegeben; das sind die Röntgenquanten, die nicht durch den Patienten absorbiert oder gestreut und erst im Röntgenleuchtschirm absorbiert werden. Bei der Durchleuchtung und der Aufnahmetechnik sind hier also Grenzen durch die aufgewendete Dosis bzw. Dosisleistung gesetzt.

Die Kenngröße „Detective Quantum Efficiency" (DQE) ist definiert als:

$$DQE = \frac{(S/N)^2 \text{ Ausgang}}{(S/N)^2 \text{ Eingang}} = K \cdot \frac{(S/N)^2 \text{ Ausgang}}{\text{Eingangsdosis}}.$$

Dabei ist S/N das Signal-Rausch-Verhältnis (signal to noise) des Bildverstärkers und K ein Proportionalitätsfaktor.

Der Wert von 100% wird nur von einem idealen Detektor erreicht, den es aber nicht gibt. Die erreichbaren DQE-Werte hängen überwiegend von der Dicke des Eingangskristallschirmes ab. Das theoretische Maximum liegt bei 90%. Moderne

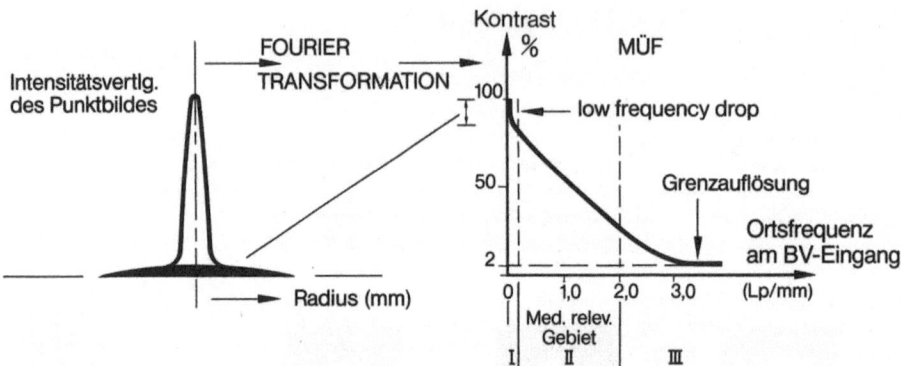

Abb. 2.11. Modulationsübertragungsfunktion eines Röntgenbildverstärkers

Röntgenbildverstärker liegen bei 40–60% für eine Strahlung, deren Qualität durch eine Halbwertschicht von 7 mm Al gekennzeichnet ist. Auf die wichtige Rolle dieser DQE-Werte für die medizinisch relevante Detailerkennbarkeit wird nach Abhandlung der Modulationsübertragungsfunktion eingegangen.

Mathematisch ist die Modulationsübertragungsfunktion die Fourier-Transformierte der Punktbildfunktion. Sie gibt für räumlich sinusförmige Intensitätsprofile in Abhängigkeit von der Ortsfrequenz an, in welchem Verhältnis der Eingangskontrast durch das Übertragungsgerät oder das Bildübertragungssystem vermindert wird. In der Praxis werden oft Bleiraster, die rechteckige Intensitätsprofile erzeugen, verwendet. Mit diesen Rastern kann man durchaus Ergebnisse erreichen, die für die qualitativen Bewertungen brauchbar sind, die aber in ihren Werten doch deutlich von den theoretischen Werten der Modulationsübertragungsfunktion abweichen.

Bei der Modulationsübertragungsfunktion der Bildverstärker lassen sich folgende Gebiete unterscheiden, die einen Bezug zum Bildcharakter gestatten (Abb. 2.11): Das Gebiet I von der Ortsfrequenz 0–0,1 Lp/mm. Wir nennen es „low frequency drop" oder Niederfrequenzabfall. Ein großer Abfall des Kontrastes[1] im Gebiet I äußert sich in einem dem Bild überlagerten Schleier. Die erreichbaren Werte sind durch die Konstruktion bedingt; sie können z. B. beeinflußt werden durch das Eingangsfenstermaterial und durch die von ihr verursachte Streuung (s. oben). Außerdem hängen sie vom Material des Ausgangsschirmes und der Gestaltung des Ausgangsfenster ab, wobei die Faseroptik die Ideallösung bildet.

Das Gebiet II von der Ortsfrequenz 0,1–2,0 Lp/mm ist das medizinischdiagnostisch relevante Gebiet, weil wesentlich kleinere medizinische Details oft nur einen Strahlenkontrast von einigen Prozenten liefern und deshalb kaum zum Bild beitragen können. Durch das Übertragungssystem werden die Kontraste weiter verringert. Das menschliche Auge kann nur Kontraste wahrnehmen, die über dem Schwellwert von etwa 2% liegen [8, 9].

Das Gebiet III mit Ortsfrequenzen über 2 Lp/mm ist das Gebiet der Grenzauflösung. Diese Grenzauflösungswerte werden oft als Maßstab für die Bildqualität eines Systems angewendet. Eine hohe Grenzauflösungszahl bedeutet jedoch

---
[1] Hier, wie auch im folgenden, wählen wir der Einfachheit halber den Ausdruck „Kontrast", wo wir, genaugenommen, „Modulationsübertragungsfaktor" sagen müßten.

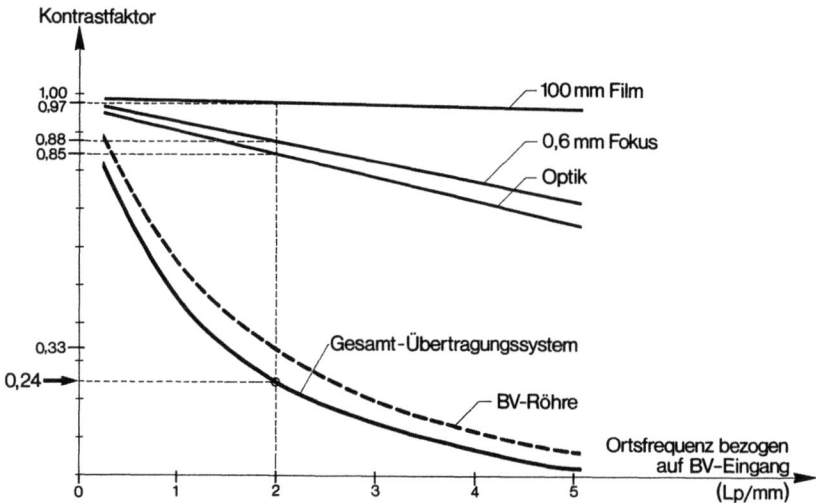

Abb. 2.12. Gesamtmodulationsübertragungsfunktion

keinesfalls, daß auch eine bessere Detailkontrastwiedergabe im medizinisch wichtigen Gebiet II gegeben ist.

Unter bestimmten, meist in der Praxis vorhandenen Bedingungen kann man die Gesamtmodulationsübertragungsfunktionen von vollständigen Übertragungssystemen durch Multiplikation der einzelnen Modulationsübertragungsfunktionen der Komponenten berechnen (Abb. 2.12). Dies gilt streng genommen nur, wenn die einzelnen Komponenten sich linear verhalten. Wenn die Kennlinien, wie z. B. die von Fernsehbildwiedergaberöhren oder -aufnahmeröhren, nicht linear sind, kann man nur richtige Ergebnisse erwarten, wenn die Nutzsignale klein sind.

Medizinische Detailerkennbarkeit. In der Röntgendiagnostik sind alle Bilder mehr oder weniger rauschbehaftet, weil die Röntgendosis begrenzt ist. Der Schwellwertkontrast und damit das kleinste wahrnehmbare Detail wird vom Rauschen und der Gesamtmodulationsübertragungsfunktion bestimmt. Das Rauschen wird beeinflußt durch das Produkt aus Dosis mal DQE-Wert. Der DQE-Wert kann – wie schon gesagt – durch den technologischen Fortschritt auf dem Gebiet der Herstellung von Eingangsschirmen sicher noch größere Werte erreichen. So ist die Dicke der Eingangsschirme ständig erhöht worden, z. B. von ungefähr 100 µm bis auf 400 µm.

Ein Detailkontrast wird nur wahrgenommen, wenn er 2- bis 5mal größer ist als das Rauschen [6, 7]. Man spricht dann von einem Signal-Rausch-Verhältnis von 2–5.

Die Kontraste von verschiedenen Stoffen und Detailgrößen sind bekannt. Möchte man z. B. einen Knochen mit den Dimensionen $0{,}75 \times 0{,}75 \times 0{,}75$ mm^3 erkennen, so kann man aus der Abb. 2.13a entnehmen, daß der Objektkontrast etwa 3,7% beträgt. Dieser Objektkontrast soll mindestens 2mal größer sein als der Rauschkontrast. Folglich findet man in Abb. 2.13b, daß man mindestens 30 µR/Bild benötigt.

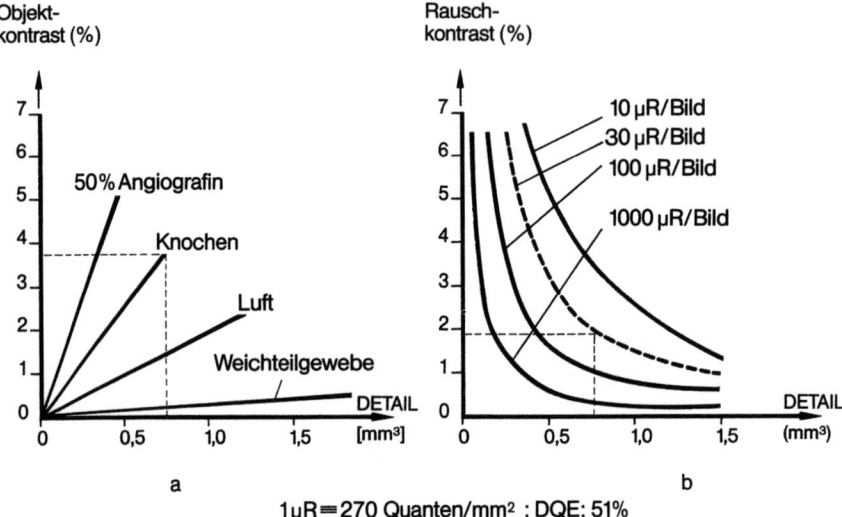

Abb. 2.13. Objektkontraste und Rauschkontraste bezogen auf ein Wasserphantom mit 20-cm-Dicke **a** und auf die Eingangsdosis des Röntgenbildverstärkers **b**

Für die Detailerkennbarkeit bei der Röntgenfernsehdurchleuchtung gelten die gleichen Gesetze, jedoch werden entsprechend der Summationszeit des menschlichen Auges etwa 10 Fernseheinzelbilder (ein Fernsehbild = 20 ms) als ein Bild wahrgenommen.

2.1.3.3 Mögliche Fragestellungen zum Röntgenbildverstärker

Röntgenbildverstärker mit flachen Eingangsschirmen. Es sind in der Vergangenheit Diodenbildverstärker (Abb. 2.14a) bekanntgeworden, deren Eingangs- und Ausgangsschirme bei einer Dicke von einigen Zentimetern gleich groß sind. Eine Helligkeitsverstärkung ist hier auch nur von der Elektronenbeschleunigung zu erwarten. Die Technologie hat schon zweistufige Muster hervorgebracht, wobei die beiden Stufen durch eine große Faseroptikplatte gekoppelt wurden.

Der Helligkeitsverstärkungsfaktor eines einstufigen Diodenbildverstärkers reicht nicht aus, um mit den üblichen Dosisleistungen arbeiten zu können.

Channel Electron Multiplier (CEM) in flacher Bauweise. Eine großformatige Kanalplatte ist hier gleichzeitig Röntgendetektor und Elektronenvervielfacher (Abb. 2.14b). Eine elektronenoptische Verkleinerung ist nicht vorhanden, und der DQE-Wert ist sehr niedrig. Medizinisch wird der CEM zur Zeit nicht angewendet.

Eine andere Möglichkeit besteht in einem Flachbildverstärker nach Abb. 2.14c [10]. Hier befindet sich die Elektronenvervielfacherplatte zwischen den beiden Teilen eines Diodenbildverstärkers. Durch den Elektronenvervielfacher wird eine mehr als 1000fache Helligkeitsverstärkung erreicht. Derartige Bildverstärker haben bis jetzt keinen Eingang in die medizinische Praxis gefunden.

HS$_1$, HS$_2$, HS$_3$ sind negative Hochspannungen
(HS$_3$ – HS$_2$) ≈ 1 bis 2 kV
HS$_3$ > HS$_2$ > HS$_1$

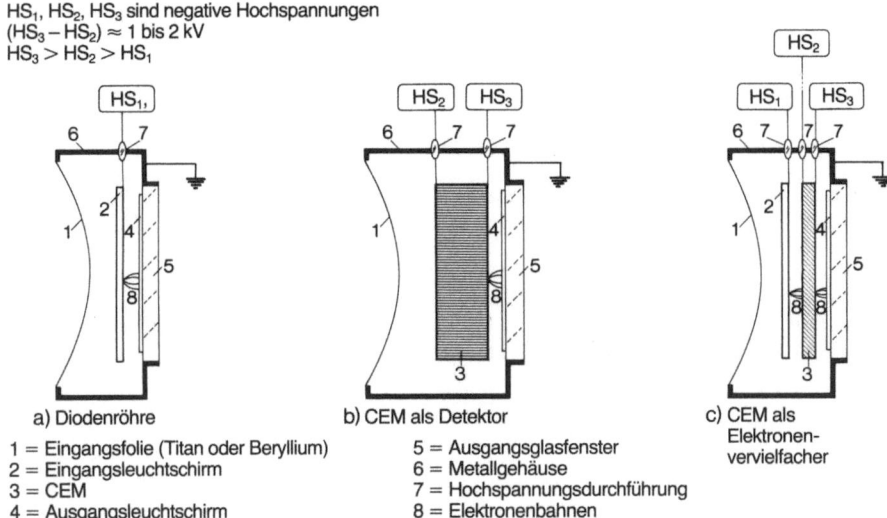

a) Diodenröhre
b) CEM als Detektor
c) CEM als Elektronenvervielfacher

1 = Eingangsfolie (Titan oder Beryllium)
2 = Eingangsleuchtschirm
3 = CEM
4 = Ausgangsleuchtschirm
5 = Ausgangsglasfenster
6 = Metallgehäuse
7 = Hochspannungsdurchführung
8 = Elektronenbahnen

Abb. 2.14a–c. Röntgenbildverstärker mit flachen Eingangsschirmen

Großbildverstärker. Für manche Anwendungen am Menschen besteht Interesse an größeren Formaten (mehr als 36 cm Durchmesser). Die Bildverstärkertechnologie bietet z. Z. 2 Möglichkeiten:
- Großflachbildverstärker, die bis heute nicht hergestellt wurden.
- Elektronenoptische, verkleinernde Großbildverstärker, die nicht nur einen großen Eingangsdurchmesser, sondern auch eine enorme Baulänge und ein sehr hohes Gewicht besitzen.

Stellt man die Frage, wofür ein solcher Bildverstärker gebraucht wird, so lautet die Antwort: Größere Eingangsformate als 36 cm sind für die Durchleuchtung kaum nötig, aber für die Aufnahmetechnik durchaus nützlich, wenn sie eine hohe räumliche Auflösung und Kontrastübertragung haben. Diese Anforderungen erfüllt bereits die konventionelle Röntgenfilmaufnahme; es ist aber durchaus möglich, daß die Forderungen nach dosissparenden Aufnahmetechniken und die Anforderungen der digitalen Videotechnik und Bildnachverarbeitung die weitere Anwendung von Bildverstärkern mit extrem großen Eingangsflächen nötig machen werden. Ein Bildverstärker mit einem Eingangsdurchmesser von 57 cm, der in einigen Exemplaren benutzt wird, hat sich offenbar besonders für Thoraxaufnahmen bewährt.

Literatur

1. Kühl W, Schrijvers J (1977) Design aspects of X-ray image intensifiers. Acta Electron 201 : 415
2. Birken H, Eijk B van der, Leunen JAJ van (1979) Physikalisch-technische Eigenschaften moderner Röntgenbildverstärker. Radiol Diagn (Berl) 20 : 44
3. Beekmans A, den Boer J, Haarman J, Eijk B van der (1981) Quality control of image intensifiers in the manufacturing. Proceedings of the symposion on acceptance testing of radiological imaging equipment of the American Association of Physicists in Medicine, Oct 1981, pp 1–28

4. Stevels ALN (1974) Vapour deposited process CsI : Na layers I and II. Philips Res Rep 29 : 340-362
5. Patent 16. 58. 82 (Nederland) Struktur CsI. 10. Juli 1971
6. Rose A (1948) Sensitivity performance of the human eye on an absolute scale. J Opt Soc Am 38 : 196
7. Schnitzler AD (1973) Image-detector model and parameters of the human visual system. J Opt Soc Am 63 : 1357
8. Motz JW, Danos M (1978) Image information content and patient exposure. Med Phys 58
9. Leunen JAJ van, Pennings JC (1975) Measurements of sharpness and noise characteristics of X-ray image intensifiers. Opt Acta 22 : 301
10. Millar ICP, Lamport D (1972) The measurement and performance of an experimental X-ray channel image intensifier. Mullard Res Rep 2813
11. Birken H, Bejczy CJ (1972) Eine neue Generation von Röntgenbildverstärkern - Eigenschaften und Ergebnisse. ROEFO 27 : 17-25

2.2 Das Strahlenbild

E. ZIELER

2.2.1 Der Einfluß der Streustrahlung

Die Relation zwischen Absorption und Streuung für Wasser in dem bei der Röntgendiagnostik genutzten Energiebereich zeigt die Abb. 2.15. Bei einer Strahlung, die mit Röhrenspannungen von etwa 100 kV (entsprechend einer mittleren Quantenenergie von etwa 50 keV; s. auch Abb. 2.21b) und darüber erzeugt wird, ist also

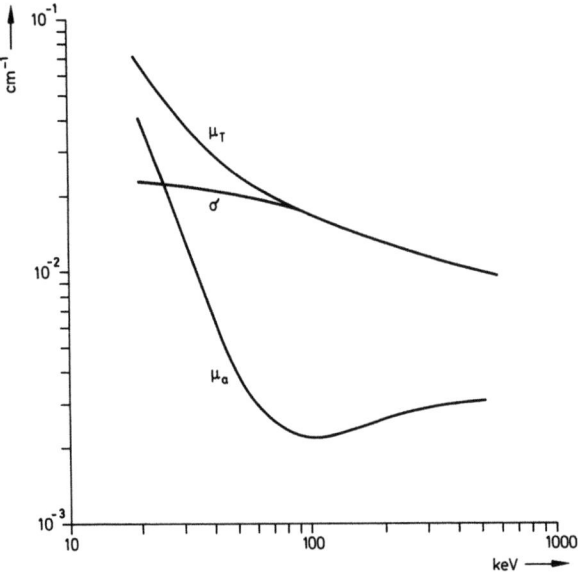

Abb. 2.15. Schwächungskoeffizient von Wasser. μ_T gesamter Schwächungskoeffizient, μ_a Absorptionskoeffizient, σ Streukoeffizient. (Es ist zu beachten, daß die sog. Streuabsorption sowohl im Streu- wie im Absorptionskoeffizienten enthalten ist)

nur etwa $1/6$–$1/8$ der gesamten Strahlenschwächung auf Absorption zurückzuführen, die restliche Schwächung dagegen auf Streuung. Natürlich trifft nicht die gesamte gestreute Strahlung auf die Detektoren auf, sie wird z.T. in andere Richtungen gestreut, z.T. auf dem Weg vom Ort, wo die Streuung erfolgt, zum Detektor erneut gestreut oder absorbiert. Bei Verminderung der Röhrenspannung unter 80 kV nimmt nicht nur der Grad der Schwächung insgesamt rasch zu, sondern auch der Anteil der reinen Absorption im Verhältnis zur Streuung. Während bei 60 kV aber immerhin noch $2/3$ der Schwächung auf Streuung beruht, ist bei Röhrenspannungen unter 40 kV, wie sie für Weichstrahlaufnahmen, z. B. Mammographie, benutzt werden, der Anteil weniger als $1/3$. Aber auch dieser Anteil trägt noch merklich zur Kontrastverminderung bei, so daß sich auch bei Weichstrahlaufnahmen Maßnahmen zur Streustrahlenunterdrückung durchaus noch deutlich kontrasterhöhend auswirken. Übrigens darf man aus dieser Abhängigkeit zwischen Streuungs-, Absorptions- und Schwächungskoeffizienten nicht schließen, daß der Streustrahlenanteil an der bildgebenden, vom Detektor absorbierten Strahlung sich quantitativ ebenso verhält. Ohne besondere Maßnahmen zur Unterdrückung der Streustrahlung hängt ihr Anteil an der gesamten Strahlung im ganzen Bereich der Röntgendiagnostik nur wenig von der Röhrenspannung ab; nur bei Erniedrigung der Spannung unter 40 kV (Weichstrahltechnik) nimmt er deutlich ab. Wenn das abbildende Strahlenbündel vergrößert wird, nimmt der Anteil der Streustrahlenintensität an der gesamten Intensität zunächst etwa proportional zu der Feldgröße zu (Abb. 2.16a; diese Kurven wurden mit kreisförmigen Feldern gemessen). Schon bei einer Feldgröße von 25 cm^2 ist bei nicht zu dünnen Objekten, d.h. bei praktisch allen Aufnahmen am Rumpf oder am Kopf, die Intensität der Streustrahlung auf der Strahlenaustrittsseite des Objektes größer als die der Primärstrahlung. Der Kontrast in der Feldmitte wird damit schon mehr als halbiert; dies gilt, wie gesagt, weitgehend unabhängig von der Strahlenqualität. Während bei geringen Objektdicken bis zu etwa 10 cm das Verhältnis Streustrahlen- zu Primärstrahlenintensität nur bis zu einer Feldgröße von etwa 400 cm^2 merklich zunimmt, wächst es mit zunehmender Objektdicke bis zu den größten benutzten Feldern noch stark an. Absolut nimmt die Streustrahlenintensität hinter dem Objekt mit zunehmender Objektdicke natürlich auch ab, aber doch deutlich weniger als die Primärstrahlenintensität. Die in den fokusnäheren Objektschichten erzeugte Streustrahlung wird zwar ähnlich stark geschwächt wie die Primärstrahlung, jedoch wird in den fokusferneren Objektschichten erneut eine Streuzusatzstrahlung erzeugt.

Heute wird an verschiedenen Stellen versucht, die extreme Kontrastverbesserung durch Anwendung sehr kleiner Felder mit außerordentlich geringem Streustrahlenzusatz für die praktische Aufnahmetechnik auszunutzen. Es war schon in der Vergangenheit wiederholt vorgeschlagen worden, einen sehr flachen breiten Strahlenfächer über das Objekt und den Strahlenfänger zu bewegen. Dabei wird das Strahlenbündel fokusnahe und filmnahe durch schmale Blenden begrenzt, die praktisch den gleichen Strahlenfächer definieren. Das gesamte Aufnahmefeld wird dann während der Aufnahme durch ein langes schmales Rechteck überstrichen, in dessen Flächen die Strahlen auftreffen. Die Größe der gegenüber kreisförmigen oder quadratischen Strahlenfeldern stark reduzierten Streuzusatzstrahlung ist in Abb. 2.16b dargestellt. Da die für eine ausreichende

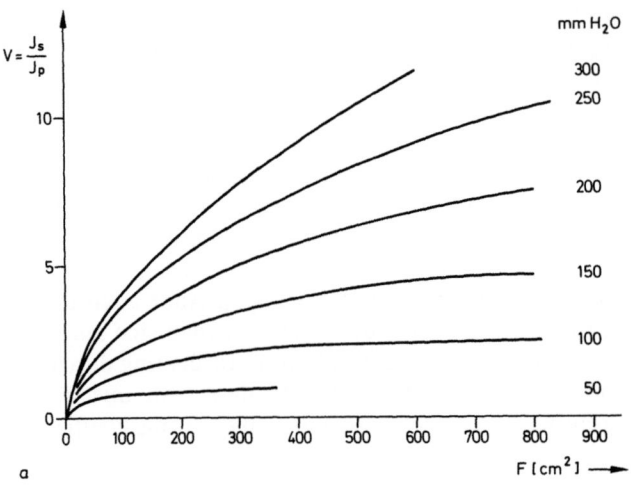

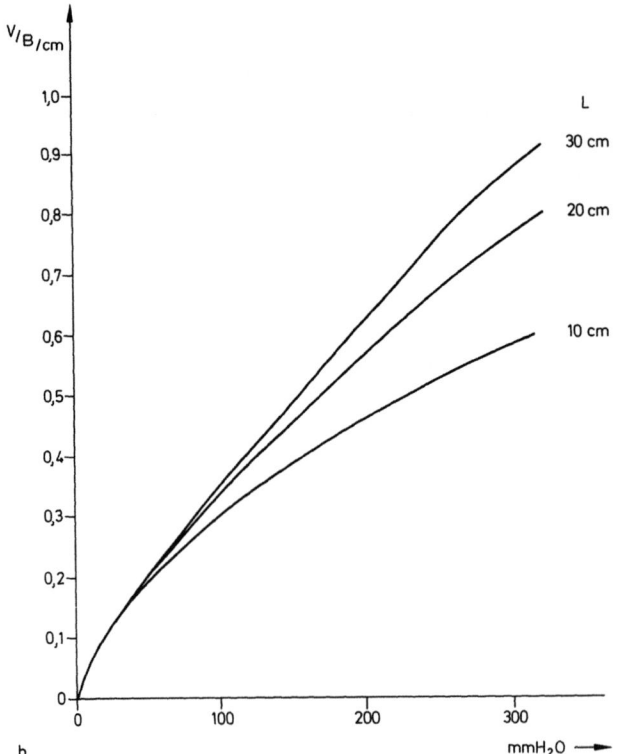

Abb. 2.16a, b. Verhältnis von Streu- zu Primärstrahlenintensität. **a** Für kreisförmige Felder, **b** für Felder der Länge 2 cm und der Breite B cm (B<1 cm)

Filmschwärzung erforderliche Belichtung während der kurzen Zeit erreicht werden muß, während der der schmale Strahlenfächer die jeweilige Filmstelle überstreicht, die Röntgenröhre aber während des ganzen Laufs belastet werden muß, wird eine sehr hohe Röhrenbelastbarkeit benötigt. Hieran ist in der Vergangenheit die Realisierbarkeit des Verfahrens gescheitert.

Hinter dem Objekt nimmt die Intensität der Streustrahlung mit zunehmender Entfernung wesentlich schneller ab als die der Primärstrahlung. Die letztere fällt nach dem Quadratgesetz ab, bezogen auf den Abstand vom Fokus. Die Strahlenquelle für die erstere ist zwar räumlich ausgedehnt; jedoch kann man in der Praxis annehmen, daß auch hier ungefähr ein quadratisches Abstandsgesetz gilt, für das jedoch der Bezugsort (die scheinbare Strahlenquelle), auf den es zu beziehen ist, etwa bei der Strahleneintrittsfläche oder einige Zentimeter tief im Objekt liegt, und von der Feldgröße und der Objektdicke abhängt. Dadurch nimmt das Verhältnis von Streustrahlen- zu Primärstrahlenintensität mit zunehmendem Abstand von der Strahlenaustrittsfläche deutlich ab, wenn man auch bei der Projektionsradiographie praktisch nie eine Relation erreicht wie mit einem wirkungsvollen Streustrahlenraster. Bei Abbildungsprozessen, wie z.B. der Computertomographie, bedeutet dies jedoch gegenüber der an sich schon erheblich reduzierten Streustrahlenintensität eine merkliche weitere Herabsetzung, die damit die sehr gute Kontrastwiedergabe bei dieser Technik erklären kann. Bei der Computertomographie würde bei einer 1 cm dicken Objektschicht die Streustrahlung direkt hinter dem Objekt bei einer Abdominalschicht eines sehr dicken Patienten die gleiche Intensität wie die Primärstrahlung haben. Durch den bei dieser Technik bestehenden Abstand zwischen Strahlenaustrittsfläche und Detektoreingang wird das Verhältnis zwischen Streu- und Primärstrahlung auf ein Drittel oder weniger reduziert. Damit liegt dieser Wert deutlich unter demjenigen, der sich bei der Projektionsradiographie unter vergleichbaren Bedingungen mit den wirkungsvollsten in der Praxis anwendbaren Streustrahlenrastern erzielen läßt.

2.2.2 Der Strahlenkontrast

Bisher wurde besprochen, wie die im Objekt entstehende Streustrahlung zu der gesamten auf dem Bildfänger (Strahlendetektor) auftreffenden Strahlung beiträgt.

Nun hängen die Primärstrahlenkontraste für die verschiedenen Objektsubstanzen von der Höhe der die Röntgenstrahlen erzeugenden Röhrenspannung, d.h. dem Energiespektrum der Röntgenstrahlung, ab. An körpereigenen Substanzen braucht man für die globale Betrachtung nur zwischen normalem (wasseräquivalenten) Fett- oder Muskelgewebe und Knochen zu unterscheiden (Abb. 2.17). In der Praxis muß man hier allerdings beachten, daß es für die Darstellung und Erkennung geringer Dichteunterschiede im Objekt nicht immer vorteilhaft ist, den ganzen untersuchten Objektbereich mit dem größtmöglichen Kontrast abzubilden. Für die bildliche Wiedergabe steht nur ein begrenzter Helligkeitsbereich zur Verfügung. Beim Röntgenfilm ergibt dieser sich durch die Gradationskurve (s. 2.1.1). Er wird bei geringen optischen Dichten (Schwärzungen) durch den auf dem Filmschleier aufsetzenden Durchhang und bei hohen

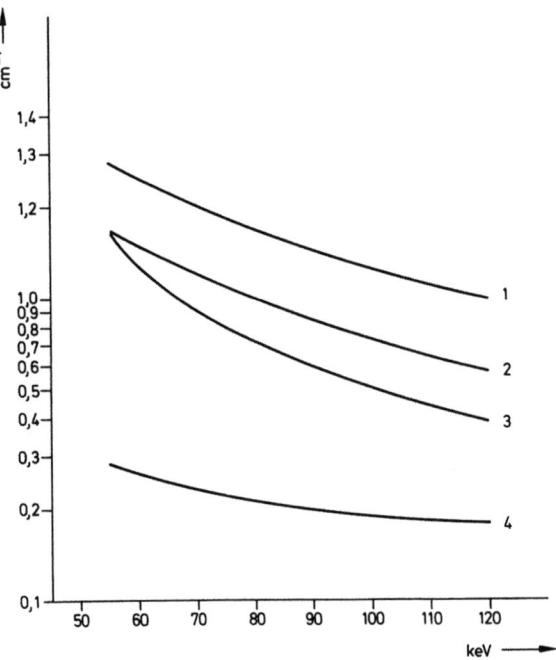

Abb. 2.17. Linearer Schwächungskoeffizient für Diagnostikstrahlung. *1* Urographin 60%; *2* Unibaryt, $\rho = 1,7\,\text{g/cm}^{-3}$; *3* Knochen, $\rho = 1,3\,\text{g/cm}^{-3}$; *4* Wasser

durch die Schulter begrenzt. Bei kontrastreichen Bildern werden Details, die auf Filmflächen hinter stark absorbierenden Objektbereichen (z. B. Herzschatten bei Lungenaufnahmen) liegen, nicht abgebildet, weil sie im Schleier untergehen. Sie können durch Kontrastverminderung im Strahlenrelief bei gleichzeitiger Erhöhung der mittleren optischen Dichte jedoch dargestellt werden, entweder durch bewußtes Belassen eines Restes an Streustrahlung oder durch Verwendung einer höheren Röhrenspannung. Im ersten Fall werden alle Objektkontraste gleichmäßig vermindert, im zweiten die von Weichteildetails geringfügig, die von Knochen jedoch wesentlich stärker.

Somit ist es möglich, den Bildcharakter durch die Wahl der Röhrenspannung zu verändern, weil die Schwächungskoeffizienten für Stoffe mit voneinander abweichenden Ordnungszahlen deutlich unterschiedliche Abhängigkeiten von der Strahlenqualität, d.h. in erster Linie der Röhrenspannung, haben. Die relativen Kontraste durch die stärkere Absorption von höheratomigen Stoffen gegenüber Wasser oder Weichteilgewebe treten bei niedriger Spannung deutlich stärker in Erscheinung als bei höherer. Die Abb. 2.17 zeigt, daß bei 60 kV eine gegebene Knochendicke eine gleiche Strahlenschwächung bewirkt wie eine 5fach dickere Wasserschicht, bei 120 kV jedoch nur wie eine 2mal so dicke. Dadurch wird verständlich, daß z. B. bei Hartstrahllungenaufnahmen die Rippen durchsichtig erscheinen (Abb. 2.20c, d). Bei Bariumsulfat als Kontrastmittel ist das Verhältnis zwischen den äquivalenten Schichten 6 und 3,2; ähnlich ist der Verlauf bei jodhaltigen Kontrastmitteln (Abb. 2.17).

Analoges gilt für die Bildverstärkerdurchleuchtung und -aufnahme, wie auch für die Bildgewinnung mit Röntgenscannern. In diesen Fällen sind aber die Grenzen andersartig. Bei der Bildverstärkeraufnahme kann die Erkennbarkeit schwacher Details in stärker absorbierenden Körperbereichen außer durch den Filmschleier auch wegen der insgesamt niedrigeren Dosis durch den störenden Einfluß des Quantenrauschens erschwert werden. Von den Bildbereichen mit großer Strahlenintensität wird durch Lichtdiffusion im Eingangsschirm des Bildverstärkers eine gewisse Bildverschleierung bewirkt. Bei der Bildverstärkerdurchleuchtung kommt zu dem Einfluß des Quantenrauschens noch der des Verstärkerrauschens der Fernsehkette hinzu. Beim Röntgenscanner ist der Linearitätsbereich der Detektoren groß genug, um keine Störeffekte bei hohen Intensitäten auftreten zu lassen; hinter stark absorbierenden Objektbereichen gehen jedoch die durch die Quantenstruktur der Strahlung verursachten statistischen Schwankungen in die Genauigkeit der Meßwerte ein, aus denen die Bilddetails konstruiert werden. Hier ist die Darstellbarkeit von Details mit schwachen Kontrasten also wieder nur durch die Höhe der Dosis begrenzt.

Auf der Bildwiedergabe- und -betrachtungsseite gibt es beim Scanner keine grundsätzlichen Probleme, da durch die Wahl des Fensters und der Verstärkung für den Monitor alle im Strahlenbild enthaltenen Informationen dargestellt werden können, wenn auch i. allg. dafür mehrere verschiedene Darstellungen mit verschiedenen Parametern zu wählen sind.

2.2.3 Streustrahlenunterdrückung

Wenn ein engausgeblendetes Primärstrahlenbündel mit einem Querschnitt von 1 cm^2 in der Bildfängerebene ein Objekt durchsetzt, trifft in der ganzen Ebene Strahlung aus diesem kegel- oder pyramidenstumpfförmigen Bereich auf, die einfach oder mehrfach gestreut ist. Die Intensitätsverteilung in der Ebene, etwa gemessen als Leuchtdichte einer Verstärkerfolie (s. auch Abb. 2.16), ist in Abb. 2.18 gezeigt. (v(R) ist der Beitrag zum Verhältnis I_s/I_p im Feldmittelpunkt, der von 1 cm^2 des Feldes im Abstand R vom Mittelpunkt in der Bildfängerebene herrührt.) In diesem schmalen Bündel beträgt das Verhältnis $T = I_s/I_p$ von Streustrahlen- zu Primärstrahlenintensität unabhängig von der Dicke des durchstrahlten Objektes immer ca. 7%. Während aber dieses Verhältnis bei dünnen Objekten nur direkt im Strahlenbündel besteht und außerhalb rasch abfällt, wird diese Streustrahlenintensität bei dickeren Objekten auch in der Umgebung erreicht. Bei einem 30-cm-Wasserphantom ist die Streustrahlung über einen Bereich von ca. 20 cm^2 praktisch konstant und fällt erst dann steil ab, bleibt aber auch in größerer Entfernung immer noch wesentlich intensiver als bei dünneren Objekten und erreicht auch noch am Rand eines Phantoms von 30 cm Durchmesser etwa 1% der Primärstrahlenintensität, und zwar über den ganzen Randbereich.

Denkt man sich nun ein großes Strahlenbündel aus vielen solcher schmalen Strahlenkegel zusammengesetzt, so sieht man sofort, daß sich an jeder Stelle der Strahlenfängerebene die Streustrahlenintensitäten von allen diesen Strahlenkegeln überlagern, die zwar jede für sich genommen nur einen Beitrag in der Größenordnung von Prozenten liefern, aber in der Summe doch durch ihre große

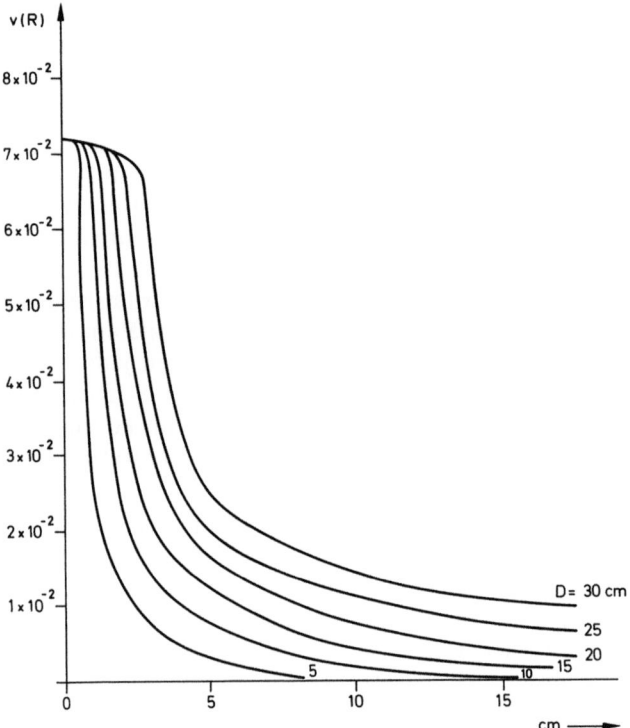

Abb. 2.18. Streustrahlenmantel um Nadelstrahl

Anzahl die Primärstrahlenintensität um ein Vielfaches übertreffen können (Abb. 2.16). Da diese Streustrahlung, wie leicht zu sehen ist, aus sehr verschiedenen Richtungen auf den Bildfänger trifft, kann sie durch auf den Fokus ausgerichtete, aus hochabsorbierendem Material hergestellte Lamellen eines Rasters wirkungsvoll reduziert werden. Nur der geringe Teil der Streustrahlung, der in den durch die Rasterschächte gegebenen Keilbereichen verläuft, kann nahezu ungeschwächt die Schächte durchdringen. Der Rest wird mehr oder weniger vollständig durch das Lamellenmaterial absorbiert. Wegen des völlig regellosen Auftretens der Streustrahlung ist deren Schwächung praktisch unabhängig davon, wie die Rasterlamellen auf den Brennfleck fokussiert oder zentriert sind. Dies gilt nun durchaus nicht für die Primärstrahlung. Im Idealfall wird die Primärstrahlung im Verhältnis der Dicke der Rasterlamellen d zur Dicke des Schachtes D, d.h. um $\left(\frac{d}{d+D}\right)$ (Abb. 2.19) geschwächt. Um die Rasterlamellen nicht zu deutlich auf dem Bildfänger (z. B. dem Film) sichtbar werden zu lassen, werden die Lamellen sehr dünn gemacht, von 70 µm bis herab zu 40 µm.

Trotz der dünnen Lamellen wird deren regelmäßige Abbildung auf dem Film als störend empfunden und der Raster deshalb bewegt, um die Abbildung der Rasterlamellen zu verwischen. Damit eine gute Streustrahlenschwächung erreicht wird, beträgt die Höhe der Lamellen das 8- bis 12fache oder noch mehr des Abstandes D zwischen 2 Lamellen. Heute werden i. allg. Lamellenzahlen von größenordnungsmäßig 40 je cm gewählt.

Streustrahlenunterdrückung 35

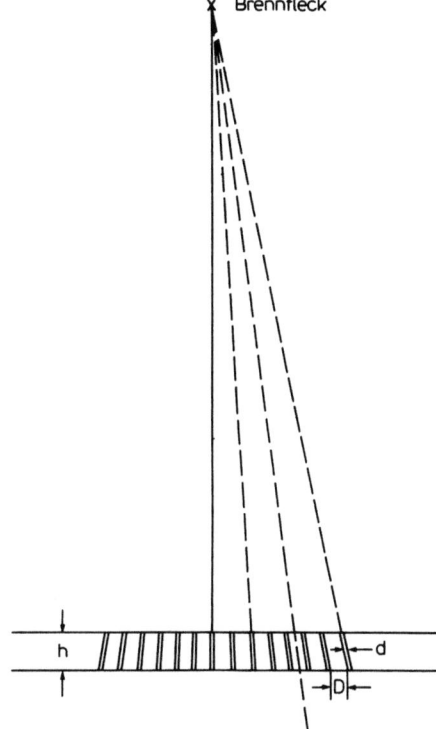

Abb. 2.19. Streustrahlenraster. d Lamellendicke, D Schachtweite, h Lamellenhöhe, $r=\dfrac{h}{D}$ Schachtverhältnis

In erster Näherung wird die Schwächung der Streustrahlung durch einen Raster nur durch die Menge Blei bestimmt, die je cm² der Rasterfläche in den Lamellen untergebracht werden kann.

Werden bei gegebener Lamellenzahl die dünneren Lamellen gewählt, so müssen diese höher gemacht werden, damit die Schwächung erhalten bleibt.

Der Abstand zwischen Raster und Film hat in der Praxis keinen großen Einfluß, da die Streustrahlenquelle i. allg. großräumig ist und ihre Intensität bei gegebenem Objekt-Film-Abstand durch die Lage des schwächenden Bleis nicht beeinflußt wird. Dies gilt auch für die wenig geschwächt durch die Rasterschächte tretende Streustrahlung. Liegt der Film nahe am Raster, so ist der Raumwinkel, aus dem Streustrahlung auf einen Film auftreffen kann, zwar größer als bei größerem Abstand; dafür kann nur Strahlung aus wenigen Schächten diesen Ort erreichen gegenüber einer größeren Anzahl von Schächten, durch die die Strahlung bei größerem Film-Raster-Abstand den Filmort erreicht.

Eine größere Rolle spielt jedoch der Objekt-Film-Abstand. Wenn auch die Streustrahlung bei Vergrößerung des Abstandes rascher abnimmt als die Primärstrahlung, so überwiegt doch meist die Bildverschlechterung durch die zunehmende Brennfleckunschärfe die Verbesserung durch den abnehmenden Streustrahlenanteil.

Bei einem Raster mit einer Lamellendicke von 70 µm und 40 Lamellen je cm beträgt der Abstand zwischen 2 Lamellen nur 180 µm, so daß im Idealfall die Primärstrahlung um 28% geschwächt wird. Beträgt nun etwa der Faktor der Streu-

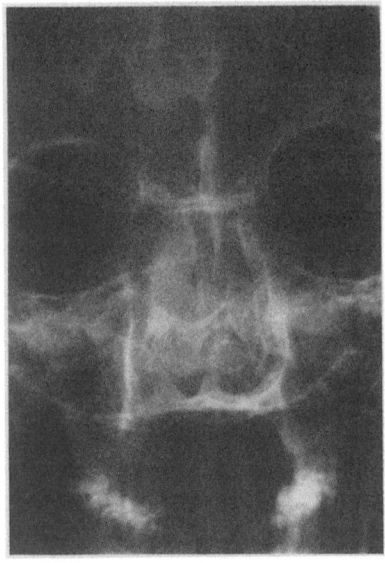
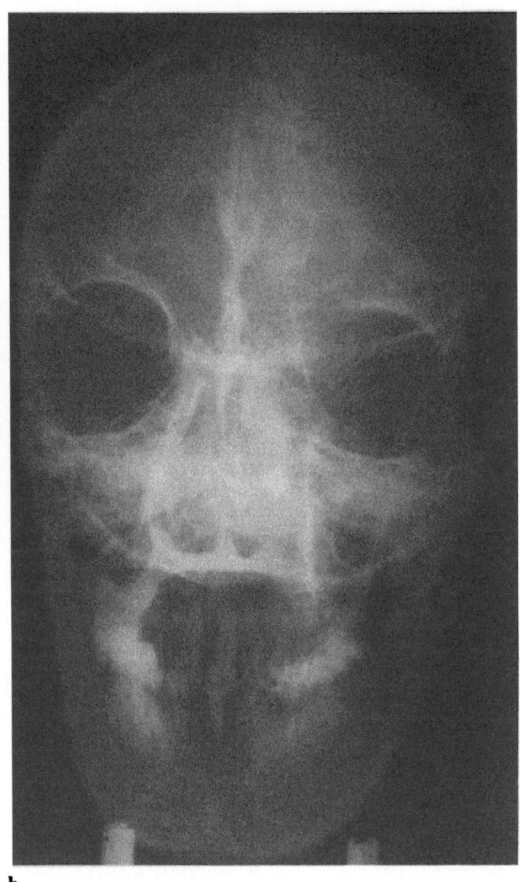
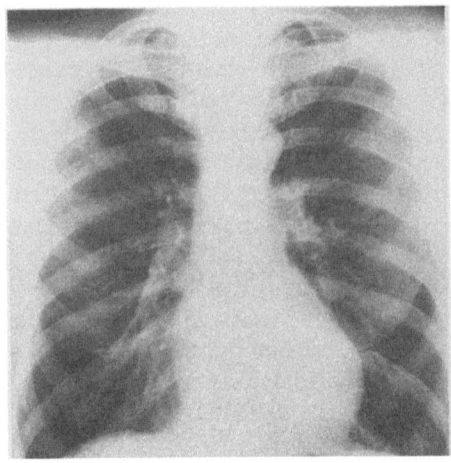
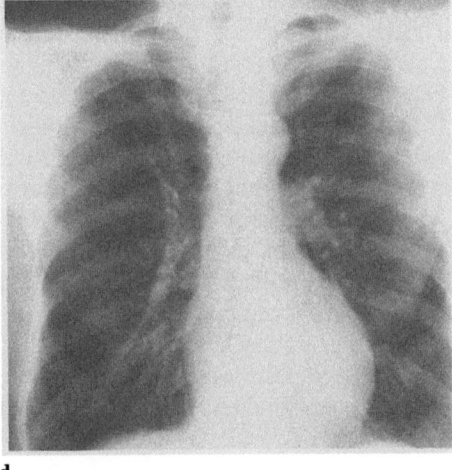

Abb. 2.20a, b. Schädelphantomaufnahmen. **a** Eingeblendet, **b** überstrahlt. **c, d** Lungenaufnahmen, **c** 70 kV-Aufnahme mit Raster, **d** Hartstrahlaufnahme

strahlenschwächung 10, so geht das Verhältnis von Streustrahlen- zu Primärstrahlenintensität bei der Aufnahme eines etwa 1000 cm² großen Feldes (32×32 cm) für ein 20 cm dickes Wasserphantom von ca. 8 auf 1,1 zurück. Der Kontrast eines Detailobjektes bleibt gegenüber der Abbildung mit einer reinen Primärstrahlung also noch weniger als halb so groß. Bei Einblendung auf etwa 80 cm² wird der Kontrast hinter dem Raster aber nur um ca. 25% gegenüber dem der reinen Primärstrahlung vermindert. Die Auswahl des Rasters ist immer ein Optimierungsproblem zwischen verschiedenen gegenläufigen Faktoren. Wir wollen die Verschlechterung gegenüber den idealen Verhältnissen wegen Ungenauigkeiten in der Herstellung der Raster hier nicht im einzelnen diskutieren, obgleich sie auch noch eine gewisse Rolle spielt. Soll die Sichtbarkeit der Rasterlamellen vermindert werden, so sind sie dünner zu machen, und dabei – um die Schwächung der Streustrahlung nicht zu reduzieren – muß ihre Höhe größer gemacht werden. Besonders bei Hartstrahlaufnahmen mit Röhrenspannungen über 100 kV ist die Anwendung mit großem Schachtverhältnis, d. h. ausreichender Bleimenge, sehr wichtig, um die durchdringende Streustrahlung hinreichend zu schwächen. Bei diesen hohen Spannungen sind die Kontraste in der bildgebenden Strahlung schon merklich reduziert, so daß ein unerwünscht hoher Streustrahlenzusatz die Bildqualität deutlich beeinträchtigen kann. Eine Vergrößerung des Schachtverhältnisses bedeutet jedoch eine Einschränkung des Arbeitsbereiches, da diese Raster zu einer erhöhten Absorption der Primärstrahlung führen, wenn sie defokussiert oder dezentriert werden. Eine gewisse Dezentrierung ergibt sich immer durch die Rasterbewegung während der Aufnahme, um die Lamellenabbildung zu verwischen. Diese Schwächung der Primärstrahlung ist über die ganze Fläche des Bildfängers konstant. Bei Defokussierung ist die Schwächung der Primärstrahlung ungleichmäßig. In der Mittellinie des Rasters tritt nur die Schwächung im Verhältnis der Lamellendicke zur Schachtbreite auf. Zu den Seiten hin wird aber die scheinbare Lamellendicke vergrößert, und zwar um so mehr, je größer der Abstand von der Mittellinie ist und je stärker der Raster defokussiert ist.

Bei Rastern mit größerem Schachtverhältnis wird also der Bereich, in dem etwa bei Durchleuchtungsgeräten der Fokus-Raster-Abstand variiert werden kann, begrenzt. Als zulässige Grenzen für den Anwendungsbereich nimmt man die Abstände an, bei denen die Primärstrahlendurchlässigkeit gegenüber der beim Fokussierungsabstand um 40% abgenommen hat. In Abb. 2.20 wird der Einfluß der Streustrahlung auf die Detailwiedergabe gezeigt. Das Schädelphantom ist in beiden Fällen mit 70 kV und einem 44/12-Streustrahlenraster aufgenommen worden. Bei Abb. 2.20a war der Strahlenkegel auf das Filmformat eingeblendet; bei Abb. 2.20b die Strahlenblende dagegen weit geöffnet. Man vergleiche den anderen Charakter der Kontrastverminderung bei Abb. 2.20c und d.

2.3 Zur Technik der Röntgenbilderzeugung

E. ZIELER

2.3.1 Röhrenspannung und Strahlenausbeute

Im vorigen Kapitel wurden die allgemeinen Eigenschaften der Röntgenstrahlung und deren Einfluß auf die Bildgebung behandelt. Das quantitative Ausmaß der Absorptions- und Streuvorgänge hängt nun von der Energie der Photonen der jeweils angewendeten Strahlung ab.

Die Energie der als Röntgenstrahlung emittierten Photonen wird durch die Energie der an der Anode abgebremsten Elektronen bestimmt, d.h. von der zwischen Kathode und Anode der Röntgenröhre liegenden Spannung. Die Anzahl der je Zeiteinheit erzeugten Photonen, d.h. die Intensität der Röntgenstrahlung, hängt dagegen außerdem von der Anzahl der je Zeiteinheit auftreffenden Elektronen, also von dem Röhrenstrom ab. Allerdings haben die emittierten Photonen keine einheitliche Quantenenergie. Ihre Energien verteilen sich kontinuierlich über einen Bereich, dessen oberer Grenzwert proportional der Röhrenspannung ist. Die Röntgenstrahlung bildet somit ein kontinuierliches Spektrum, dessen Verlauf durch die Zusammensetzung und Dicke der von der Strahlung durchsetzten Materieschichten bestimmt ist.

Die Absorptionskoeffizienten nehmen mit abnehmender Quantenenergie etwa umgekehrt proportional zu deren dritter Potenz zu. Bei Photonenstrahlen, deren Quantenenergien sich um einen Faktor 2 unterscheiden, beträgt der Absorptionskoeffizient für die Strahlung mit der niedrigeren Quantenenergie fast das 8fache des Koeffizienten der Strahlung mit der höheren Quantenenergie.

Da das Streuvermögen, ausgedrückt durch den Streukoeffizienten, sich im Verhältnis zur Absorption nur gringfügig mit der Energie ändert, überwiegt bei niedrigen Energien immer die Absorption, bei höheren dagegen die Streuung. Ein monochromatisches Strahlenbündel von etwa 25 keV wird beim Durchtritt durch ein Wasserphantom derart geschwächt, daß die gesamte Schwächung der Energie des durchtretenden Bündels zur Hälfte auf Absorption und zur Hälfte auf Streuung beruht.

Beim Durchtritt durch Materieschichten wird also nicht nur die im vorigen Kapitel beschriebene Streustrahlung erzeugt, sondern auch die Spektralverteilung der Primärstrahlung verändert, und zwar so, daß sie sich bei dicker werdenden Schichten zu dem Ende mit höheren Quantenenergien verschiebt. Die Abb. 2.21 a, b zeigen relative Spektralverteilungen für Strahlungen, die mit Röhrenspannungen von 60 bzw. 100 kV erzeugt wurden, vor dem Eintritt in eine und nach dem Austritt aus einer Wasserschicht von 15 bzw. 25 cm Dicke. Die Maximalwerte der Intensitäten sind in den Bildern jeweils auf 1000 normiert (bei den 100-kV-Spektren für die K_α-Linien des Wolframs der Anode). Der mittlere Wert der Quantenenergie der austretenden Primärstrahlung liegt bei Anwendungen in der Röntgendiagnostik i. allg. etwas über dem Wert der halben Röhrenspannung. Die austretende Strahlung ist also energiereicher, durchdringender oder, wie man sagt, „härter" als die eintretende. Bei höheren Spannungen, etwa über

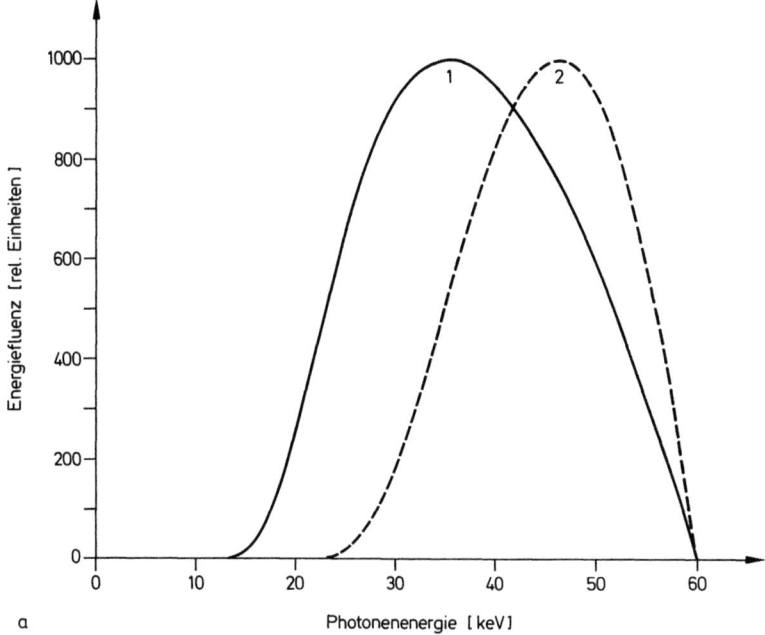

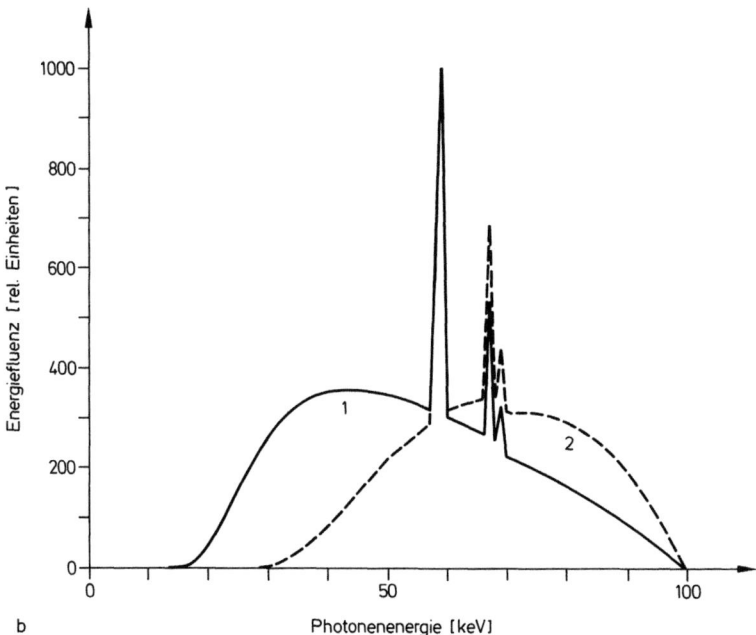

Abb. 2.21a, b. Röntgenspektren von Primärstrahlung. **a** 60 kV − 2 mm Al: *1* ohne Phantom, *2* hinter 150 mm H$_2$O. **b** 100 kV − 2 mm Al: *1* ohne Phantom, *2* hinter 250 mm H$_2$O

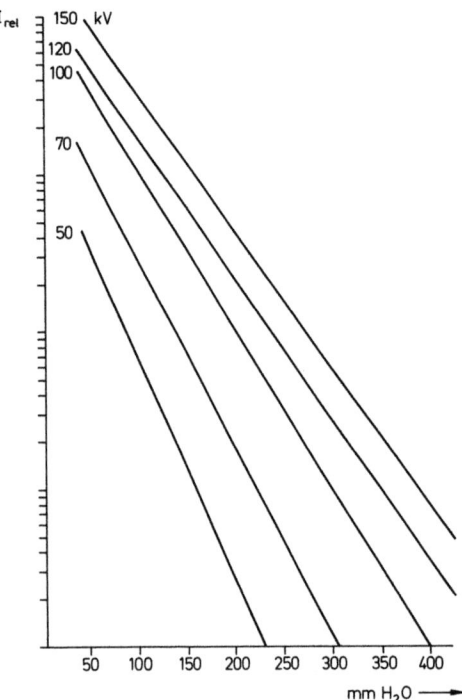

Abb. 2.22. Schwächung von Primärstrahlung durch H_2O (gemessen in Leuchtdicke von $CaWO_4$). [Aus: Zieler E (1966) Welche Faktoren beeinflussen das Strahlenrelief? In: Stieve FE (Hrsg) Bildgüte in der Radiologie. Fischer, Stuttgart]

100 kV, ist bei medizinischen Objekten diese „Aufhärtung" wegen der oben erläuterten unterschiedlichen Energieabhängigkeit der Absorptions- und Streukoeffizienten merklich weniger ausgeprägt als bei niedrigeren. Wird die Strahlenmenge nicht in Röntgen oder Gray, sondern durch die filmschwärzende Lichtmenge etwa einer Kalziumwolframat-Verstärkerfolie gemessen, so ist diese Aufhärtung der Primärstrahlung praktisch nur bis zu einer Schichtdicke von 50 mm eines Wasserphantoms feststellbar. Bei noch dickeren Wasserphantomen ändert sich die so gemessene Strahlenhärte nicht mehr wesentlich. Allerdings hängt sie stark von der Röhrenspanung ab (Abb. 2.22). Während die Intensität bei 120 kV bei einer Vergrößerung der Wasserdicke von 50 auf 200 mm nur um etwas mehr als einen Faktor 20 abfällt, beträgt dieser Faktor bei 70 kV schon 60 und bei 50 kV über 120 (Abb. 2.22). Aus diesem Bild ist auch, besonders für dickere Objekte, der sehr starke Anstieg der Intensität mit der Spannung deutlich zu erkennen. Diese Verhältnisse gelten in grober Näherung auch für die gesamte Strahlung hinter einem Streustrahlenraster, so daß sich in diesem ungefähr die Werte der Belichtungstabellen widerspiegeln. Es kann jedoch nicht an deren Stelle benutzt werden. Durch die Anwendung von Verstärkerfolien verschiedener Empfindlichkeiten und auch mit unterschiedlichen Spannungsabhängigkeiten, die sich besonders bei den mit seltenen Erden aktivierten Folien finden, können Abweichungen um etwa 2–5 oder noch etwas mehr auftreten.

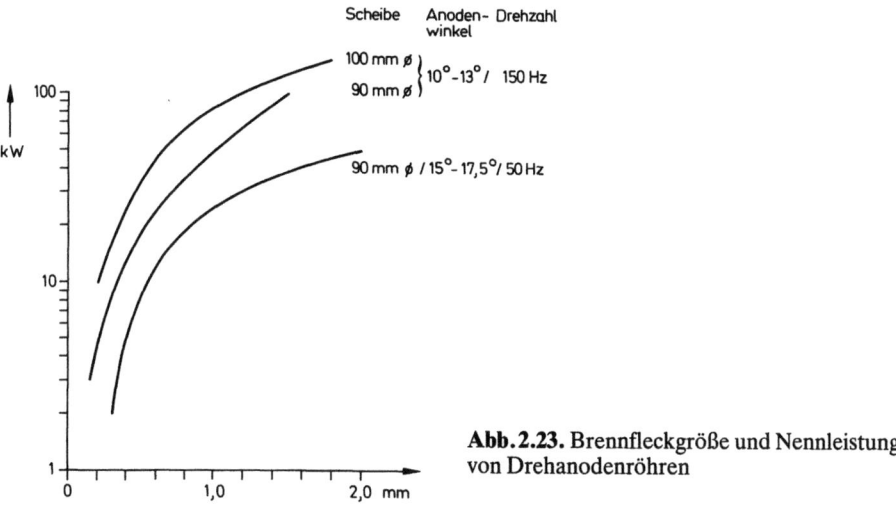

Abb. 2.23. Brennfleckgröße und Nennleistung von Drehanodenröhren

2.3.2 Brennfleckgröße und Röhrenleistung

Es gibt ein großes Spektrum von Diagnostikröntgenröhren am Markt, die heute praktisch durchweg Drehanodenröhren mit 2 Brennflecken deutlich unterschiedlicher Größe sind. Der Zusammenhang zwischen Brennfleckgröße und Röhrenleistung ist der Abb. 2.23 zu entnehmen. Die zulässige Belastbarkeit des jeweiligen Brennflecks hängt natürlich im Einzelfall auch von der Belichtungszeit für die Aufnahme und von der Betriebsart ab, d.h. davon, ob nur Einzelaufnahmen am Rastertisch oder ob Zielserien während der Durchleuchtung am Durchleuchtungsgerät oder ob Serienaufnahmen am Filmwechsler oder für die Kinematographie gemacht werden. Hier wird nur der Fall der Einzelaufnahme im Kurzzeitbetrieb betrachtet, so daß die sog. Kurzzeitnennleistung (nach DIN 6814, Teil 6) für 0.1 s Aufnahmezeit angegeben wird. Auch kann es sich nur um globale Angaben für die Typenklassen handeln, da die genannten Werte durch verschiedene Parameter, die verschieden kombinierbar sind, bestimmt werden. Werte von einzelnen Röhrentypen werden also um die dargestellten Kurven streuen.

Die untere Kurve ergibt den angenäherten Verlauf für Röhren mit langsam drehender Anode (~50 Hz) mit Scheibendurchmessern zwischen 80-100 mm Anodenwinkeln von 15-17.5° an.

Bei Röhren mit schnellaufender Anode (150 Hz) liegen die Nennleistungen für Scheiben mit 90 bzw. 100 mm Durchmesser bei Werten, wie sie durch die oberen beiden Kurven gegeben sind. Der Unterschied in den Leistungen ist größer, als er sich nur aus dem Verhältnis 3 für die Drehzahlen ergibt, weil die schnellaufenden Röhren i. allg. flachere Anodenwinkel haben als die langsamlaufenden. Die letzteren sind meist mit Anodentellern aus reinem Wolfram ausgerüstet, deren Oberfläche während der Lebensdauer der Röhre merklich aufrauht, was zu einem stärkeren Rückgang der Strahlenausbeute führt, besonders in Richtungen, die nur wenige Winkelgrade von der Anodenfläche abweichen (Heel-

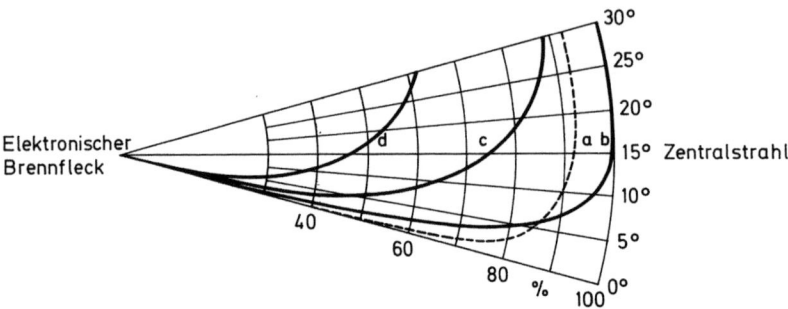

Abb. 2.24. Winkelverteilung der Intensität im Strahlenkegel von Drehanodenröhren. *a* Gebrauchte Röhre mit W-Re-Anode, *b* neue Röhre mit W-Anode, *c* gebrauchte Röhre mit W-Anode, *d* stark gebrauchte Röhre mit W-Anode. [Aus: Zieler E (1979) Röntgenröhren für die Diagnostik. Radiol Diag 4:517]

Effekt; s. Abb. 2.24). Bei den schnellaufenden Röhren ist das Wolfram der Anoden mit Rhenium legiert, was nicht nur einen praktisch vernachlässigbaren Rückgang der Ausbeute im Zentralstrahl während des Betriebes bewirkt, sondern auch eine wesentlich geringere Abnahme bei Annäherung der Strahlenrichtung an die der Anode. Infolgedessen kann man bei diesen Röhren das Prinzip des Strichbrennflecks (Götze-Fokus) stärker ausnutzen und mit flacheren Anodenwinkeln arbeiten. Bei gleicher Länge des optischen Brennflecks wird damit die wirkliche Brennflecklänge auf der Anode größer,[1] die zulässige Belastung ist also höher. Eine Verkleinerung des Anodenwinkels ist allerdings nur so weit möglich, daß die gewünschten Filmformate in den vorgegebenen Aufnahmeabständen noch ausgeleuchtet werden können und nicht die Anode den Strahlenkegel innerhalb des Feldes abschneidet. Die durch die Brennfleckgröße verursachte geometrische Unschärfe ist schon eingangs (s. 1.1) besprochen worden.

In Abb. 2.25 wird noch einmal gezeigt, wie sich das geometrische Schattenbild quantitativ aus Halb- und Kernschatten zusammensetzt, wenn kreisförmige Objektdetails mit Brennflecken verschiedener Größe mit einer bei normaler Aufnahmetechnik am Rastertisch oder Durchleuchtungsgerät häufig vorkommenden Vergrößerung M=1,2 abgebildet werden. Dabei muß beachtet werden, daß Details unter 0,2–0,3 mm meist vom Registriermaterial nicht mehr aufgelöst werden können. Ein Objektdetail mit einem Durchmesser von 0,3 mm liefert also bei den üblicherweise vorliegenden Brennflecken von 0,3 mm oder größer keinen darstellbaren Kernschatten mehr, sondern nur noch ein Halbschattengebiet, das keine Information über die Form des Objektdetails mehr gibt. Bei einem Objektdetail von 0,6 mm Durchmesser ist bei einer Abbildung mit einem wahren Brennfleck von 1,2 mm Durchmesser der Durchmesser des Halbschattengebietes doppelt so groß wie der des Kernschattens, so daß es bei ausreichendem Kontrast gut abgebildet wird. Stationäre Details in der Größenordnung von etwa 0,5 mm können also bei gutem Kontrast i. allg. noch erkannt werden. Bei quantitativen Untersuchungen ist zu berücksichtigen, daß die Brennflecke im Rahmen der

---

[1] Das bedeutet natürlich, daß die optisch wirksame Länge des Brennflecks für verschiedene Orte der Bildebene stärker unterschiedlich wird und damit die Abbildungsunschärfe unterschiedlicher (Dietz 1975).

Brennfleckgröße und Röhrenleistung

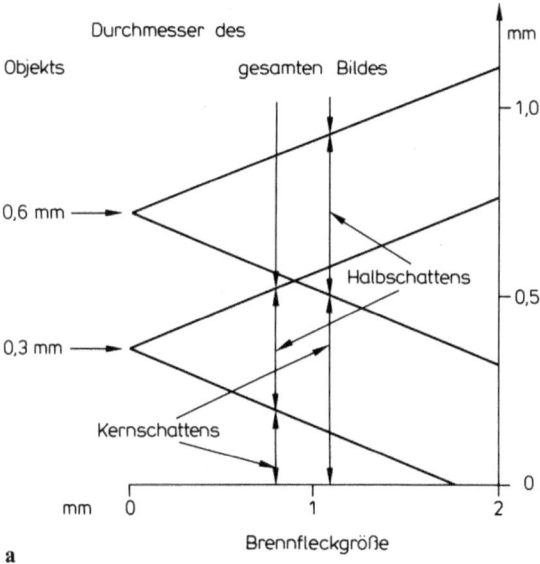

Abb. 2.25a–e. Geometrische Unschärfe durch Brennfleckgröße. **a** Halbschatten und Kernschatten, **b** Röntgenaufnahme eines Bleirasters mit vernachlässigbarer Brennfleckunschärfe, **c** Röntgenaufnahme eines Bleirasters mit Brennfleckunschärfe, **d** Mikrodensitogramm von **b**, **e** Mikrodensitogramm von **c**. [Nach: Wende S, Zieler E, Nakayama N (1974) Cerebral magnification angiography. Springer, Berlin Heidelberg New York]

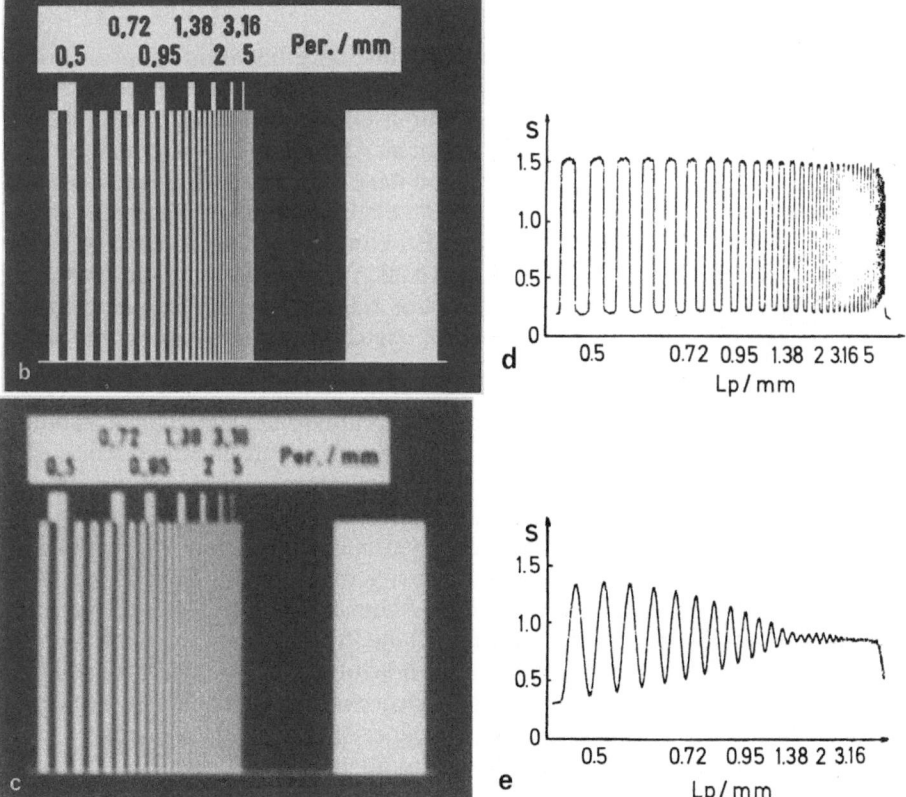

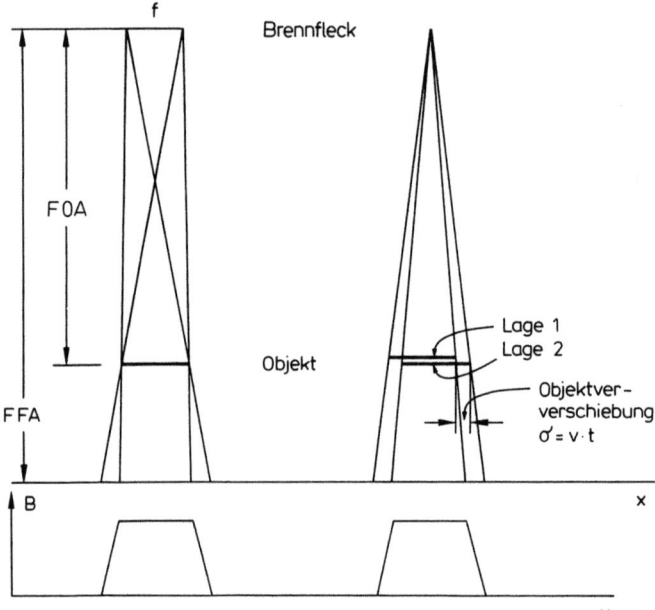

Abb. 2.26. Äquivalenz von geometrischer Unschärfe und Bewegungsunschärfe

durch die Normen zugelassenen Toleranzen bis 30% größer sein können, als ihre Nennwerte angeben (DIN 6823). In ähnlicher Weise wie durch die geometrische Abbildung durch den Brennfleck wird durch Objektbewegungen während der Aufnahme eine Unschärfe in das Bild gebracht. Abbildung 2.26 zeigt, daß die Profile der lokalen Belichtungsgröße B, die auf dem Röntgenfilm die Schwärzungsprofile verursachen, völlig gleich sind, wenn ein Objekt mit der Vergrößerung M (Verhältnis des Fokus-Film-Abstandes FFA zum Fokus-Objekt-Abstand FOA) einmal ruhend mit einem Brennfleck der Größe f abgebildet wird und einmal bei Abbildung mit einem extrem kleinen Fokus während der Aufnahmezeit t mit der Geschwindigkeit v um eine Strecke δ verschoben wird, $\delta = v \cdot t$, und dabei $\delta = \frac{M-1}{M} \cdot f$ ist. Aufnahmen mit M=1,2 und einerseits f=2,0 mm und andererseits $\delta = 0{,}33$ mm sind also auch auf völlig scharfem Aufnahmematerial nicht zu unterscheiden. Da eine Kantenunschärfe in dieser Größe im Röntgenbild schon stört und Objektgeschwindigkeiten von 10 bis über 100 mm/s durchaus vorkommen (Berger, s. Literaturverzeichnis am Ende von Teil I, S. 109) ist die Bedeutung kurzer Aufnahmezeiten für viele Untersuchungen leicht einzusehen. Werden kürzere Aufnahmezeiten angestrebt, ohne daß man größere Brennflecke akzeptieren will, kann auch die Strahlenintensität durch den Übergang zu höherer Spannung erhöht werden. Dadurch werden aber auch die Strahlenkontraste insbesondere von Knochen und von in Hohlorgane eingebrachten Kontrastmitteln vermindert (Abb. 2.17, 2.20). Da aber Kontrast und Schärfe sich bezüglich der Erkennbarkeit vielfach gleichartig auswirken, sind ganz generell für verschiedenartige Untersuchungen verschiedene Kompromisse zu schließen, deren jeweilige Wahl sich an den vorliegenden klinischen Anforderungen orientieren muß.

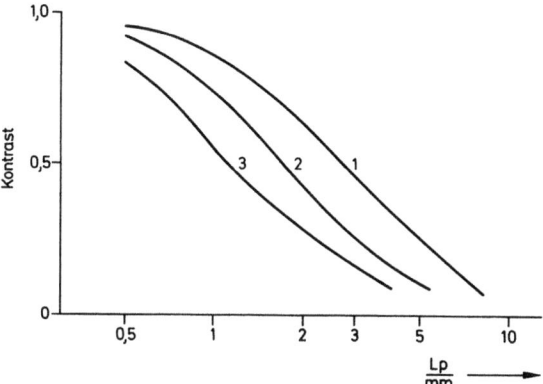

Abb. 2.27. Kontrasttiefe von Verstärkerfolien; *1* feinzeichnend, *2* universal, *3* hochverstärkend

2.3.3 Zeichenschärfe und Empfindlichkeit des Registriermaterials

Zu den beiden bisher genannten Unschärfen, der durch die Zentralprojektion von dem endlich ausgedehnten Brennfleck herrührenden geometrischen Unschärfe und der Bewegungsunschärfe, tritt nun die zusätzliche Unschärfe des Registriermaterials, z. B. die der Film-Folien-Kombination. Während die beiden erstgenannten Unschärfen sich grundsätzlich in gleicher Weise auswirken, tritt die Folienunschärfe in anderer Art in Erscheinung; die Kontraste auch der feinsten Objektdetails werden nur über größere Bereiche ausgedehnt und immer schwächer wiedergegeben; es treten aber auch bei periodischen Strukturen keine Pseudobilder auf, die irreale, nicht existierende Objektstrukturen vortäuschen. Hier kann auf diese Pseudobilder, die insbesondere bei der Vergrößerungstechnik oder bei nicht gleichmäßig belegten Brennflecken auftreten, nicht eingegangen werden. Es ist nur darauf hinzuweisen, daß sehr feine Details oder Mehrfachlinien im Bild nicht immer realen Objektdetails zu entsprechen brauchen. Die Betrachtung der gesamten aus den 3 genannten Unschärfearten sich zusammensetzende Unschärfe erfolgt am besten mit Hilfe der Modulationsübertragungsfunktionen (s. auch 2.1.3.2). Bei diesen wird die Kontrastverminderung in der Übertragung in Abhängigkeit von der Ortsfrequenz periodischer Objektstrukturen betrachtet. Die Feinheit dieser Objektstrukturen wird durch die Angabe der Anzahl der Linienpaare je mm gekennzeichnet[1].

Wegen der Zentralprojektion sind die Ortsfrequenzen in der Ebene des Aufnahmematerials immer niedriger, d. h. die Strukturen sind etwas größer, als in der Objektebene. Eine gegebene Film-Folien-Kombination löst also um so feinere Objektdetails auf, je stärker die Vergrößerung ist.

Die verschiedenen Arten von Verstärkerfolien sind in Abschnitt 2.1.2 besprochen. Um ihren Beitrag zur Gesamtunschärfe bewerten zu können, werden in Abb. 2.27 typische Modulationsübertragungskurven für Folien der 3 Klassen

---

[1] Die Theorie gilt exakt nur für sinusförmige Kontrastverläufe und nicht für balken- oder rechteckförmige. Für unsere qualitativen Überlegungen ist dieser Unterschied jedoch unerheblich

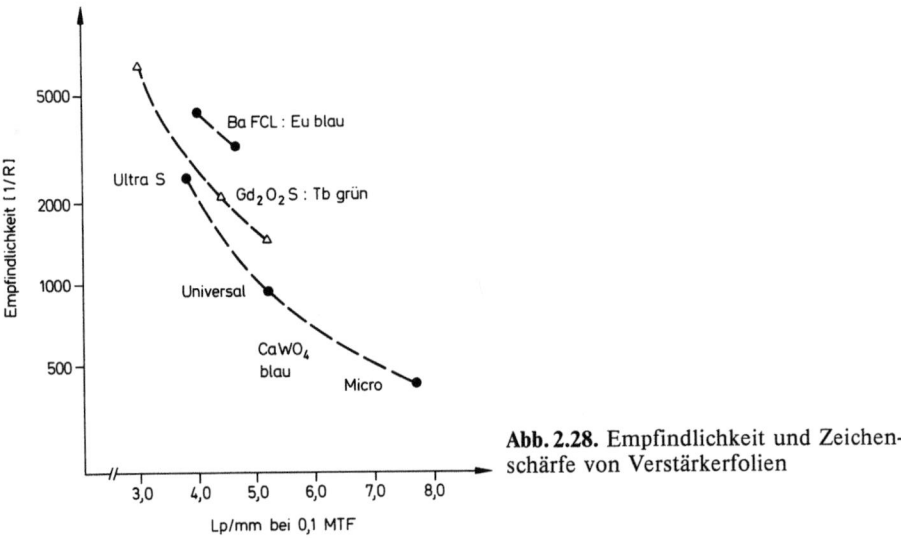

Abb. 2.28. Empfindlichkeit und Zeichenschärfe von Verstärkerfolien

wiedergegeben. Bei den verschiedenen Folienherstellern können die jeweiligen Kurven einmal etwas mehr in Richtung höherer, einmal mehr in Richtung geringerer Auflösung liegen, je nachdem welcher Kompromiß zwischen Auflösung und Empfindlichkeit gewählt wurde.

Den Zusammenhang zwischen Empfindlichkeit und Auflösung zeigt Abb. 2.28. Als Abszisse ist die Anzahl Linienpaare je mm angegeben, für die sich bei der jeweiligen Folie noch eine Modulationstiefe von 0,1 ergibt, und als Ordinate der Reziprokwert der in R gemessenen Dosis, die auf dem gleichen Film eine optische Dichte (Schwärzung) von $D=1$ bewirkt. Die untere Kurve gilt für Folien aus dem lange gebräuchlichen $CaWO_4$, die mittlere für grünleuchtende und die obere für blauleuchtende Seltene-Erden-Folien. Besonders bei der feinzeichnenden blauleuchtenden Folienart kann das relativ scharf wiedergegebene Quantenrauschen als störend empfunden werden.

2.3.4 Das Zusammenwirken der Unschärfefaktoren

Wie bei den Folien können die bei der Zentralprojektion durch die Brennfleckgröße entstehende geometrische Unschärfe und die der Bewegung durch Modulationsübertragungsfunktionen dargestellt werden. Soll nun die Modulations- oder Kontrastverminderung insgesamt gesehen werden, sind für die jeweils betrachteten Ortsfrequenzen die Faktoren miteinander zu multiplizieren. Bei der Bewertung der Resultate ist jedoch zu beachten, daß der bei dieser Betrachtung jeweils zugrunde gelegte Wert für den Modulationsübertragungsfaktor bei der Ortsfrequenz 0 für den Eingangskontrast immer gleich 1,0 oder 100% gesetzt wird, für Details geringer Dicke somit immer schon von einem sehr kleinen Wert für den Eingangskontrast ausgegangen wird. Da meist die Objektdetails oder deren Strukturen, die im Strahlenrelief die höheren Ortsfrequenzen liefern, nicht nur in den Ordinaten der Registrierebene, sondern auch in Strahlrichtung klein sind, können sie auch unter idealen Abbildungsbedingungen nur geringe Bildkontraste liefern.

Die Werte der Modulationsübertragungsfunktionen für die einzelnen Faktoren haben für die höheren Ortsfrequenzen, etwas über 3–5 Linienpaare je mm, also nur dann eine praktische Bedeutung, wenn die Primärkontraste sehr hoch sind, also z. B. für Kalkteilchen in der Mamma oder bei günstig orientierten Knochenbälkchen. So sind häufig die Werte der einzelnen Kurven, die unter 15–20% liegen, ohne Interesse, da die resultierenden Kontraste dann unter die Sichtbarkeitsgrenze fallen. Dies gilt jedoch nicht, wenn wie z. B. beim Röntgenscanner oder der z. Z. in der Einführung liegenden digitalen Radiographie (s. 2.5) durch eine nachträgliche elektronische Bildmanipulation die Kontraste in Abhängigkeit von den Ortsfrequenzen verändert werden können.

Von besonderer Bedeutung ist bei Röntgenbildverstärkern der Verlauf der Modulationsübertragungsfunktion im Bereich sehr niedriger Ortsfrequenzen zwischen 0 und 0,5 Linienpaaren/mm, wo bei manchen Typen ein relativ steiler Abfall der Werte sich als deutliche Bildverschlechterung auswirken kann (s. 2.4). Im Bereich mittlerer Ortsfrequenzen, etwa zwischen 1 und 3–4 Linienpaaren/mm, immer auf die Objektebene bezogen, ist bei einer Röntgenvergrößerung von $M=1,2$ die Kontrastverminderung durch die Folienunschärfe etwa gleich der durch die geometrische Unschärfe eines realen 1,2-mm-Brennflecks. Etwa ebenso groß ist die Kontrastverminderung durch eine Verschiebung des Detailobjekts um etwa 0,3 mm während der Aufnahme. Es ist bekannt, daß am Magen und bei der Peristaltik Organbewegungen mit Geschwindigkeiten von ungefähr 20 mm/s auftreten (Berger, s. Literaturverzeichnis am Ende von Teil I, S. 109), so daß sich bei einer Belichtungszeit von 15 ms Konturverschiebungen der genannten Größe ergeben. In diesem Fall wäre also der Beitrag der 3 Unschärfeeinflüsse gleich groß.

Beim Herzen, den großen Gefäßen und in gewissen Bereichen der Lunge kommen jedoch Geschwindigkeiten von 100–300 mm/s vor. Bei einer Belichtungszeit von 5 ms ergeben sich also an diesen Stellen während der Aufnahmezeit Verschiebungen von 1 mm und darüber. Will man diese Stellen einigermaßen scharf darstellen, sollte man eine zwar unschärfere, aber dafür empfindlichere Folie wählen und ggf. einen größeren Brennfleck an einem ausreichend leistungsfähigem Generator, der eine weitere Verkürzung der Aufnahmezeit gestattet. Damit erhält man eine bessere Angleichung der verschiedenen Unschärfen. Natürlich wird dann das Bild insgesamt unschärfer, da größere Bereiche des Objektes wesentlich weniger bewegt werden, so daß in diesen Bereichen der Verlust an Modulationstiefe durch die Folie und den Brennfleck sich deutlich bemerkbar macht, dem jedoch kein Gewinn bei der Bewegungsunschärfe gegenübersteht.

2.4 Bildregistrierung mit dem Röntgenbildverstärker

H. BIRKEN und B. VAN DER EIJK

2.4.1 Bildverteiler

Es gibt 1-, 2- und 3-Kanal-Bildverteiler. In Abb. 2.7 ist schematisch ein 3-Kanal-Bildverteiler dargestellt. Das Ausgangsbild des Röntgenbildverstärkers auf dem Glasfenster oder der Faseroptik befindet sich in der Brennebene einer lichtstarken und hochwertigen Linsenoptik. Die parallelen Lichtstrahlen, die aus der Optik austreten, werden über einen bewegbaren Spiegel an einen Kamerakanal gelenkt. Der Spiegel ist teildurchlässig, so daß z. B. 90% des Lichtes auf die Kinokamera und 10% auf die Fernsehkamera gelangen. Eine Mitbeobachtung während der Kinoaufnahme ist so gewährleistet.

Jede Kamera besitzt eine eigene Optik mit Blende, so daß die Empfindlichkeit in weiten Grenzen unabhängig vom Konversionsfaktor eingestellt werden kann.

Außerdem mißt man die Lichtmenge im parallelen Strahlengang mittels einer Photozelle und regelt damit die Dosis (Belichtungsautomat).

Der Abbildungsmaßstab wird durch das optische System bestimmt. Es gilt folgende Beziehung:

$$\text{Bildgröße} = \frac{f_1}{f_2} \cdot \text{BV-Ausgangsbilddurchmesser},$$

wobei f_1 die Brennweite des Kameraobjektivs und f_2 die Brennweite des BV-Objektivs ist. Für die 100-mm-Aufnahme ergibt sich in Verbindung mit der 23-cm-Bildverstärkerröhre folgende Abbildungsgröße:

$$\frac{322 \text{ mm } (f_1)}{68 \text{ mm } (f_2)} \cdot 19,5 \text{ mm} = 92,34 \text{ mm}.$$

Das projizierte Bild wird mit einem Durchmesser von etwa 92 mm auf dem Film abgebildet.

2.4.2 Fernsehen

2.4.2.1 Einleitung

Im Gegensatz zur photographischen Abbildung vom Röntgenbildverstärker, bei der das Bild als Ganzes übertragen wird, erfolgt beim Fernsehverfahren eine Zerlegung in Bildelemente (Bildpunkte). Diese Bildelemente können verschiedene Helligkeitswerte (Leuchtdichten) annehmen. Das Bild wird zeilenförmig zeitlich nacheinander abgetastet und entsprechend den Helligkeitswerten in Spannungswerte umgewandelt. Dieser zeitliche Spannungsverlauf wird als Videosignal bezeichnet.

Eine Fernsehkette besteht aus der Fernsehkamera mit Optik und Aufnahmeröhre, einem elektronischen Videoverstärker und einem Fernsehsichtgerät.

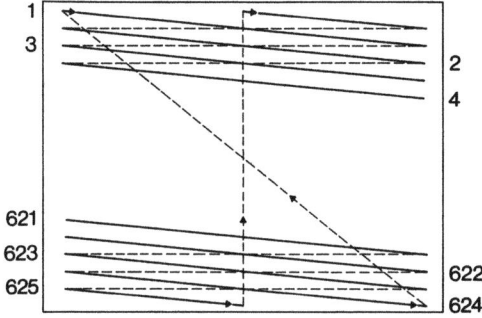

Abb. 2.29. Zeilensprungverfahren

Tabelle 2.1. Bandbreite gebräuchlicher Röntgenfernsehketten

System	Bandbreite
625 Zeilen	8 MHz
875 Zeilen	15 MHz
1249 Zeilen	32 MHz

Im Fernsehsichtgerät erfolgt eine Rückwandlung des Videosignals in ein optisches Bild. Für den exakten Gleichlauf zwischen Fernsehkamera und Fernsehsichtgerät sorgen Synchronimpulse, die dem Signal zugesetzt werden.

Der Fernsehrundfunk in Europa bedient sich der 625-Zeilennorm, wobei 25 Bilder in der Sekunde übertragen werden („interlacing"), d. h. das 625-Zeilenbild wird in 2 Halbbilder zerlegt, indem das eine Halbbild aus den ungeraden Zeilen (1, 3, 5 ...) und das zweite Halbbild aus den geraden Zeilen (2, 4, 6 ...) besteht (Abb. 2.29). So erreicht man eine Verdoppelung der Bildwechsel pro Sekunde auf 50. Bei einer Leuchtdichte von $100\,cd/m^2$ eines Fernsehsichtgerätes wird so gegenüber 25 Bildwechseln das Flimmern für das menschliche Auge vermieden.

Bei der Übertragung des Bildsignals ist die Auflösung in horizontaler Richtung durch die Bandbreite des Videoverstärkers und in vertikaler Richtung durch die Zeilenzahl bestimmt. Die Auflösungswerte in horizontaler und vertikaler Richtung sollen etwa gleich sein. Will man die Auflösung erhöhen, so muß dieses in beiden Richtungen geschehen, d. h. eine höhere Zeilenzahl muß auch eine höhere Bildpunktanzahl pro Zeile haben. Die notwendige Bandbreite muß daher quadratisch mit der Zeilenzahl zunehmen. Die Tabelle 2.1 gibt eine Übersicht über die Bandbreiten gebräuchlicher Röntgenfernsehketten.

2.4.2.2 Fernsehaufnahmeröhren

Im Röntgenverfahren haben sich Fernsehaufnahmeröhren vom Typ des Vidikons durchgesetzt. Sie zeichnen sich gegenüber dem Superorthikon durch Einfachheit, Kompaktheit und Robustheit aus. Superorthikonaufnahmeröhren werden jedoch auch noch beim Röntgenfernsehen nach wie vor verwendet.

Kennzeichnend für das Vidikon ist seine Halbleiterschicht, die bei Bestrahlung mit Licht ihre elektrische Leitfähigkeit ändert (innerer Photoeffekt, Photo-

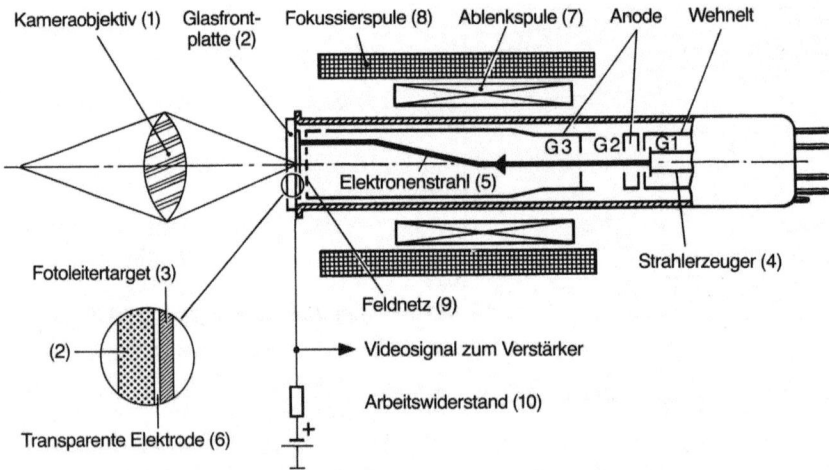

Abb. 2.30. Aufbau eines Vidikons (Erklärung der Ziffern s. Text)

leitung). Das einfallende Licht wird dabei in Form von elektrischen Ladungen akkumuliert. Es hat also die Eigenschaft, Ladungsbilder zu speichern. Dieses Speicherprinzip ist im Röntgenfernsehen von besonderer Bedeutung. Es wird sowohl für die Integration der Photonen und daher der Röntgenquanten bei der Durchleuchtung als auch für spezielle Aufnahmetechniken als Zwischenspeicher ausgenutzt.

Vidikonröhren lassen sich in 2 Gruppen mit unterschiedlichen Charakteristiken einteilen:

1. Röhren mit Photoleiterwiderstandstarget und nichtlinearer Übertragungskennlinie.
2. Röhren mit Sperrschichtphotoleitertarget und linearer Übertragungskennlinie.

Zur ersten Gruppe gehört z. B. das Antimontrisulfidtarget und zum zweiten das Bleimonxidtarget (Plumbicon).

Diese beiden Vidikontypen haben seit langem einen festen Platz in der Röntgenfernsehtechnik. Eine Vielzahl anderer Photoleiter wird in den letzten Jahren industriell in Vidikonröhren genutzt, neue werden hinzukommen [1–8].

Aufbau des Vidikons. Anhand des in Abb. 2.30 dargestellten Aufbaues eines Antimontrisulfidvidikons sei die Funktionsweise erklärt. Durch das Kameraobjektiv (1) wird das optische Bild auf die Glasfrontplatte (2) und damit auf das Photoleitertarget (3) des Vidikons projiziert. Der aus dem Strahlenerzeugersystem (4) kommende Elektronenstrahl (5) tastet zeilenweise die Rückseite des Targets ab. Eine leitende, transparente Schicht aus Zinnoxid (6) zwischen Glasfrontplatte und Photowiderstandstarget bildet die Elektrode zur Signalabnahme. Strahlablenkung und Strahlfokussierung erfolgen durch Ablenkspulen (7) und Fokussierspulen (8) elektromagnetisch. Durch das Feldnetz hindurch (9) treffen die Abtastelektronen gleichmäßig auf die Targetoberfläche auf. In dem homogenen Bremsfeld zwischen Feldnetz und Targetoberfläche werden die Elektronen auf

Werte nahe 0 eV abgebremst, deshalb spricht man von einer Abtastung durch langsame Elektronen.

Wirkungsweise des Vidikons. Das elektrische Bildsignal (Videosignal) entsteht aus dem optischen Bild in folgender Weise [9]:

Durch den zeilenweise abtastenden Elektronenstrahl wird das Target auf Kathodenpotential zurückgebracht.

Weiterhin ankommende Elektronen werden reflektiert. Über die positiv vorgespannte Signalelektrode fließt nur der durch den Dunkelwiderstand des Targets bestimmte Dunkelstrom. Bei Lichteinfall werden durch den inneren Photoeffekt freie Ladungsträger (Elektronen und Defektelektronen) gebildet, die unter dem Einfluß des anliegenden Feldes als raumladungsbegrenzte Ströme in entgegengesetzter Richtung abfließen (Leitfähigkeitsänderung). Als Folge davon ändert sich das Potential der Oberfläche: Es entsteht eine der Helligkeitsverteilung des optischen Bildes entsprechende positive Ladungsverteilung (Potentialrelief). Die nun erfolgende Entladung dieses Reliefs durch den abtastenden Elektronenstrahl ergibt einen Entladungsstrom (Verschiebestrom), der sich am Arbeitswiderstand (10) als Signalspannungsänderung (Videosignal) bemerkbar macht.

2.4.2.3 Detailerkennbarkeit mit Röntgenfernsehsystemen

Beim Röntgenfernsehen wird die Detailerkennbarkeit durch die Röntgenquantenzahl und die Bandbreite des Systems bestimmt. Letzteres wird ausgedrückt durch die Modulationsübertragungsfunktion. Erinnern wir uns, daß das Ausgangsbild des Bildverstärkers in der Fernsehkamera Bildpunkt für Bildpunkt in zeitlicher Reihenfolge abgetastet wird. Das bedeutet eine Umwandlung der Ortsfrequenzen in Zeitfrequenzen.

Der dritte wichtige Parameter ist die Bewegungsunschärfe. Objektbewegungen lösen eine Bewegungsunschärfe aus. Das menschliche Auge besitzt eine Trägheit, die mit einer Summationszeit von 0,1–0,2 s übereinstimmt. Fernsehaufnahmeröhren haben ebenfalls eine Trägheit. Nimmt man sich bewegende Gegenstände auf, dann sieht man eine bestimmte Unschärfe, verbunden mit einem Rückgang des Kontrastes. Dieses läßt sich durch einen zusätzlichen Faktor, mit dem die Modulationsübertragungsfunktion multipliziert wird, wiedergeben. Die Größe des Faktors ist abhängig von der Trägheit des Systems – beim Röntgenfernsehen wird er durch die Fernsehaufnahmeröhren bestimmt. Die verschiedenen Typen von Fersnehaufnahmeröhren haben ganz bestimmte Trägheiten, die den Bildcharakter prägen.

In Abb. 2.31 ist der Kontrastverlust bei verschiedenen Bewegungsgeschwindigkeiten anhand der Veränderung der Modulationsübertragungsfunktion für das Plumbicon und das Antimontrisulfidvidikon wiedergegeben. Schon geringe Bewegungsgeschwindigkeiten von 1–2,5 cm/s, wie sie in der Praxis durchaus üblich sind, zeigen einen beachtlichen Kontrastrückgang. Vom Beginnwert im statischen Zustand, also mit einem Kontrastfaktor von 1, fällt dieser beim Vidikon bei der Ortsfrequenz von 1,5 Lp/mm und einer Bewegungsgeschwindigkeit von 2,5 cm/s auf einen Kontrastfaktor von 0,04 ab. Unter gleichen Bedingungen ergibt sich beim Plumbicon ein Kontrastfaktor von 0,3. Das Plumbicon ist also trägheits-

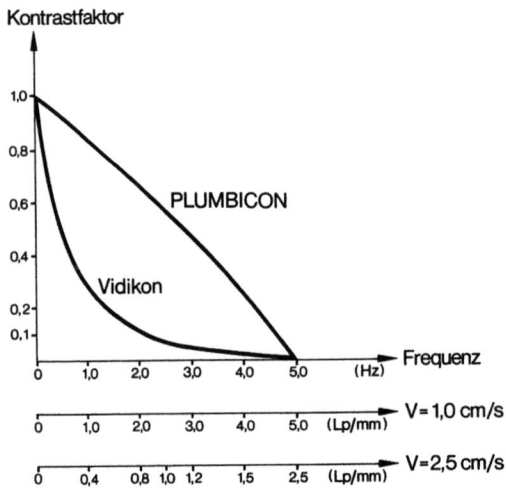

Abb. 2.31. Kontrastverlust bei verschiedenen Bewegungsgeschwindigkeiten, dargestellt an der Veränderung der MÜF bei Vidicon und Plumbicon. Die Veränderung der MÜF ist ein Maß für die Trägheit

ärmer. In der Praxis wird von einem trägheitsarmen System mehr Röntgenquantenrauschen wiedergegeben, weil bei gleicher Dosisleistung die effektive Dosis geringer ist. Die effektive Dosis ist die Dosisleistung, multipliziert mit der Zeitkonstanten der Trägheit des Systems, in unserem Fall der Fernsehaufnahmeröhre:

$$J_{eff} = \sqrt{J \cdot \tau};$$

J Dosisleistung,
τ Zeitkonstante.

Wenn die örtliche Auflösung in einem Übertragungssystem erhöht wird, steigt auch das sichtbare Rauschen an. Um dieses zu verringern, benötigt man eine höhere effektive Dosis. Will man die übliche Dosisleistung von 10–50 µR/s nicht erhöhen, kann die Trägheit des Systems durch Wahl einer bestimmten Fernsehaufnahmeröhre beeinflußt werden. (Das kann durch Typenwahl und teilweise durch die Einstellungsparameter der Aufnahmeröhre geschehen.) Dabei ist ein Kompromiß zwischen Trägheit und Bewegungsunschärfe zu schließen.

Ein Sonderfall dieses Kompromisses stellt die gepulste Durchleuchtung dar. Hier kann die Bewegungsunschärfe durch kurze Röntgenpulszeiten (5 ms) sehr gering gehalten werden. Die effektive Dosis wird dabei durch die Pulszeitdauer und Pulsintensität bestimmt. Das bedeutet, daß das Rauschen und die Bewegungsunschärfe im Bild sehr klein sein können. Die verabreichte Patientendosis kann gering sein, wenn die Pulsfolgezeiten (niedrige Bildfrequenz) groß gewählt werden. In der Chirurgie bei der Versorgung von Extremitäten können die Folgezeiten für ein neues Bild Minuten betragen. Die Bildwiedergabe erfolgt zwischen den Röntgenimpulsen lückenlos von einem Bildspeicher.

Das Signal-Rausch-Verhältnis in einem kompletten Übertragungssystem läßt sich beschreiben durch:

$$\left(\frac{S}{N}\right)_{System} = k \cdot \frac{1}{\gamma \cdot N_e} \cdot \sqrt{J \cdot \tau};$$

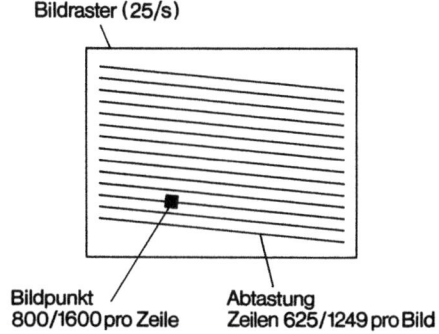

Abb. 2.32. Umwandlung der Ortsfrequenz in eine Zeitfrequenz. Der Kehrwert der Bandbreite ist gleich der Zeit pro Bildpunkt

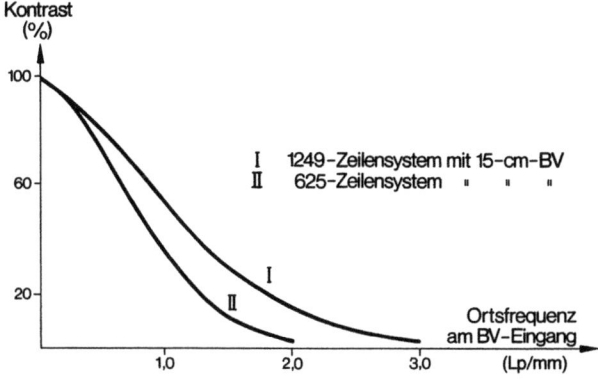

Abb. 2.33. MÜF zweier Röntgenbildverstärkerfernsehsysteme

k Proportionalitätsfaktor,
γ resultierender Übertragungsfaktor des Systems,
N_e äquivalente Bandbreite,
J Dosisleistung,
τ Zeitkonstante des Systems.

Die Übertragungskennlinie der Bildverstärker und des Plumbicons ist linear. Der Übertragungsfaktor beträgt γ=1. Das Antimontrisulfidvidikon ist nichtlinear. Sein Übertragungsfaktor ist $0.5 \leq \gamma < 1$.

Der Kehrwert der Bandbreite ist gleich der Zeit pro Bildpunkt (Abb. 2.32).

Aus der obenstehenden Beziehung läßt sich der Einfluß der verschiedenen Parameter leicht abschätzen.

Hochzeiliges Fernsehen. Die ständig verbesserten Röntgenbildverstärker lösten die folgerichtige Entwicklung von Hochzeiligen Fernsehketten aus. Der Informationsgewinn, ausgedrückt durch die Modulationsübertragungsfunktion, geht aus Abb. 2.33 hervor. Die Modulationsübertragungsfunktion gilt für statische Bilder, aufgenommen mit einem Vidikon, also nichtbewegte Objekte.

Der Beitrag der einzelnen Komponenten ist in Abb. 2.34 dargestellt. Hier läßt sich entnehmen, daß die Fernsehaufnahmeröhre unter den Fernsehkomponenten das schwächste Glied ist. Es gibt aber schon Fernsehaufnahmeröhren mit einem größeren Target als bei den üblichen 1″-Vidikonröhren (Abb. 2.35), mit denen Auflösungsverbesserungen möglich sind [10, 11].

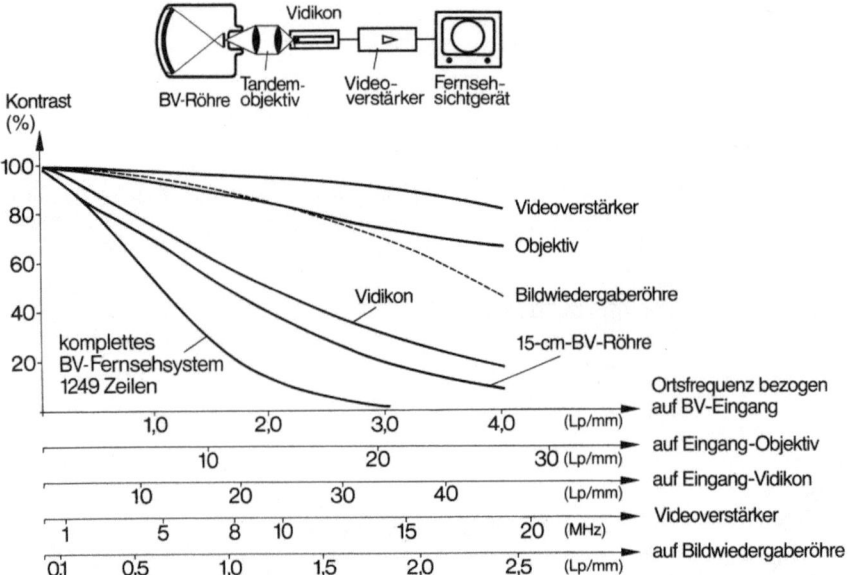

Abb. 2.34. MÜF der Einzelkomponenten und die resultierende MÜF eines Röntgenbildverstärkerfernsehsystems mit 1249 Zeilen

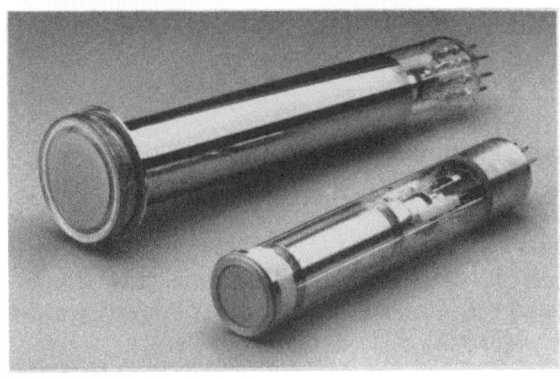

Abb. 2.35. 2-Zoll-Plumbicon *(oben)* und 1-Zoll-Plumbicon *(unten)*

Videoverstärker mit größerer Bandbreite haben prinzipiell mehr elektrisches Rauschen. Das elektrische Rauschen wird dem Quantenrauschen im Bild hinzugefügt. Der Schwellwert der Wahrnehmbarkeit soll durch das elektrische Rauschen nicht oder kaum erreicht werden. Moderne elektronische Bauelemente gestatten den Entwurf von Videoverstärkern mit großer Bandbreite, die dieser Forderung gerecht werden.

2.4.2.4 Betrachtungsabstand

Die Zeilenzahl von 625 wurde so festgelegt, daß bei einem angenehmen Sehwinkel für das Gesamtbild der Zeilenabstand ungefähr dem Grenzwinkel der Auflösung des menschlichen Auges entspricht, so daß die Zeilenstruktur vom

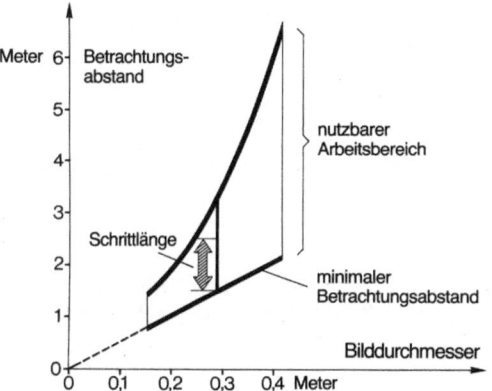

Abb. 2.36. Darstellung der günstigsten Betrachtungsabstände bei der Fernsehdurchleuchtung mit einem 625-Zeilen-System

Betrachter gerade nicht wahrgenommen wird. Aus den Beobachtungen einer großen Anzahl von Durchleuchtungsarbeitsplätzen hat sich gezeigt, daß man den nutzbaren Arbeitsbereich in Abhängigkeit vom Fernsehbilddurchmesser in der Art der Abb. 2.36 darstellen kann. Den in der Abbildung eingezeichneten Kurven liegt das 625-Zeilensystem zugrunde. Der nutzbare Arbeitsbereich liegt zwischen dem durch die Sehschärfe und die Zeilenstruktur gegebenen minimalen Betrachtungsabstand, der vom Gesichtspunkt der Detailerkennbarkeit noch tolerierbar ist [12]. Beim 1249-Zeilensystem kann man näher an das dargebotene Durchleuchtungsbild herangehen, weil die Zeilenstruktur so fein geschrieben wird, daß der Beobachter sie nicht mehr wahrnimmt; man erhält gegenüber dem 625-Zeilensystem einen höheren Sehkomfort.

2.4.2.5 Dosisleistungsregelung für konstante mittlere Bildhelligkeit

Die Dosisleistungsregelung bei der Fernsehdurchleuchtung hat die Aufgabe, die mittlere Helligkeit auf dem Fernsehbildschirm bei Untersuchungsobjekten wechselnder Dicke und Dichte konstant zu halten. Gleichzeitig wird damit erreicht, die Strahlenbelastung des Patienten bei gleichmäßiger Bildqualität gering zu halten. Die Messung der Dosisleistung erfolgt indirekt. Die Bildhelligkeit am Bildverstärkerausgang wird über eine Photozelle oder das entsprechende Videosignal als Ist-Meßwert erfaßt und mit einem Sollwert verglichen. Damit wird die Intensität der Röntgenstrahlung geregelt, wobei sich die gleichsinnige Regelung von Durchleuchtungsspannung und Strom durchgesetzt hat (Abb. 2.37 u. 2.38). Gemessen wird in der Praxis nur ein zentraler mittlerer Teil des Bildes (Dominante). Die Photozelle liefert eine exakte Mittelwertmessung, die auch bei Einblendung in das Dominantenmeßfeld reagiert, ohne daß das Objekt seine Transparenz ändert und so die Dosis erhöhen kann. Die Bewertung des Videosignals kann durch elektronische Maßnahmen als Mittelwert, Spitzenwert oder dazwischen liegende Werte erfolgen. Dimensioniert ist die Schaltung für die Praxis so, daß sie auf die hellsten Stellen im Bild, die etwa 1% der gesamten Bildfläche betragen, stabilisiert. Dabei braucht die Fläche nicht zusammenzuhängen, weil die Bildsignalwerte aller Zeilen, die innerhalb der Dominante liegen, gemessen und bewertet werden [13].

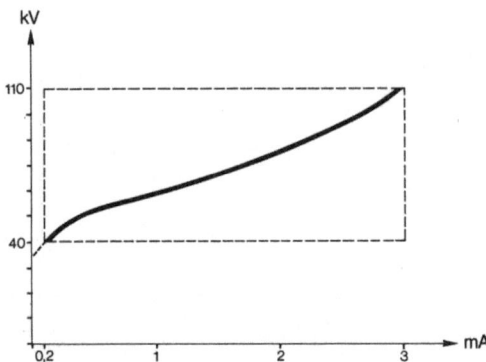

Abb. 2.37. Gleichsinnige, selbsttätige kV/mA-Regelung von 40 kV und 0,2 mA bis 110 kV und 3,0 mA

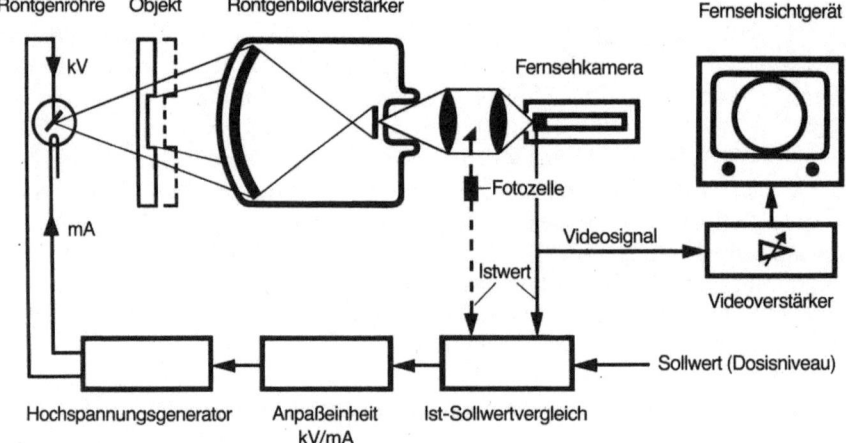

Abb. 2.38. Prinzip der Dosisleistungsregelung über Photozelle (Mittelwert) oder Videosignal (Spitzenwert bis Mittelwert)

Will man die Bildqualität erhöhen, so kann dies über ein höheres Dosisniveau erfolgen (Änderung des Sollwertes). Die dabei entstehende höhere Bildhelligkeit am Ausgangsschirm soll durch eine kleinere Blende vor der Fernsehkamera oder durch eine automatische Videosignalregelung („automatic gain control") auf das erforderliche Maß für eine konstante mittlere Bildhelligkeit gebracht werden. Bei Aufnahmetechniken wird die Blende so gewählt, daß eine Übersteuerung der Fernsehaufnahmeröhre vermieden wird.

2.4.2.6 Videofluorographie

Bei diesem Aufnahmeverfahren wird das Bild über das Bildverstärkerfernsehsystem aus dem Videosignal gewonnen. Das analoge Videosignal wird einem digitalen Speicher zur weiteren Verarbeitung oder direkt einer Bildschreibröhre, die einen Film belichtet, zugeführt. Das Verfahren ist nicht an ein bestimmtes Bildformat gebunden. Größere Formate als 100 mm sind realisierbar.

Einleitung

Ein spezielles Abtastverfahren bildet das Kernstück. Ähnlich wie bei der gepulsten Durchleuchtung (s. 2.4.2.2) wird das Target der Aufnahmeröhre vor jedem Röntgenimpuls auf Kathodenpotential zurückgebracht, um Restladungen zu löschen. Während der Dauer des Röntgenimpulses wird die Fernsehaufnahmeröhre nicht abgetastet; sie akkumuliert alle Photonen und speichert das Ladungsbild bis zur einsetzenden Abtastung durch den Elektronenstrahl. Die Abtastung erfolgt sequentiell, das heißt, eine Zeile wird nach der anderen ohne Zeilensprung abgetastet. Es werden 625, 1250 oder 1875 Zeilen pro Bild abgetastet, wobei die Abtastzeit pro Zeile sich nicht ändert. Es handelt sich dabei um eine langsame Abtastung („slow scan"). Der besondere Vorteil liegt darin, daß der Videoverstärker aufgrund der langsamen Abtastung keine größere Brandbreite benötigt als ein 625-Zeilen-System mit 50 Halbbildern pro Sekunde, obwohl das Videofluorographiebild mit 1250 oder 1875 Zeilen geschrieben wird.

Für die Videofluorographie eignen sich alle Vidikontypen, die keinen merkbaren Dunkelstrom (<3 nA) besitzen, wie z. B. das Plumbicon. Die Dauer des Röntgenimpulses kann beliebig sein, man wird seine Länge jedoch aus Gründen der Bewegungsunschärfe kurz halten (3–10 ms).

Eine Methode der digitalen Bildverarbeitung ist die „Digitale Subtraktionsangiographie" (DSA). Das kreisförmige Bildverstärkerbild korrespondiert bei der Übertragung mit dem 1250-Zeilen-System mit einer Matrix von 1024 × 1024 Bildpunkten (Pixel).

2.4.3 Registrierung auf Mittelformatfilm

2.4.3.1 Einleitung

Hierunter versteht man Röntgenaufnahmen, aufgenommen über einen Röntgenbildverstärker mit 100-mm-Einzelblattfilm oder perforierten 105-mm-Rollfilm. Die Dosis pro Bild liegt bei 50–100 µR, das ist weniger als bei Großformatfilmen in Kombination mit den üblichen Verstärkerfolien. Der geringe Dosisbedarf gestattet die Anwendung kleiner Brennflecke und sehr kurzer Belichtungszeiten (3–80 ms). Die Bewegungsunschärfen sind entsprechend der kurzen Belichtungszeiten sehr gering. Die Vorbereitungszeit (für die Drehung des Spiegels im Bildverteiler und den Schnellanlauf der Drehanode der Röntgenröhre) für den Übergang von Durchleuchtung auf Aufnahme kann von den allgemein üblichen 0,8 s auf 0,3 s gesenkt werden. Wegen der niedrigeren Bilddosis wird hier nicht die normale Leistung der Röntgenröhre gefordert, so daß man nicht zu warten braucht, bis die Anode ihre volle Drehzahl erreicht hat. Das bedeutet wiederum, der Übergang von der Durchleuchtung zur Exponierung des Films kann unmittelbar erfolgen, was z. B. mehr Effizienz für die Angiographie mit sich bringt, weil der Übergang von der Durchleuchtung zur Aufnahme ohne Patientenbewegung bzw. Geräteverschiebung durchgeführt werden kann. Serienaufnahmen bis zu 8 Bildern pro Sekunde sind realisierbar.

Das Mittelformatfilmmaterial besitzt nur an einer Seite eine lichtempfindliche Emulsionsschicht, im Gegensatz zum Röntgengroßformatfilm, der beidseitig beschichtet ist. Trotzdem wird eine Steilheit mit einem mittleren Gradienten von 2,2–2,8 bei normalen Entwicklungsbedingungen erreicht. Die vergleichbare

Gradation von Röntgenfilmen wurde unter anderem durch Wahl der Korngrößenverteilung der AgBr-Kristalle in der Emulsionsschicht erzielt [14]. Das bedeutet gegenüber früher, als der mittlere Gradient bei einseitig begossenen Filmen etwa 1,5–1,8 betrug, daß heute für die Wahl der Aufnahmespannung ein großer Spielraum besteht, verglichen mit dem der direkten Röntgenaufnahmetechnik.

2.4.3.2 Detailerkennbarkeit

Die Modulationsübertragungsfunktion des Mittelformatfilmes hat praktisch keinen Einfluß auf die Gesamtübertragungsfunktion des Systems. Das Filmkorn ist derart fein, daß es als Rauschquelle keine Rolle spielt. Die erforderliche Filmschwärzung wird immer erreicht, weil der Konversionsfaktor des Bildverstärkers immer groß genug ist. (Im optischen Kanal wird immer abgeblendet.)

Eine ausreichende Filmschwärzung wird selbst bei sehr niedriger Dosis erreicht, wenn bereits die Detailkontraste durch Quantenrauschen begrenzt werden. Daraus folgt, daß die Mittelformataufnahmetechnik die einzige ist, bei der man die Dosis pro Bild verändern und dadurch die Bildqualität den notwendigen diagnostischen Anforderungen anpassen kann. Eine in weiten Grenzen einstellbare Dosis pro Bild ist damit realisiert.

2.4.3.3 Betrachtung

Im 100-mm-Bild können so feine Objektstrukturen (verkleinert) aufgezeichnet sein, daß sie sich mit dem unbewaffneten menschlichen Auge am Filmbetrachtungskasten nicht wahrnehmen lassen. Für derartige Betrachtungen bieten sich optische Vergrößerungen (Overheadprojektoren) an. Dabei sollten alle transparenten Teile, die außerhalb des belichteten Bildes liegen, lichtundurchlässig abgedeckt werden, will man nicht Kontrastverluste des Bildes durch Überstrahlung in Kauf nehmen.

2.4.3.4 Belichtungsautomatik

Die Dosis pro Bild wird durch die bereits erwähnte Photozelle im parallelen Strahlengang der Objektive gemessen, wobei nur ein zentraler mittlerer Teil (Dominante) erfaßt wird. Die Aufnahmespannung wird entsprechend den Objekten vorgewählt. Die übrigen Einstelldaten (Brennfleckgröße, Röhrenstreuung) sind vorprogrammiert. Eine vollautomatische Belichtung kann auch aus den Durchleuchtungsdaten abgeleitet werden. Für Aufnahmen, die besonders hohe Kontrastanforderungen haben (z.B. Galle), läßt sich der Aufnahmespannungsverlauf korrigieren.

2.4.4 Röntgenkinematographie auf 35-mm-Film

2.4.4.1 Einleitung

Röntgenkinematographie wird heute ausschließlich für Herzuntersuchungen angewendet. Herzuntersuchungen stellen hohe Anforderungen bezüglich der Bildqualität, weil eine hohe räumliche Auflösung von sich bewegenden Objekten auch bei Projektionsrichtungen mit großer Absorption erforderlich ist.

Herzarbeitsplätze sind z. B. mit umschaltbaren 23/16-cm-Röntgenbildverstärkern oder Röhren mit ähnlichen Formaten ausgerüstet, wobei das kleinere Feld überwiegend für die Darstellung der Koronararterien gewählt wird.

Die Bildfrequenz, die überwiegend für die Darstellung der Koronararterien benutzt wird, liegt zwischen 25 und 50 Bildern pro Sekunde, die der Ventrikel bei 50 bis 80 Bildern pro Sekunde. Heute wird ausschließlich mit gepulster Röntgenstrahlung gearbeitet. Die Pulszeit liegt zwischen 2 und 5 ms, um die Bewegungsunschärfe so klein wie möglich zu halten.

Die hohe Dosis pro Filmbild (14 µR/Bild, 50 Bilder/s, also $14 \cdot 50 = 700$ µR/s), die auch für das Fernsehen während der Kinoszene gilt, um den Ablauf mitbeobachten zu können, erlaubt eine gute, differenzierbare, durch Rauschen nicht begrenzte Detailerkennbarkeit besonders mit Fernsehsystemen hoher Bandbreite und Zeilenzahl.

Durch die Blende vor der Kinokamera wird die mittlere Schwärzung auf etwa $S = 0,8$ eingestellt. Die optimale Gradation ist abhängig von dem verwendeten Filmmaterial und dem Entwicklungsprozeß. In der Regel bewegt sich der mittlere Gradient in einem Bereich von 1,4–1,8. Eine Filmszene bei der Koronarographie dauert bis zu 10 s. Pro Patient sind 10–15 Filmszenen üblich. Hierfür werden Röntgenröhren mit sehr hoher Leistung benötigt. Je nach der für die gewünschte Auflösung erforderlichen Brennfleckgröße muß die Röhrenleistung 25–100 kW betragen, um genügend kurze Aufnahmezeiten zu erreichen.

2.4.4.2 Detailerkennbarkeit und Dosisregelung

Beim 35-mm-Film mit einem maximal nutzbaren Filmfeld von 18×24 mm geht im Gegensatz zum 100-mm-Film bereits die Modulationsübertragungsfunktion als begrenzende Komponente in die Auflösung ein. In Abb. 2.39 ist die Kontrastübertragung, bezogen auf einen 23-cm-Röntgenbildverstärker, dargestellt. Die lineare Bildverkleinerung beträgt in diesem Falle 23 cm (BV-Eingang): 1,8 cm (Abbildung auf dem Film) = 12,77. Mit diesem Faktor sind die Ortsfrequenzangaben zu multiplizieren, um auf die Werte des Filmes zu kommen. Beispiel: 4,0 Lp/mm bezogen auf den BV-Eingang entsprechen etwa 50 Lp/mm auf dem Film.

Die Obliqueprojektion und besonders die obliquekranialen bzw. -kaudalen Strahlenrichtungen führen sehr häufig zu hohen Aufnahmespannungen. Die Gründe hierfür sind: Die zu durchstrahlende Objektstrecke schwächt die Strahlung sehr stark, weil sie einem Wasseräquivalent größer als 25 cm entspricht und weil sich bei der genannten Projektion teilweise Organe, wie Herz, Zwerchfell und Leber, überlagern.

Moderne Röntgenbildverstärker mit DQE-Werten von über 50% kommen mit einem viel niedrigeren Aufnahmespannungswert aus als die evtl. etwas höher auflösenden Bildverstärker mit DQE-Werten unter 38%, weil sie mit geringerer Dosis ein vergleichbares Bild in bezug auf das Quantenrauschen liefern.

Es hat sich herausgestellt, daß in der Praxis bei Kinobetrieb die Bilddosis am besten durch Isowattdosisregelung konstant gehalten wird. Dabei stellt sich immer wieder die niedrigstmögliche Aufnahmespannung bei dem jeweils höchstzulässigen Röhrenstrom ein. Diese Art Regelung ergibt den optimalen Strahlenkontrast. In Abb. 2.40 ist die Aufnahmespannungsdifferenz für Röntgenbildver-

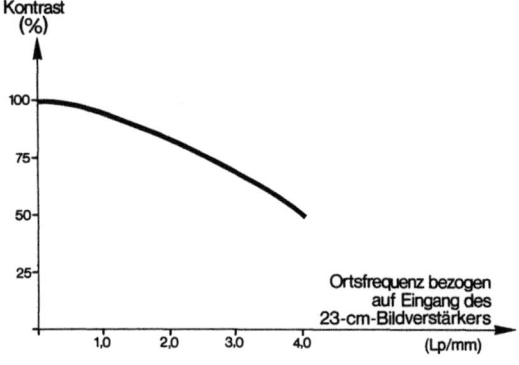

Abb. 2.39. MÜF eines 35-mm-Kinofilmes in Verbindung mit einem 23-cm-Röntgenbildverstärker

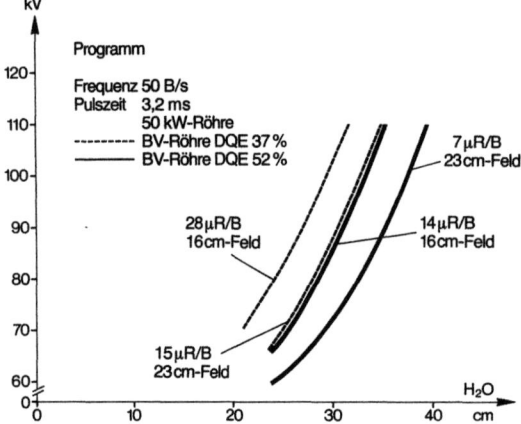

Abb. 2.40. kV-Reduzierung in einem Kinosystem mit Isowattregelung für Röntgenbildverstärker mit verschiedenem DQE-Wert in Abhängigkeit eines H_2O-Phantoms

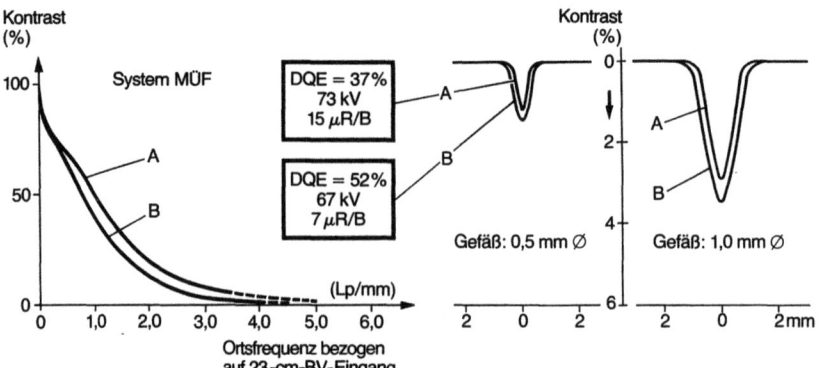

Abb. 2.41. Kontrastwiedergabe von Gefäßen mit 50% Urografin in 20-cm-H_2O, bezogen auf Röntgenbildverstärker mit verschiedenen DQE-Werten und verschiedener MÜF. Berechnet inklusiv 35-mm-Kinofilm

stärker mit unterschiedlichen DQE-Werten in Abhängigkeit von der Dicke des Wasserphantoms, wie sie in der Praxis an einem Herzuntersuchungsarbeitsplatz ermittelt wurde, ablesbar. Bei dem Bildverstärker mit dem größeren DQE-Wert überwiegt der positive Einfluß des höheren Strahlenkontrastes (wegen der niedrigen Spannung) auf die Bildqualität bei weitem gegenüber dem bildwechselnden Einfluß durch die geringere Grenzauflösung, wie eindeutig durch den visuellen Vergleich von Kinofilmen in der Praxis bestätigt wurde. In Abb. 2.41 sind die für konstantes Signal-Rausch-Verhältnis berechneten Kontrastprofile von mit Kontrastmittel gefüllten Gefäßen dargestellt.

Im verwendeten Computermodell sind einbezogen: Aufnahmespannung, Isowattdosisregelung, Brennfleckgröße, Vorfilterung, Fokus-Bildverstärker-Abstand, Patientendicke, Streustrahlung, Streustrahlenraster, Kontrastmittelabsorption, aber nicht der mittlere Kontrastgradient des Filmes.

Das Einzelbild bei Kinoaufnahmen ist gekennzeichnet durch relativ starkes Rauschen, bedingt durch die gegenüber anderen Aufnahmetechniken niedrigere Dosis. Die Detailerkennbarkeit in einem Kinoeinzelbild ist viel schlechter als in einem 100-mm-Bild. Bei laufender Kinoprojektion wird eine größere Detailerkennbarkeit durch die Integration des menschlichen Auges erzielt.

2.4.4.3 Betrachtung

Bei der Wiedergabe der Filme mittels Projektoren sollte auf die Umfeldabblendung des Filmbildes, die Streulichteinflüsse durch Staub im optischen Projektionssystem geachtet werden. Auch eine genügende Raumabdunkelung ist erforderlich.

2.5 Digitale Röntgenbilder

H. BIRKEN und B. VAN DER EIJK

2.5.1 Einleitung

Bei der Digitalisierung eines Bildes wird dieses aufgeteilt in eine Anzahl kleiner Flächenelemente – genannt Pixel. Zu jedem Pixel gehört eine Zahl, die ein Maß für die mittlere Helligkeit ist. Die Helligkeits- oder Grauwerte werden digital in einem binären Zahlensystem wiedergegeben. Das System umfaßt eine endliche Reihe von Stufen 2^n, wobei n die Zahl der „bits" ist. Beim digitalen Fernsehen sind 8 bit für die Grauwertübertragung üblich, d.h. $2^8 = 256$ Graustufen. Man spricht von einer Bildtiefe von 8 bit. 8 bit werden zu 1 byte zusammengefaßt. Die Bildaufteilung in Pixel erfolgt in einer Matrix, wiederum in einer endlichen Reihe von $2^n \times 2^n$. Gebräuchlich sind Matrizen von 256×256, 512×512, 1024×1024 bis zu 2048×2048. Je größer die Pixelanzahl ist, um so feinere Objekte können übertragen werden. Beispiele sind in Abb. 2.42a–c wiedergegeben [15].

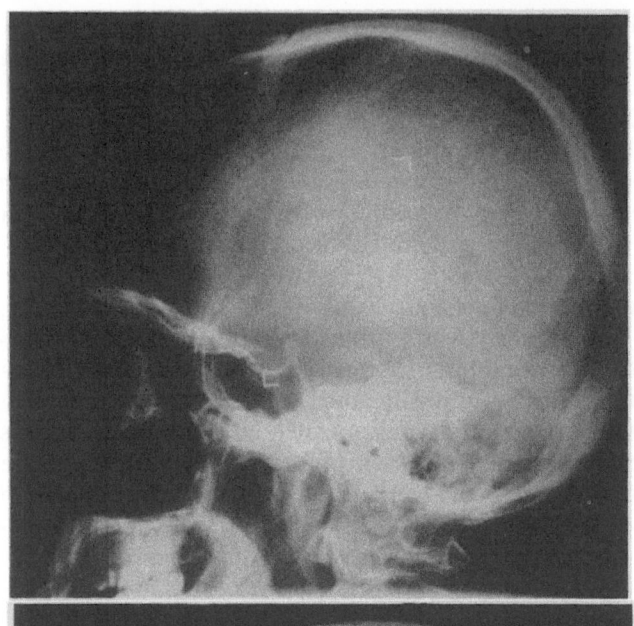

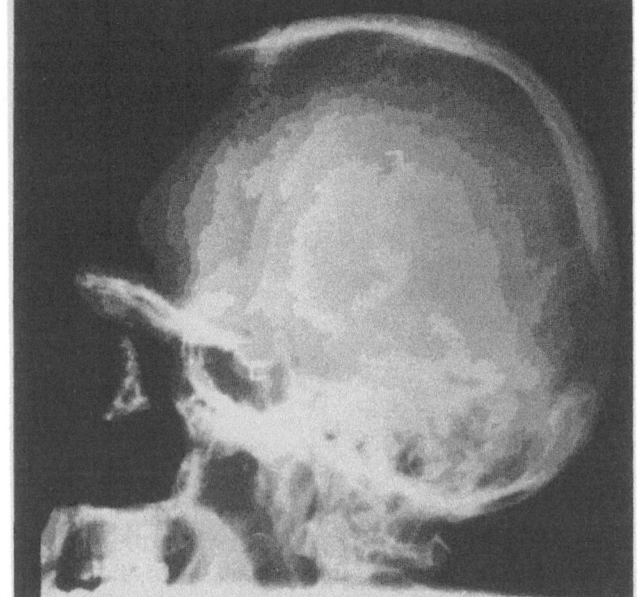

Abb. 2.42a–c. Röntgenschädelaufnahmen. **a** Original, **b** Bildmatrix 256×256, 16 Graustufen, **c** Bildmatrix 512×512, 128 Graustufen

2.5.2 Digitale Bildverarbeitung

Ausgehend von einer Bildverstärkerfernsehkette (50 Halbbilder pro Sekunde) wird das analoge Videosignal in einem Analog-Digital-Wandler in digitale Information umgewandelt und anschließend abgespeichert. In unserem Beispiel ent-

Digitale Bildverarbeitung 63

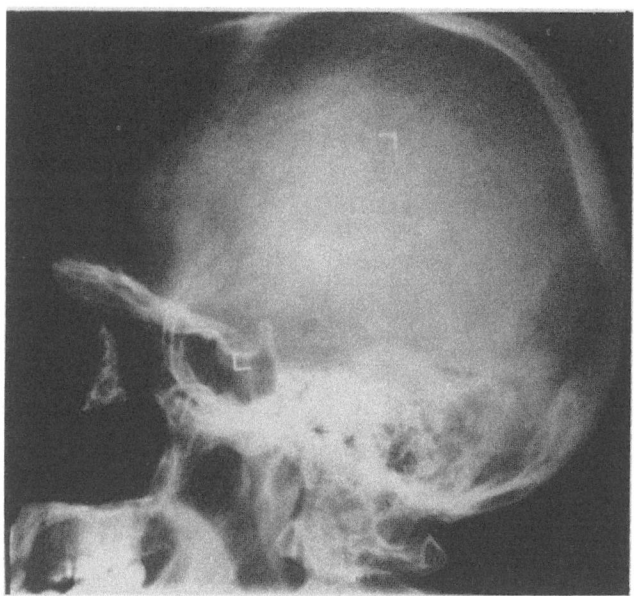
c

steht eine Informationsmenge von 512·512·8 bit ~ 2,1 Mbit. Damit ergibt sich bei der Fernsehdurchleuchtung eine Übertragungsgeschwindigkeit (Informationsfluß) von ungefähr 100 Mbits/s. Nach dem Abtasttheorem von Nyquist gilt für die Digitalisierung eines analogen Signales, daß die Abtastfrequenz des digitalen Signales („sampling rate") mindestens doppelt so groß sein muß wie die höchste zu übertragende Frequenz des analogen Signales. Bei 10 MHz Videobandbreite ist eine digitale Abtastfrequenz von 20 MHz erforderlich.

Die integrierten Schaltungen, die für die obengenannten Prozesse benutzt werden, fassen viele elektrische Funktionen auf einem Bauteil (chip) zusammen. Zum Beispiel wird heute pro chip eine Informationskapazität von 1 Mbit erreicht.

Alle weiteren Prozesse mit digitalen Bildern werden mit Hilfe moderner elektronischer Rechenanlagen ausgeführt. Digitalbilder können verlustfrei gespeichert und übertragen werden, da bei diesen Vorgängen ganze Zahlen übertragen werden.

Heute verfügt man über optische Massenspeicher, wie z. B. das Digital Optical Recording System (DOR-System), das auf einer Platte in der Größe einer Langspielplatte 10 Milliarden bit speichern kann. Das entspricht einer Kapazität von etwa 1000 Lungenaufnahmen (Abb. 2.43).

Fragt man nach den Vorteilen einer digitalen Bildverarbeitung, so kann man wie folgt antworten:

1. Die Dynamik, d.h. der Kontrast bzw. Bildumfang, sind im Prinzip unbeschränkt, weil beliebig viele Graustufen pro Pixel speicherbar sind.
2. Die Genauigkeit ist extrem hoch, weil z. B. ein hoher Kontrastumfang in vielen Intensitätsdifferenzen zahlenmäßig festgehalten wird. Speicherung und Kontrastverarbeitung geschehen auch zahlenmäßig.

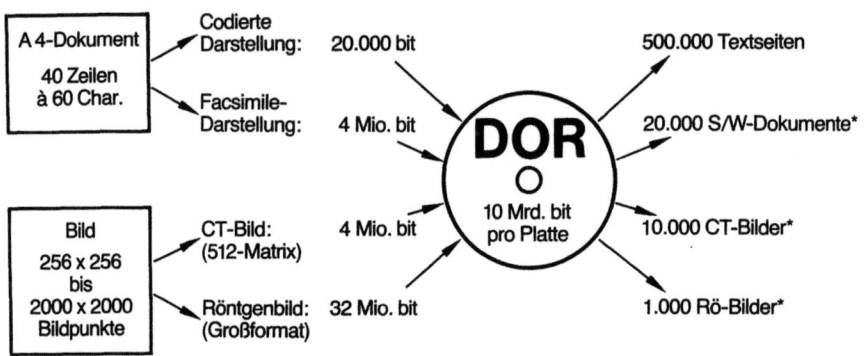

Abb. 2.43. Speicherkapazität einer DOR-Platte

* unter Anwendung von Daten-Kompressionstechniken

3. Die Bildverarbeitung und -analyse erfolgen mit sehr großer Geschwindigkeit, z.T. sogar in Echtzeit („realtime").
4. Die Möglichkeit zur Bildweiterbearbeitung erfolgt wiederum zahlenmäßig. Einige Beispiele mögen das erläutern:
   — Untergrundelimination
     (z.B. Schleier abziehen)
   — Zoom
     (Ausschnittvergrößerung mit Hilfe von Interpolation zwischen Pixeln benachbarter Orte)
   — Fenstertechnik
     (eine Auswahl aus z.B. 2000 Grauwerten, wovon man nur etwa 30 Grauwerte auf der Bildwiedergaberöhre darstellen kann. Vergleiche CT-Technik)
   — Bildmanipulation
     (Anheben von Kantenübergängen oder Harmonisierung. Kompensation systematischer Abbildungsfehler wie Defokussierung und Bewegungsunschärfen)
   — Bildaddition und Subtraktion
     (z.B. von 2 Röntgenbildern aufgenommen mit und ohne Kontrastmittel (digitale Subtraktionsangiographie) oder mit verschiedenen kV-Werten (dual energy). Die Summierung von mehreren Einzelbildern zum Verringern des Quantenrauschens [16, 17]

Literatur

1. Heimann W (1965) Eigenschaften und Anwendungen von Fernsehbildaufnahmeröhren mit Widerstandsfotoschichten. Arch Elektr Übertragung 9:13
2. De Haan EF, van der Drift A, Schampers PPM (1964) The plumbicon a new television camera tube. Philips Tech Rev 25:113
3. Johnson RE (1966) Vidicon performance characteristics at slow scan rates. RCA Rev 27:57

4. De Haan EF, Klaasen FM, Schampers PPM (1965) Eine experimentelle Plumbicon-Aufnahmeröhre mit erhöhter Empfindlichkeit für rotes Licht. Philips Tech Rundsch 26:76
5. Shimizu K, Kiuchi Y (1967) Characteristics of the new vidicon-type camera tube using CdSe as a target material. Jpn J Appl Phys 6:1089
6. Yoshida O (1972) Chalnicon – a new camera tube for color TV use. Jpn Electr Eng 40
7. Goto N, Isozaki Y, Shidara ME, Hirai T, Fujita F (1974) Saticon, new photoconductive camera tube with Se-As-Te target. IEEE Trans Electron Devices 21:662
8. Newvicon – a new high sensitivity TV camera tube. N. N. Matsushita Electr. 1-1 Saiwa-cho Takatsuki shi. Osaka 569 Japan
9. Heimann B, Heimann W (1978) Fernsehkameraröhren-Eigenschaften und Anwendungen. Fernseh Kino Tech 9/10:341, 395
10. Amperex data sheets 45 XQ Plumbicon tube. Amperex Electronic Corp. Providence Pike. Slatersville R.J. 02876 USA
11. Franken A (1981) Eine neue hochauflösende Plumbiconröhre. Rundfunktech Mitt 25/2:49
12. Buchmann F, Birken H (1974) Bildbetrachtung an Durchleuchtungsarbeitsplätzen. Röntgen Berichte 3/3:301
13. Birken H, Heise T (1969) Eine Röntgen-Fernsehanlage mit integrierter Dosisleistungsregelung. ROEFO 21:40
14. Frieser H (1975) Fotografische Informationsaufzeichnung. Oldenbourg, München, Focal London
15. Digital video (1977/78) Society of Motion Pictures and Television Engineering 1, 2
16. Meyer-Ebrecht D (1976) Trends in der elektronischen Röntgenbilderzeugung und -verarbeitung. ROEFO 35:2
17. Jensen F (1982) Das digitale Röntgenbild. Vortrag DRG-Kongreß, Berlin, Mai 1982

3 Darstellung von Körperschichten

F. BUCHMANN

3.1 Tomographie

In wörtlicher Übersetzung würde man unter dem Begriff Tomographie eine Abbildungsmethode erwarten, welche die Aufzeichnung eines Schnittes durch das Objekt in Form eines Bildes ermöglicht. Zugleich muß man jedoch bedenken, daß ein Schnitt ohne zugehörige Tiefenausdehnung radiographisch keinen Kontrast liefern kann. Abgesehen von diesem logischen Argument führen rein praktische Gesichtspunkte sowie die Erfahrung bei der Anwendung der Tomographie dazu, unter *Tomographie die bevorzugte Abbildung einer gewünschten Schicht* des Untersuchungsgegenstandes zu verstehen. Eigentlich würde man sich nicht nur die bevorzugte, sondern die ausschließliche Abbildung der ausgewählten Schicht wünschen. Dies ist jedoch nur in einigen besonderen Fällen möglich, wie etwa bei der Computertomographie.

Bei diesem Stichwort fällt sogleich die Aufmerksamkeit darauf, daß „Tomographie" eine Anzahl sehr unterschiedlicher Verfahren bezeichnet. Zunächst sei die heute oft als „konventionelle Röntgentomographie" bezeichnete Methode genannt, welche eigentlich für den Begriff „Tomographie" den Anlaß gab. Sie ist gekennzeichnet durch eine koordinierte Bewegung der Kombination Röntgenquelle-Fokus-Empfänger bei der Zentralprojektion des Objektes in solcher Weise, daß die Strukturen außerhalb der gewünschten Schicht mehr oder weniger stark verwischt werden, während die Schicht selbst scharf zur Abbildung gelangt. Typisch ist also die durch geometrisch-mechanische Verwischung im Kontrast- und Detailreichtum im Bild reduzierte „verwischte" Umgebung der dargestellten ausgewählten Schicht. Aus diesem Grunde soll im folgenden, soweit Verwechslungen möglich sind, diese Methode als *Röntgen-Verwischungs-Tomographie* (RVT) bezeichnet werden. In der Röntgendiagnostik meint man meistens unter Tomographie oder Schichtabbildung die Röntgenverwischungstomographie. Sie erfährt in diesem Buch eine gesonderte ausführliche Behandlung.

In der zahnmedizinischen Röntgendiagnostik versteht man unter „Tomographie" gewöhnlich die *Panorama-Schichtaufnahme-Technik* (Abb. 3.1). Panoramaschichtaufnahmen spielen heute in der Diagnostik der Zahn-, Mund- und Kieferkrankheiten dann eine wichtige Rolle, wenn eine Übersicht über das Kauorgan benötigt wird (Abb. 3.2). Die Panoramaschichtaufnahme kommt durch Projektion der ausgewählten, dem Objekt angepaßten gekrümmten Schicht mit spaltförmigem Strahlenbündel und unter Veränderung der Projektionsrichtung während

Tomographie

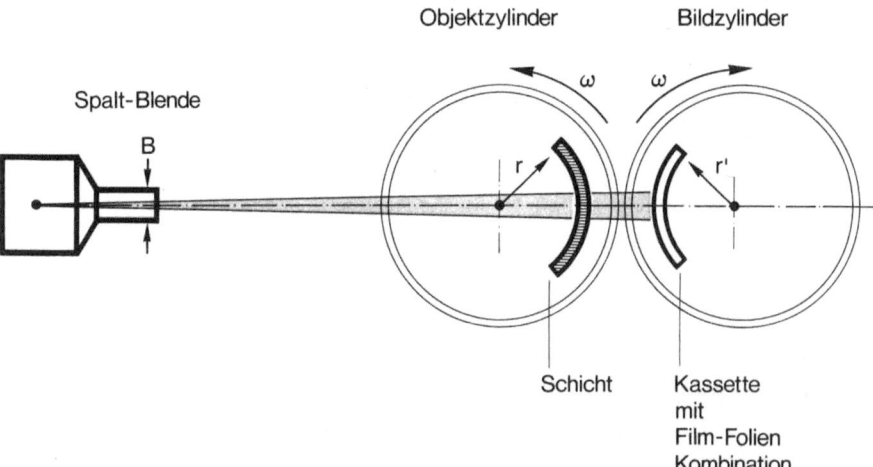

Abb. 3.1. Panoramaschichtprinzip. Ausgehend von einem ruhenden Objekt erfolgen alle Bewegungen der Komponenten relativ zur Achse des Objektzylinders. Projiziert man mit Hilfe eines durch eine Spaltblende eng eingegrenzten Bündels die Achse des Objektzylinders genau auf die Achse des Bildzylinders, bringt man in der dargestellten Art einen Empfänger (Film-Folien-Kombination) an, schwenkt man die Kombination Fokus-Bildzylinder mit der Winkelgeschwindigkeit ω um die Objektachse und versetzt man den Bildzylinder gleichzeitig wie gezeichnet in Rotation, so wird auf dem zylindrisch gekrümmten Empfänger eine gekrümmte Schicht des Objektes scharf abgebildet, während die Umgebung dieser Schicht eine mehr oder weniger starke Verwischungsunschärfe erfährt. Die Radien r und r' unterscheiden sich und können aus dem Abbildungsmaßstab der Projektion ermittelt werden

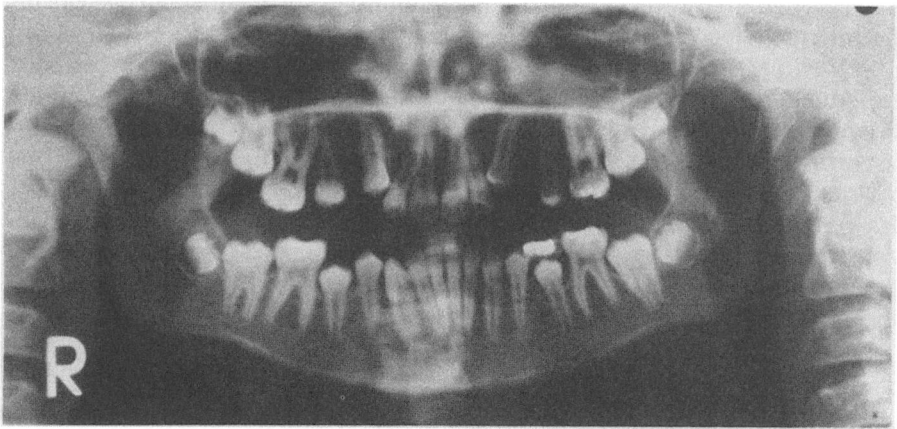

Abb. 3.2. Beispiel einer Panoramaschichtaufnahme, aufgenommen mit dem Orthoralix

der Aufnahmedauer zustande. Außerdem wird die Schicht soweit wie möglich orthogonal projiziert. Der Schichteffekt ergibt sich daraus, daß mit dem spaltförmigen Bündel immer einander benachbarte Bereiche der darzustellenden Schicht scharf nacheinander projiziert und daß außerhalb dieser Schicht liegende Bereiche durch den Bewegungsablauf mehr oder weniger verwischt werden. Die

Dicke der Schicht wird dabei stark von der Weite des Spaltes zur Bündelbegrenzung bestimmt.

Nach einem ganz anderen Prinzip funktionieren die verschiedenen *Verfahren der Rekonstruktionstomographie.* Bei diesen Methoden, zu denen die *Röntgen-Computer-Tomographie,* die *Positronen-Emissions-Tomographie,* die *Emissions-Computer-Tomographie,* die *Ultraschall-Rekonstruktions-Tomographie* und die *NMR-Tomographie* gehören, wird von Messungen entsprechend einer transversalen Durchstrahlung der Schicht ausgegangen und das Bild mit Hilfe eines Computers ermittelt. Wegen der großen Bedeutung der Röntgen-Computer-Tomographie wird auch diese Methode oftmals ohne Zusatz als „Tomographie" schlechthin bezeichnet. Es ist also offensichtlich, daß nach der starken Verbreitung und der sehr hohen Zahl von Anwendungsmöglichkeiten der Tomographiemethoden Verwechslungen im allgemeinen Sprachgebrauch nicht mehr ausgeschlossen werden können.

Das für die diagnostische Auswertung dokumentierbare Abbildungsergebnis eines Tomographieverfahrens heißt Tomogramm. Man unterscheidet insbesondere folgende Arten: das Röntgen-(Verwischungs)-Tomogramm, die Panoramaschichtaufnahme sowie die verschiedenen Arten der Konstruktionstomogramme, darunter insbesondere das (Röntgen-)Computer-Tomogramm, auch CT-Bild genannt.

Für alle Tomographieverfahren gilt, daß den allgemeinen aus der Projektionsradiographie oder der Autoradiographie bekannten, den Bildinhalt charakterisierenden Parametern typische Tomographieparameter zugefügt werden müssen. Diese betreffen Einflüsse des Verfahrens auf Kontrast- und Schärfeparameter sowie die Charakterisierung von Verwischung und Eigenstruktur des Bildes. Auch bei den Bildstörungen gibt es tomographische Besonderheiten, welche für die Interpretation der Tomogramme wichtig sind.

Neben der Unterscheidung tomographischer Verfahren nach der Methode der Abbildung wird auch eine Charakterisierung häufig benutzt, welche die Orientierung der Schicht zu einem Koordinatensystem des menschlichen Körpers zur Grundlage hat. Man spricht von Transversaltomographie, wenn die bevorzugte Schicht orthogonal zur Körperlängsachse liegt. Entsprechend heißt das Verfahren Longitudinaltomographie, wenn die Schicht sich in gleicher Richtung wie die Körperlängsachse erstreckt. Besonders im Zusammenhang mit der Computertomographie des Kopfes werden Schichten parallel zur Koronarnaht als koronare Schichten bezeichnet.

3.2 Röntgen-Verwischungs-Tomographie

Eine Analogie der zu beschreibenden Röntgen-Verwischungs-Tomographie zur optischen Abbildung mit sichtbarem Licht ist besonders geeignet, Zielsetzung und Verständnis der Tomographie zu verdeutlichen: Die optische Abbildung, sei es mit der photographischen Kamera, sei es mit dem Mikroskop, ermöglicht die bevorzugte Darstellung der in der Schärfeebene liegenden Schicht infolge der

Abbildungsprinzip

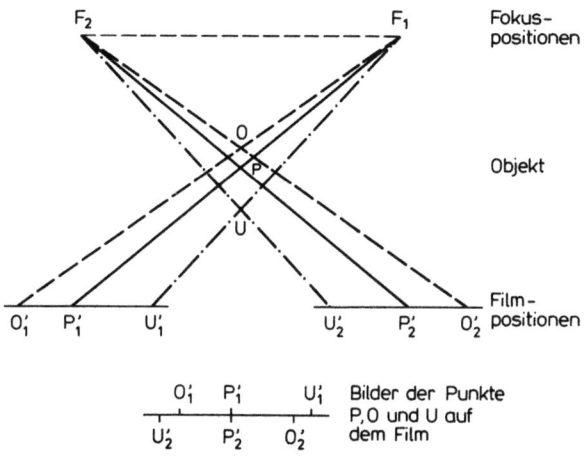

Abb. 3.3. Zum Prinzip der Verwischungstomographie

endlichen Schärfentiefe. So läßt sich etwa bei der Anfertigung des Photos einer Blume der vor und hinter der Blüte liegende Bereich unscharf darstellen, wodurch die Blüte selbst hervorgehoben werden kann. Beim Mikroskopieren kann man die scharf abbildbare Schicht durch das Präparat hindurchführen und so dieses analysieren. Da bei der medizinischen Abbildung mit Röntgenstrahlen die Anwendung optischer Linsen oder Spiegel nicht erfolgreich ist, muß man zur Erzeugung eines vergleichbaren Effektes auf geometrische Erkenntnisse und die Anwendung der Zentralprojektion zurückgreifen.

3.2.1 Abbildungsprinzip

Das Abbildungsprinzip der Röntgen-Verwischungs-Tomographie ist am einfachsten anhand einer geometrischen Überlegung erklärbar. Man stelle sich die Projektion eines Punktes P aus 2 Positionen des projizierenden optisch wirksamen Brennflecks des Röntgenstrahlers so dar, daß sein Bild P' in beiden Fällen auf die gleiche Stelle einer Film-Folien-Kombination fällt (Abb. 3.3). Diese muß somit nach den mit Index 1 bezeichneten Projektionen in eine neue Position gebracht werden. Die Angaben für diese Position sind entsprechend mit Index 2 versehen. Wie man aus der Abbildung ersieht, fallen dann die beiden Bilder von Punkten des Objektes, welche über oder unter P liegen, auf dem Film nicht mehr zusammen. Es läßt sich geometrisch zeigen, daß, wenn bei der Verschiebung des Filmes entsprechend der Fokusverschiebung auch die Vergrößerung der Projektion konstant und der Film immer zu sich selbst parallel bleibt, alle Punkte einer Fläche, welche zur Filmfläche parallel ist und den Punkt P enthält, aus beiden Positionen auf immer gleiche Orte des Filmes projiziert werden. Alle über und unter dieser Fläche liegenden Punkte des Objektes werden zu Doppelbildern führen.

Das Gedankenexperiment läßt sich weiterführen: Projiziert man das Objekt nicht nur aus 2, sondern aus sehr vielen, sehr dicht aneinander anschließenden Fokuspositionen, so beschreibt der Fokus eine Kurve etwa von der Position F_1 nach F_2

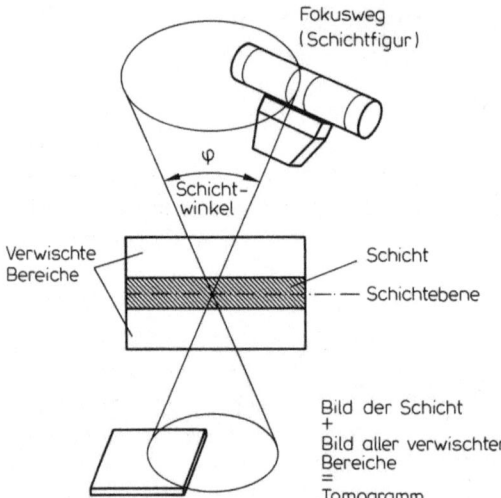

Abb. 3.4. Zuordnung von Fokusweg, Schichtwinkel, verwischtem Bereich, dargestellter Schicht und Tomogramm

entlang der Verbindungsstrecke. Dann muß die Film-Folien-Kombination so bewegt werden, daß die oben dargestellten Bedingungen, nämlich filmparallel zu sich selbst und konstante Vergrößerung für die Schicht, in jedem Augenblick erfüllt sind. Dann wird die Fläche, welche den Punkt P enthält, während des gesamten Abbildungsvorganges, der sich über eine gewisse Zeit erstreckt, ortsinvariant auf die Film-Folien-Kombination projiziert, und die darüber und darunter liegenden Strukturen werden um so stärker verwischt, je größer ihr Abstand von der Schichtfläche ist. Aus jedem Punkt außerhalb der Schichtfläche wird dann eine Kurve, welche der Bewegungskurve des Fokus von F_1 nach F_2 ähnlich ist und welche um so länger wird, je weiter der Punkt von der Schicht entfernt liegt.

Die Analogie zu den eingangs genannten optischen Beispielen stellt sich nun folgendermaßen dar: Die Schärfentiefe der Optik kann man so verstehen, daß entsprechend dem Öffnungswinkel des Objektivs bei der Abbildung eines Gegenstandes vor und hinter der Schärfenebene liegende Punkte nicht mehr punktförmig, sondern als Scheibchen dargestellt werden. Dem Öffnungswinkel des optischen Systems entspricht bei der Tomographie der Schichtwinkel, der sich ergibt, wenn man den Fokusweg von der Schicht her gesehen als Winkel beschreibt. Dem Unschärfescheibchen der optischen Abbildung entspricht bei der Tomographie der Verwischungsweg eines Punktes außerhalb der Schicht. Je größer das Unschärfescheibchen im optischen Falle ist, desto kontrast- und detailärmer ist der so abgebildete Bereich. Je länger der Verwischungsweg ist, desto stärker ist die Dämpfung des Bildanteils einer dort außerhalb der Schicht liegenden Struktur bei der Verwischungstomographie (Abb. 3.4).

3.2.2 Realisation

Die koordinierte Bewegung von projizierendem Fokus und Empfänger (Film-Folien-Kombination), wobei die Koordination relativ zur Schicht erfolgt, wird gewöhnlich mit Hilfe einer mechanischen Konstruktion ausgeführt. Bewegt sich der Fokus innerhalb einer Ebene, so muß auch der Film nach dem strengen Prinzip in einer Ebene geführt werden. Zur Dimensionierung eines Tomographiesystems geht man oft von 3 Punkten aus, nämlich der Filmmitte, dem projizierenden Fokus und dem auf die Filmmitte projizierten Punkt der Schicht. Dieser Punkt der Schicht kann dann für die Konstruktion des entsprechenden Gerätes als Koordinationspunkt erklärt werden. Er wird auch *Fulkrum* genannt. Die Einführung dieses Begriffes ist nicht unbedingt notwendig, zum Verständnis der Tomographie aber sehr hilfreich.

Erfolgt eine gegensinnige Bewegung von Fokus und Film auf planparallelen Ebenen, so spricht man von einer Tomographie nach dem *Planparallelprinzip*. Bewegen sich Filmmitte und Fokus auf Kugelflächen, welche das Fulkrum zum gemeinsamen Mittelpunkt haben, so spricht man vom *Großmann-Prinzip*. Eine der bekanntesten Realisationen der Röntgen-Verwischungs-Tomographie nach dem Großmann-Prinzip ist das Polytome, wobei die Führung von Fokus und Film sowie die Parallelführung des Filmes zu sich selbst mit Hilfe von Parallelogrammen erreicht wird.

Die geometrische Verwandtschaft von Parallelprinzip und Großmann-Prinzip wird deutlich, wenn man sich vorstellt, daß Ebenen als Kugeln mit unendlich großem Radius aufgefaßt werden können. Der praktische Unterschied bei der Verwirklichung besteht in erster Linie darin, daß beim Großmann-Prinzip die Anwendung von Schwenkbewegungen um Achsen angewendet wird, während für das Planparallelprinzip auf parallelen Ebenen geführte Wagen und eine Koppelstange benötigt werden. Beim Großmann-Prinzip bleibt neben der grundsätzlich erforderlichen konstanten Vergrößerung der Schicht auch der Abstand Fokus-Filmmitte in jedem Augenblick konstant.

Da der Abstand Fokus-Filmmitte beim Planparallelprinzip mit wachsender Ausklenkung der Röntgenröhre aus der Mittelposition zunimmt, entsteht eine Abnahme des Dosiszustroms nach dem Abstand-Quadrat-Gesetz. Die Unterschiede zwischen den beiden Verfahren wurden früher stärker betont als heute. Die technische Ausführung der Tomographie nach dem Großmann-Prinzip gilt als aufwendiger als die nach dem Planparallelprinzip.

Der Erfindungsgeist hat, wie die Patentliteratur zeigt, eine große Anzahl von Möglichkeiten zur Realisation der Tomographie gefunden. Neben den oben beschriebenen beiden besonders wichtigen Konstruktionsarten sollen jedoch noch einige Wege zur Tomographie besprochen werden, die in der Praxis Bedeutung erlangt haben.

Bei der Realisation der Tomographie werden gewöhnlich der Fokus der Röntgenröhre und der Film gegenüber dem ruhenden Objekt bewegt. Es genügt jedoch, wenn die Verwischungsbewegung durch ein beliebiges Paar der 3 Elemente Fokus, Objekt und Empfänger relativ zum dritten erfolgt; eines der 3 Elemente kann ortsfest bleiben. So wird z. B. bei einigen Geräten der Patient mit der Tischplatte zusammen und der Fokus der Röntgenröhre entsprechend dem Tomographieprinzip bewegt, während die Film-Folien-Kombination ortsfest bleibt.

Es gibt Röntgengeräte, bei denen der Strahler aus anderen Gründen als denen zur Tomographie um die Filmmitte geschwenkt werden muß. Natürlich wäre es

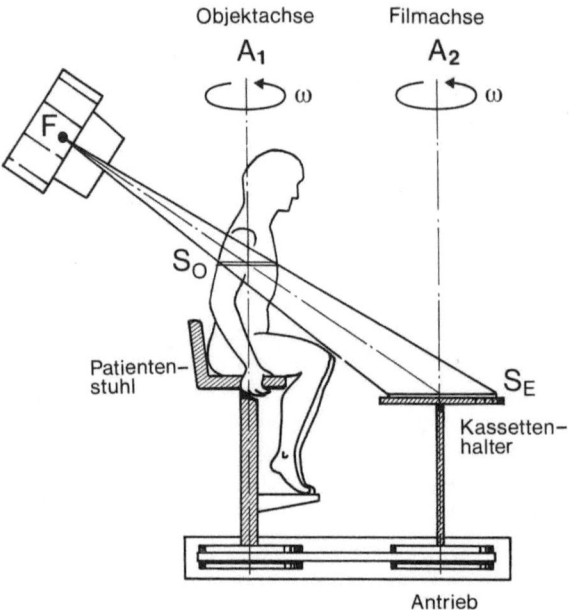

Abb. 3.5. Zum Prinzip der Transversal-Verwischungs-Tomographie. Die Achsen A_1 und A_2 sind parallel und spannen eine Ebene auf, in welcher der Fokus F der Strahlenquelle liegt. Bei gleichsinniger Rotationsbewegung mit gleicher Winkelgeschwindigkeit ω von Patient und Film wird genau die Schicht S_0 auf dem Empfänger S_E abgebildet, während darüber und darunter liegende Strukturen auf die mit „falscher" Geschwindigkeit sich bewegenden Teile des Films projiziert und somit verwischt werden

praktisch, wenn auch diese Bewegung für die Ausführung einer Tomographiebewegung nutzbar gemacht werden könnte. Das exakte Prinzip verlangt, daß sowohl der Fokus als auch der Film auf planparallelen Ebenen oder auf zum Fulkrum konzentrischen Kugelschalen zu führen sind. Liegt eine Abweichung von dieser Regel vor, so ist mit einer Unschärfe in der Schicht zu rechnen, welche um so größer ist, je weiter die Objektpunkte vom Fulkrum entfernt liegen und je größer der Schichtwinkel ist.

Ein besonderes Verfahren der Tomographie geht von einem ortsfesten Fokus sowie von der Bewegung von Patient und Film aus: die *Transversal-Verwischungs-Tomographie*. Dem ortsfesten Fokus sind 2 genau parallele Achsen so zugeordnet, daß der Fokus selbst in der Ebene liegt, welche durch diese beiden Achsen definiert ist. Der Fokus projiziert so die erste Achse auf die zweite. Die Achse A_2 (Abb. 3.5) trägt eine Scheibe S_E, auf welche der Empfänger, also die Kassette mit dem Film, gelegt werden kann. Auf der Achse A_1 werde ein Sitz für den Patienten angebracht, und zwar so, daß dieser tiefer als die (gedachte) Scheibe S_0 ist. Rotieren nun Patient und Film gleichzeitig und gleichsinnig mit gleicher Winkelgeschwindigkeit ω, so erfolgt die scharfe Abbildung genau jenes Querschnittes auf den Film, für den die radiographische Vergrößerung, welche sich aus dem Verhältnis a_2/a_1 errechnet, bei der Projektion erhalten bleibt. Alle darüber und darunter liegenden Punkte werden verwischt. In gleicher Weise wie beim Großmann-Prinzip und beim Planparallelprinzip sind auch hier die Invarianten die

Vergößerung und die Parallelität von Film und Schicht. Betrachtet man die Abbildung eines Punktes der Achse A_1 z. B. oberhalb der Schicht, so erkennt man, daß dieser im Objekt ortsfest bleibt, während sich der Film um die Achse A_2 dreht. Sein Bild wird also ein Kreisbogen solcher Länge sein, wie er der Belichtungsdauer bezüglich der Winkelgeschwindigkeit ω entspricht. Das Verfahren darf nicht mit der Panorama-Schichtaufnahme-Technik verwechselt werden, bei der die Verwischung nach einem völlig anderen Prinzip zustande kommt.

3.2.3 Modifikationen und Methoden zur Schichthöhenwahl

Es soll davon ausgegangen werden, daß ein Gerät gebaut wurde, bei dem ein Tisch für die Patientenlagerung vorhanden ist und bei dem z. B. nach dem Planparallelprinzip über dem Patienten die Bewegung des Strahlers und unter dem Patienten die Bewegung des Filmes erfolgt. Die beiden Bewegungen sollen durch eine Koppelstange koordiniert werden, wobei dem Fulkrum im Patienten ein mechanisches Lager mit einem definierten Drehpunkt für die Koppelstange zugeordnet ist. Damit sind jedoch noch einige Punkte für die Durchführung und Anwendung der Tomographie durchaus offen.

Zunächst geht es um das Verfahren zur Veränderung der Position der Schicht im Patienten. Baut man ein Gerät mit einem der beschriebenen Schichtverfahren, so kann die *Wahl der Schicht* grundsätzlich dadurch erfolgen, daß der Patient etwa mit Hilfe eines höhenverstellbaren Tisches in die gewünschten Positionen gebracht wird.

Als *Schichthöhe* versteht man dabei den *Abstand der Schicht von der Tischplatte* oder einer anderen Bezugsfläche.

Als Alternative bietet sich eine Modifikation des Schichtverfahrens selbst an, nämlich die *Höhenverstellung* des mechanischen Stützlagers der Koppelstange und somit *des Fulkrums* (Abb. 3.6). Dieses Verfahren wird beim Planparallelprinzip häufig angewendet. Eine Tischhöhenverstellung ist nicht mehr nötig. Allerdings verändert sich damit auch die Vergrößerung der Schicht in Abhängigkeit von der Schichthöhe.

Eine weitere Möglichkeit zur Schichthöhenverstellung ergibt sich aus dem Prinzip der *Simultantomographie* (Abb. 3.7).

Legt man mehrere Film-Folien-Kombinationen übereinander und führt die Tomographiebewegung so aus, daß das Fulkrum z. B. auf die unterste Schicht abgebildet wird, so muß auch die Koordination für die Bewegungen dieser Bedingung entsprechen. Gleiches gilt für die Vergrößerung. Aus der Notwendigkeit der Invarianz der Vergrößerung kann man aber schließen, daß dann auch eine tomographische Abbildung von solchen Schichten auf den darüber gestapelten Filmen zustande kommen muß, für welche die gleiche Vergrößerung wie für die unterste Schicht gilt. Der Stapel an Film-Folien-Kombinationen entspricht also einem „Stapel" an Schichten. Die entsprechenden „Folienstapel" sind als Folienbücher handelsüblich. Um den gewünschten Abstand der Schichten untereinander zu ermöglichen, wird zwischen die einzelnen Film-Folien-Kombinationen eine Schaumstoffzwischenlage gelegt. Zur Schichthöhenverstellung kann man dieses Prinzip ebenfalls ausnutzen: Man befestigt die Kassettenhalterung so an einem vertikalen und über die Koppelstange von der Fokusbewegung angetriebenen

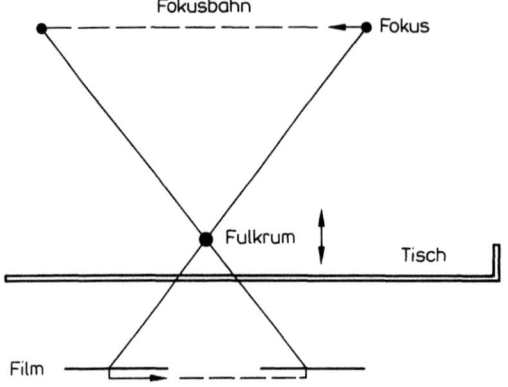

Abb. 3.6. Bei einem horizontale Schichten darstellenden Schichtgerät ergeben sich aus der Veränderung der Tischhöhe oder des Fulkrums 2 Möglichkeiten zur Höhenverstellung der Schicht

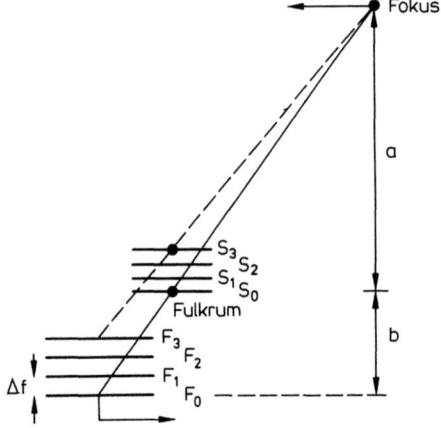

Abb. 3.7. Zum Simultantomographieprinzip: 4 Filme F_0 bis F_3 sind im Abstand Δf übereinander angeordnet, während sich die Filme und der Fokus so zum Fulkrum koordiniert bewegen, daß für den Film F_0 das Tomographieprinzip für die Schicht S_0 erfüllt ist. Dann erfüllen die darüber liegenden Filme F_1 bis F_3 eine Tomographiebedingung, so daß ihnen die Schichten S_1 bis S_3 entsprechen. Der Abstand Δs dieser Schichten ist reziprok zum Abbildungsmaßstab der Projektion: $\Delta s = \Delta f \dfrac{a}{a+b}$. Die höhere Anordnung der Filme F_1 bis F_3 entspricht einer Verschiebung des Fulkrum nach oben für diese Schicht

Arm, daß die Kassettenhalterung an diesem Arm vertikal variabel ist. Diese Variabilität dient dann zur Schichthöhenwahl.

Eine weitere Möglichkeit zur Schichthöhenwahl ergibt sich, wenn man der Kassettenbewegung eine zusätzliche der Fokusauslenkung proportionale Verschiebung überlagert. Man kann dies sogar mit dicht übereinander liegenden Folien mit Hilfe eines Gestänges in solcher Abstufung ausführen, daß die entstehenden Schichtabstände jenen bei dem oben beschriebenen Folienbuch entsprechen. Ein solches Verfahren ist von Landau angegeben worden.

Besonders bei der Simultantomographie erkennt man, daß je nach dem angewandten Verfahren zur Schichthöhenwahl die Mitte des Filmes einen mehr oder weniger großen Weg beschreibt. Die verschiedenen Verfahren zur Schichthöhenwahl unterscheiden sich somit auch hinsichtlich der Wirksamkeit der Einblendung. Ist das Fulkrum ortsfest und erfolgt die Schichthöhenverstellung durch Positionsänderung des Patienten, so ist eine exakte Einblendung kein Problem. Gleiches gilt für ein variables Fulkrum nach Art der Änderung des Stützlagers der Koppelstange. Wird jedoch die Schichthöhenverstellung nach Art der Simultantomographie bewirkt, so ändert sich die Einblendung für jede Schicht. Bei der Simultantomographie muß immer auf die höchste und tiefste Schicht zugleich eingeblendet werden, was zu Belichtungsfeldern führt, die größer sind als bei den anderen Verfahren zur Schichthöhenverstellung.

3.2.4 Das Röntgen-Verwischungs-Tomogramm

Das *Röntgen-Verwischungs-Tomogramm* ist ein *Überlagerungsbild von Wischschatten* aus der Umgebung der Schicht und dem Projektionsbild der *Schicht* selbst. Um seinen Inhalt und seine Qualität zu erklären, muß man über Kenntnisse der Abbildungsbedingungen für die Schicht und der verwischten Bereiche verfügen. Physikalisch lassen sich die Einzelheiten des Bildes aus den Gesetzen der Schwächung von Strahlen und der Überlagerung der Einflüsse mehr oder weniger benachbarter Bildpunkte verstehen.

Für die Schicht selbst kann der Bildqualitätsmangel der Abbildung durch Unschärfen charakterisiert werden, wie dies allgemein in der Projektionsradiographie geschieht. Man findet neben den herkömmlichen Unschärfeparametern, wie geometrische Unschärfe (f_{geom}), Film-Folien-bedingte Unschärfe (f_{Film}) und bewegungsbedingte Unschärfe (f_{Beweg}) noch 2 typische tomographische Einflüsse: Die Koordination der Bewegung der 2 Elemente, z. B. Fokus und Film bei ruhendem Patienten, kann fehlerhaft sein, was zu einer *mechanischen Unschärfe* (f_{mech}) führt. Infolge der Fokusauslenkung aus der direkten Durchstrahlungsposition des Objektes wird das Film-Folien-Paket, welches immerhin nahezu 1 mm dick sein kann, mehr oder weniger schräg durchstrahlt. Dies führt zu einer *Parallaxenunschärfe* ($f_{Parallaxe}$), welche mit wachsenden Schichtwinkeln zunehmend wirksam wird. Die Gesamtunschärfe (f_{ges}) für die verwischungstomographische Schicht kann somit geschrieben werden als

$$f_{ges}^2 = (f_{geom}^2 + f_{Film}^2 + f_{Beweg}^2) + (f_{mech}^2 + f_{Parallaxe}^2) = f_{Projektion}^2 + f_{Tomo}^2,$$

wobei $f_{Projektion}$ die herkömmlichen Unschärfen zusammenfaßt und f_{Tomo} die typischen Tomographieanteile an f_{ges} beschreibt.

Der Verwischungseffekt hängt in erster Linie von der Länge der Strecke ab, welche ein Punkt außerhalb der Schicht während der Verwischungsbewegung zurücklegt. In der Schichtfläche selbst ist kein Verwischungseffekt beobachtbar. Entsprechend dem eingangs dargestellten optischen Analogon kann der Öffnungskegel, der sich aus dem Schichtwinkel ergibt, als Bündelöffnung vergleichbar zu jener des optischen Systems angesehen werden. Als Schichtwinkel ist dabei der maximale Winkel anzusprechen, den das System Fokus-Empfänger relativ zum Objekt beschreibt. Dieser Bewegungsablauf wird dann durch eine Schichtfigur ausgefüllt. Je nach Schichtfigur können erheblich unterschiedliche Verwischungswege für Punkte außerhalb der Schicht zustande kommen,

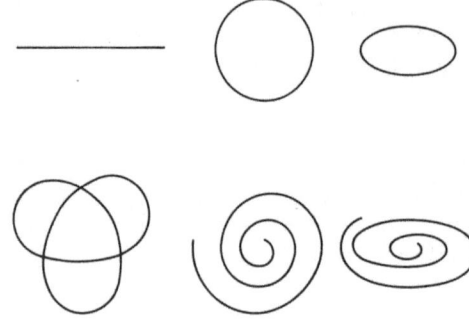

Abb. 3.8. Beispiele gebräuchlicher Schichtfiguren: Strecken meist longitudinal zur Körperachse (Lineartomographie), Kreis, Ellipse, Trochoide (Hypozykloide), Kreisspirale und elliptische Spirale

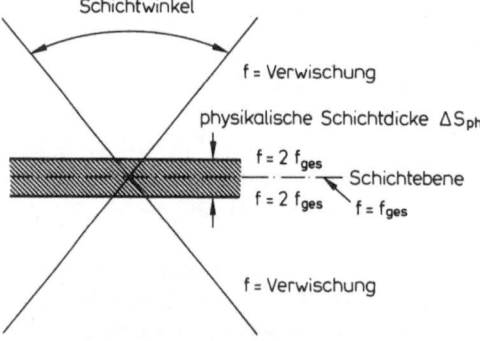

Abb. 3.9. Zur Definition der physikalischen Schichtdicke. Die minimal erzielbare Unschärfe f_{ges} findet man in der Schichtebene. Ein signifikanter Verwischungseffekt ist dann gegeben, wenn die Streuung der Lokalisation um die doppelte Standardabweichung (f_{ges}) sich erhöht. Somit ergibt sich als physikalische Schichtdicke ΔS_{ph} der Abstand der Flächen mit Unschärfe $f = 2f_{ges}$. In größerem Abstand von der Schichtebene ist f die gewünschte Verwischung. Sie ergibt sich aus Schichtfigur, Schichtwinkel und Abstand von der Schichtebene

Gebräuchliche Schichtfiguren sind Strecken, Kreise, Ellipsen, Trochoiden (Hypozykloiden), Spiralen. Ist die Verwischungsfigur eine Strecke, so spricht man von *Lineartomographie*. Einfache Figuren wie Kreise und Ellipsen führen zur *bidirektionalen Tomographie* (Abb. 3.8). Man bedenke, daß der Verwischungsweg bei kreisförmiger Verwischung π-mal so groß ist wie bei Linearverwischung, wenn man von gleichen Schichtwinkeln ausgeht. Durch *polydirektionale Verwischung* mit Hilfe von Trochoiden oder Spiralen kann der Verwischungseffekt nochmals um den Faktor 2 und mehr gesteigert werden.

Ob an einer Stelle im Objekt, die außerhalb der Schichtebene liegt, bereits eine Verwischung von beobachtbarem Umfang erfolgt, hängt vom Schichtwinkel und von der Gesamtunschärfe des Schichtverfahrens ab (Abb. 3.9). Man kann den Bereich, in dem die Unschärfe sich nicht verdoppelt, als „physikalische Schichtdicke" ansprechen. Damit hat man einen formalen Wert für die Schichtdicke, der aber noch nicht das Trennvermögen des Schichtverfahrens notwendigerweise angeben muß. Man wird bei einer Veränderung der Schichthöhe um den Wert der physikalischen Schichtdicke allerdings auch experimentell, z. B. bei der Knochentomographie, eine Änderung des Bildes beobachten. Neben diesen

Geräte und Anwendungen

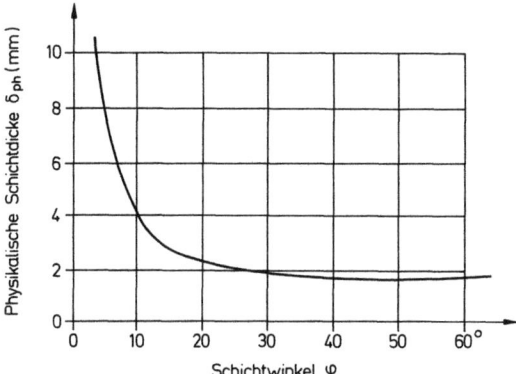

Abb. 3.10. Physikalische Schichtdicke Δs_{ph} in Abhängigkeit vom Schichtwinkel φ. Annahme: Gesamtbeitrag der winkelunabhängigen Unschärfen Σf_i zur Gesamtunschärfe f_{ges} von $f_i = 0.3$ mm. $f_{ges}^2 = \Sigma f_i^2 + f_{Parallaxe}^2$. Die Parallaxenunschärfe $f_{Parallaxe}$ wurde unter Annahme einer Dicke der Film-Folien-Kombination von 0.8 mm berücksichtigt. Die Schichtdicke s_{ph} nimmt dann bei großen Schichtwinkeln wieder leicht zu

Möglichkeiten zur Definition einer Schichtdicke wurden andere Definitionsansätze unternommen, die sich z.B. an der Größe der erwarteten Details des Objektes orientieren. Die Schichtdicke kann auch experimentell mit Hilfe von Phantomen ermittelt werden. Der entsprechende Meßwert hängt in jedem Fall vom Meßverfahren ab. Gleichgültig, auf welche Schichtdickendefinition man sich einigt: In jedem Fall beobachtet man, daß die Schichtdicke der Verwischungstomographie mit wachsendem Schichtwinkel zunächst stark abnimmt, später aber infolge des Einflusses der Parallelaxenunschärfe wieder ansteigt (Abb. 3.10).

Neben dem Einfluß der Verwischungsfigur auf den Verwischungseffekt wird eine weitere Besonderheit beobachtet. Sind bei der Lineartomographie strichförmige Wischschatten im Bild deutlich, so beobachtet man bei bidirektionaler, besonders aber bei polydirektionaler Tomographie eine starke Vergleichmäßigung des Tomogramms. Besonders bei der kreisförmigen Verwischung hat man aber Scheinauflösungseffekte beobachtet, die mit Hilfe der Modulationsübertragungstheorie deutbar sind. So kennt man z.B. Strukturverdoppelungen von außerhalb der Schicht liegenden Strukturen. Solche kommen allerdings auch bei der Lineratomographie vor. Durch polydirektionale Tomographie können diese Artefakte sehr stark gedämpft werden, wenn die Verwischungsfigur nach den speziellen Erkenntnissen der Übertragungstheorie optimiert wurde.

3.2.5 Geräte und Anwendungen

Auch nach Einführung der Computertomographie besitzt die Röntgen-Verwischungs-Tomographie eine große Zahl von Anwendungen. Aus diesem Grunde sind nach wie vor neueste Konstruktionen von Spezialgeräten zur Tomographie sowie die Realisation der Tomographie in universellen Arbeitsplätzen und Geräten der Röntgendiagnostik für Spezialuntersuchungen verfügbar. Allerdings hat sich die Tomographie sehr stark auf die Untersuchung des liegenden Patienten konzentriert.

Zur Auffindung von Knoten in der Lunge ist die Röntgen-Verwischungs-Tomographie eine Methode von höchstem Rang. Sie wird in vielen Fällen als Lineartomographie mit Schichtwinkeln bei 40° durchgeführt. Die Urographie erfordert oftmals den Einsatz der Tomographie. Man bedient sich in diesem Fall vorzugsweise kleiner Schichtwinkel um 5° und einer bidirektionalen Verwischung. Eine hochauflösende Tomographie an knöchernen Strukturen macht eine polydirektionale Verwischung und eine hohe mechanische Präzision des Schichtgerätes erforderlich.

Eine Spezialanwendung stellt die *Angiotomographie* dar. Sie wird meistens in Form der Simultantomographie ausgeführt. Da man für die Angiotomographie kurze Belichtungszeiten wünscht und da sowohl der Belichtungsprozeß zur tomographischen Abbildung als auch der Durchfluß des Kontrastmittels durch die Gefäße zeitabhängig sind, beschränkt man sich bei der Angiotomographie meistens auf die Lineartomographie.

Eine Möglichkeit zur Verbesserung der Angiotomographie, aber auch zur Weiterentwicklung der Tomographie, stellt die *Tomosynthese* dar. Bei der Tomosynthese wird die Überlagerung der verschiedenen Projektionsrichtungen während des Ablaufs eines Schichtgerätes nicht sofort vollzogen. Vielmehr wird aus einer endlichen Anzahl von Schrägprojektionen ein Satz tomographischer Bilder nachträglich rekonstruiert. Da man so das Überlagerungsgesetz nach Durchführung der Aufnahme modifizieren kann, gelingt es, die Schichthöhenwahl erst nach der Belichtung durchzuführen.

Literatur

Bocage A-E-M (1922) Procédé et dispositif de radiograpie sur plaque en movement. Franz. Patentschrift 536464
Buchmann F (1965) Detailwiedergabe und Schichtdicke bei der Tomographie. Röntgenblätter 18:361-368
Edholm P (1960) The tomogram, its formation and content. Acta Radiol [Suppl] 193
Gebauer A, Muntean E, Stutz E, Vieten H (1959) Das Röntgenschichtbild. Thieme, Stuttgart
Großmann G (1935) Tomographie I und II. RÖFO 51, 61, 191
Littleton JT, Winter FS (1965) Linear laminagraphy: a simple geometric interpretation of its clinical limitations. Am J Roentgenol 95:981-991
Meiler J (1969) Der Einfluß des Fokusweges auf die Schichtdicke. Röntgenblätter 22:229-235
Oliva L (1959) Schichtdicke und Belichtungszeit in der Stratigraphie. Röntgenblätter 12:209
Pöschl M (1940) Untersuchungen über das tomographische Bild. RÖFO 62:33-57
Sans R, Porcher J (1950) Polytome. J Radiol Electrol 31:300
Stieve F-E (1961) Über die Schärfefaktoren im Röntgenschichtbild. Röntgen-Eur 2:83
Stieve F-E (1967) Bevorzugte Darstellung einzelner Körperschichten. Springer, Berlin Heidelberg New York (Handbuch der klinischen Radiologie, Bd 3, S 716-1022)
Swart B, Dingendorf W, Kappe H-D (1969) Grundsätze der tomographischen Praxis. Radiologe 9
Vallebona A, Bistofli S (1935) Über die verschiedenen technischen Lösungen der Stratigraphie. RÖFO 52:607
Westra D (1962) Zonographie, die Tomographie mit sehr geringer Verwischung. RÖFO 97:605-618

Ziedses des Plantes B-GA (1934) Planigraphie, une methode permettant en radiographie d'obtenir une image nette de la section d'un objet à une plan bien determinèe. J Radiol 18:73

Ziedses des Plantes B-GA (1964) Geometrische Probleme der Tomographie. Röntgenblätter 17:357

3.3 Röntgen-Computer-Tomographie

Als Röntgen-Computer-Tomographie, kurz Computertomographie (CT), bezeichnet man eine seit 1971 in der klinischen Anwendung befindliche Tomographiemethode, wobei die Abbildung durch Berechnung der einzelnen Bildelemente aus transversalen Projektionen der dargestellten Schicht erfolgt. Die geradezu stürmische Entwicklung, welche die ersten Ergebnisse der Hounsfield-Anlage nach sich zog, liegt in einigen Besonderheiten begründet: Das Computertomogramm besitzt eine so hohe Kontrastempfindlichkeit, daß ohne Kontrastmittelanwendung am Hirn die Liquorräume, Blutungen und Tumoren sichtbar gemacht werden können.

3.3.1 Grundlagen der Methode

Ein einfaches Gedankenexperiment zeigt die Grundidee: Es werde von 4 Feldern (Abb. 3.11) in einer regelmäßigen Anordnung ausgegangen. Jedes dieser Felder soll einer kleinen Zelle eines Objektes entsprechen, welches durch Röntgenstrahlen projiziert werden kann und diese Strahlung um einen jeweils zellentypischen Betrag schwächt. Entsprechend sind in dem Schema in jeder Zelle willkürliche Schwächungswerte eingetragen. Man stellt sich die Aufgabe, aus Projektionen dieser Anordnung diese Schwächungswerte zu berechnen. Nach Durchführung z. B. einer horizontalen und einer vertikalen Projektion wird man Meßwerte gewinnen, aus denen sich Summengleichungen für die vier Schwächungswerte ergeben. Bei der Durchstrahlung multiplizieren sich die Schwächungen. Durch Logarithmierung der Meßwerte für die Spalten und Zeilen des Schemas kann man die Multiplikation in eine Summation umsetzen.

Das ist bereits der erste Schritt eines Algorithmus zur Rekonstruktion der gesuchten Schwächungswerte aus den durch Projektion gewonnenen Meßwerten. Der nächste Schritt ist eigentlich nur eine Interpretation: Den Faktoren (Schwächungswerten) bei der Messung entsprechen zunächst als unbekannt zu erklärende Summanden nach der Logarithmierung. Es ergeben sich vier Gleichungen für die vier x-Werte (Summanden). Leider haben aus mathematischen Gründen diese 4 Gleichungen keine eindeutig bestimmte Lösung. Man muß sich also weitere Informationen beschaffen. Dies kann z.B. durch eine begründete Annahme oder durch eine zusätzliche Messung erfolgen. Indem man x_{11} durch eine Schrägprojektion der ersten Zelle und Logarithmierung als Wert 0 identifiziert, läßt sich der Nachteil, daß die vier Gleichungen nicht linear unabhängig sind, vermeiden und das Problem eindeutig lösen. Nach Berechnung der x-Werte

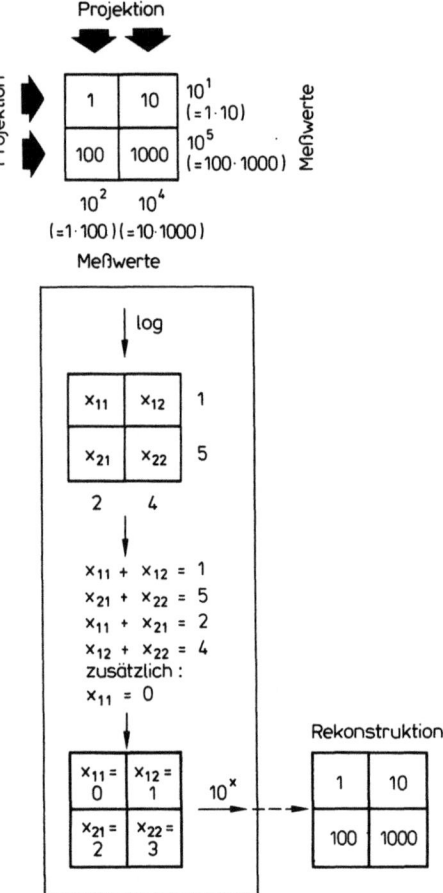

Abb. 3.11. Rekonstruktion von Schwächungswerten aus Projektionen mit Hilfe von Gleichungen

können durch Umkehrung der Logarithmierung die ursprünglichen Schwächungswerte genau rekonstruiert werden. Das Ergebnis, welches der Algorithmus, die Rechenvorschrift, liefert, wird gewöhnlich wieder als „Rekonstruktion" bezeichnet.

Als Erkenntnis aus diesem Beispiel ergibt sich: Aus den Projektionen lassen sich die Schwächungswerte einer aus genügend vielen Richtungen transversal durchstrahlten Schicht berechnen. Man läuft dabei allerdings Gefahr, daß die gewonnenen Gleichungen nicht voneinander linear unabhängig sind. Dieser Mangel kann durch Hinzunahme weiterer Projektionen behoben werden. Die Erfahrung mit größeren Schemata zeigt, daß man zweckmäßig einfach einen gewissen Überschuß an Gleichungen erstellt, um ausreichend Information für die Berechnung der Schwächungswerte verfügbar zu haben.

Für die Berechnung der Schwächungswerte einer Schicht mit dem Anspruch, eine Abbildung zu bewirken, muß man eine Einteilung der ausgewählten Schicht in hinreichend viele Elementarzellen durchführen. Diese Elementarzellen werden Volumenelemente oder Voxel genannt. Die ersten Computertomographen verwendeten für die Abbildung des Hirns zur Untersuchung etwa 1 cm dicke Schichten und 80 × 80 Bildelemente auf einer Feldgröße von 25 cm Durchmesser. Für die Berechnung der 6400 Bildelemente sind somit mehr als 6400 Gleichungen pro Bild zu lösen. Dies würde auch unter Zuhilfenahme eines Computers bei strenger Berechnung zu viel Zeit beanspruchen. Aus diesem Grunde wurden zunächst numerische Näherungsmethoden aus der praktischen Mathematik herangezogen, um hinreichend rasch nahe an die Lösung des Gleichungssystems zu gelangen.

Bei modernen CT-Systemen werden 256 × 256, 512 × 512 oder gar 1024 × 1024 Bildelemente, auch Pixel genannt, berechnet. Jedes Pixel bezieht sich auf ein Voxel der dem Verfahren zugrunde gelegten Gliederung der Schicht. Die Anordnung, welche allen Bildelementen zugrunde liegt, also das meist quadratisch geordnete schachbrettartige Schema der Bildpunkte, heißt Bildmatrix.

3.3.2 Algorithmen

Die Ermittlung der Bildpunkte aus den transversal zur Schicht erfolgenden Schwächungsmessungen erfolgt bei der Computertomographie in digitaler Form. Der Grund dafür ist zunächst praktischer Art. Außerdem ist für die hohe Genauigkeit eine andere Handhabung der Information etwa durch optische und elektronische Methoden heute nicht durchführbar. Digital bedeutet so viel wie durch Zahlen, und zwar des Zweiersystems, ausgedrückt. Die Messungen der Röntgenstrahlung nach transversaler Durchstrahlung des Objektes werden sobald wie möglich von der analogen Form der Messung selbst in die digitale Form umgewandelt. Der dann folgende Prozeß, der die Überführung der Meßwerte in die in den Bildelementen der Bildmatrix ausgedrückten Schwächungswerte bewirkt, heißt Rekonstruktionsalgorithmus des Verfahrens. Dabei wird der gesamte notwendige Rechenprozeß in so kleine Einzelschritte zerlegt, daß sie der Abbildungsprozessor verarbeiten kann.

Ein Beispiel eines einfachen Algorithmus wurde bereits in Abb. 3.11 gezeigt. Um die großen Datenmengen der Computertomographie bewältigen zu können, muß man von der direkten Lösung der Gleichungen absehen und Näherungsverfahren anwenden. Bei den algebraischen Algorithmen macht man zunächst eine Annahme, z. B. die, daß das ganze Objekt die Schwächung von Wasser besitzt. Dann berechnet man daraus die transversalen Projektionen, wie sie auch aus den Messungen vorliegen, und vergleicht diese mit den Meßwerten. Nun wird nach einem geeigneten Verfahren eine Korrektur der Annahme in einem einfachen Rechenschritt ermittelt, und die sich mit dieser Korrektur ergebenden Werte werden aufs neue mit den Meßwerten verglichen. Nötigenfalls erfolgt eine weitere Korrektur. Es gibt Verfahren, bei denen die erste Korrektur bereits ein hinreichend gutes Resultat liefert. Die Zahl der nötigen Folgen von Korrektur und Vergleich mit den Messungen ist bei einem guten Verfahren klein. Man sagt: Ein gutes Verfahren konvergiert rasch gegen die genauen Werte.

Die heute gebräuchlichsten Algorithmen für die Computertomographie basieren auf der Idee der „gefilterten Rückprojektion". Zum Verständnis hilft wieder ein Gedankenexperiment. Das Objekt sei so beschaffen, daß ein einziges Volumenelement eine gewisse Schwächung bewirke; der Rest des Objektes sei

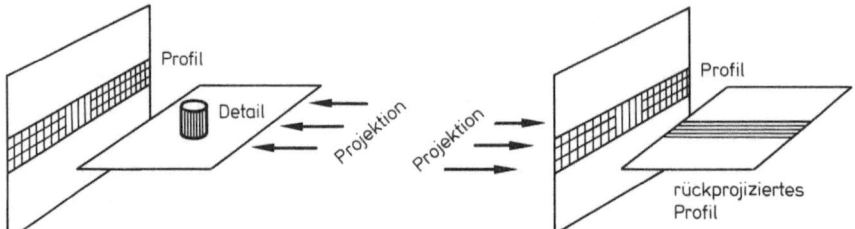

Abb. 3.12. Projektion eines Details und dadurch mögliche Rückprojektion des entstandenen Profils. Durch Rückprojektion vieler Profile aus unterschiedlicher Richtung entsteht eine Art Bild des Details

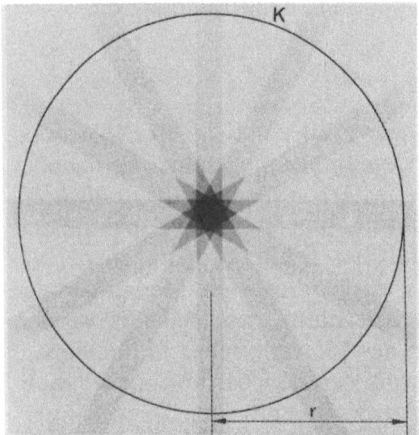

Abb. 3.13. Rückprojektion von Profilen aus unterschiedlichen Richtungen führt zu einer Konzentration des Signalparameters (z. B. Schwärzung, Dichte usw.) am Ort des Details. Je mehr Profile verwendet werden, desto genauer repräsentiert das entstehende Bild das Detail und desto mehr treten die Strichartefakte in den Hintergrund. Im Mittel bleibt jedoch ein Restsignal, das entlang des Kreises K das $1/r$-fache des Bildsignals beträgt

für die Strahlung transparent. Wird nun diese idealisierte Schicht aus einer Anzahl von Richtungen projiziert, so wird an der entsprechenden Stelle, die dem oben bezeichneten Voxel entspricht, eine kleine Eindellung des Dosiswertes bei allen Profilen beobachtbar sein (Abb. 3.12). Projiziert man alle gewonnenen Profile aus jeweils der richtigen Position und Richtung auf eine Ebene und interpretiert man die Schwächung durch das zentrale Voxel als „grau", so werden als „Bild" graue Streifen entstehen, welche sich alle an der gleichen Stelle, die dem Voxel mit erhöhter Schwächung entspricht, überschneiden und dort verdichten. Diesen Prozeß nennt man „Rückprojektion" (englisch: „back projection"). Allerdings entspricht das so erzielte Bild nicht exakt den Vorstellungen vom Original. Man beobachtet am Ort des „Bildpunktes" zwar einen Wert, der den ursprünglich dort herrschenden Schwächungswert ausdrückt. In der Umgebung des dem Voxel entsprechenden Pixels beobachtet man jedoch einen Streifen-aufweisenden Artefakt, dessen Mittelwert entlang eines zum Detail konzentrischen Kreises sich als Helligkeitsabfall nach dem Gesetz $1/r$ darstellt, wenn r

Algorithmen

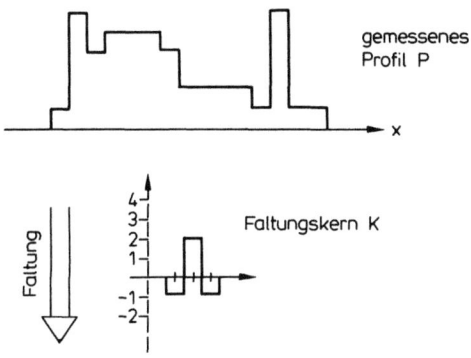

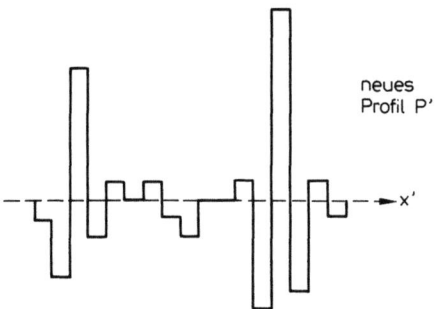

Abb. 3.14. Filterung eines Profils durch Faltung. Durch geeignete, der gesamten Übertragung entsprechende Wahl des Kernes K kann man die Profile für die Rückprojektion vorbereiten und dort entstehende systematische Fehler im voraus korrigieren. Im vorliegenden willkürlichen Beispiel wurde ein Faltungskern gewählt, der eine Verstärkung der Strukturierung bewirkt, ähnlich dem Fall der Korrektur des Fehlers für die Rückprojektion. Der Faltungskern K besagt, daß jeder Punkt des Profils P mit 2 zu multiplizieren, der rechte und linke Nachbar dieses Punktes mit −1 zu multiplizieren und diese 3 Werte zu addieren sind. So erhält man den entsprechenden Punkt des neuen Profils P'

der Abstand von der Mitte des Details ist (Abb. 3.13). Da man dies jedoch weiß, kann man diesen Artefakt wegrechnen. Bildpunktentstehung und Artefakt ergeben sich in gleicher Weise unabhängig davon, an welcher Stelle das betrachtete Voxel in der Schicht liegt. Die Überlagerung der Umgebung eines Bildpunktes mit diesem Artefakt bleibt auch richtig, wenn alle Voxel der Schicht unterschiedlich sind. Von jedem Bildpunkt geht dann eine Wirkung auf die Nachbarschaft aus, die der Signalamplitude desselben Punktes entspricht. Damit ist aber auch der Weg bekannt, in welcher Weise das Bild korrigiert werden kann. Diese Korrektur nennt man Filterung.

Entsprechend dem Gedankenexperiment zieht man von jedem Pixel der näheren und ferneren Nachbarschaft eines jeden Pixels einen Korrekturbetrag ab, der proportional dem Signal dort ist. Mathematisch läßt sich zeigen, daß man, anstatt eine solche Operation am fertigen Bild zu vollziehen, die Durchstrahlungsprofile der Schicht bereits mit einer solchen Korrektur behandeln kann. Man filtert also die Profile. Wird so vorgegangen wie beschrieben, wird also von den Nachbarmessungen eines Punktes ein Korrekturwert abgeleitet und zu den Nachbarpunkten addiert bzw. von innen subtrahiert und geschieht dies für alle Messungen des Profils, so spricht man von einer *Faltung* (Abb. 3.14). Die Vorschrift, welche die gewichtsmäßige Verteilung dieser Korrekturwerte der Form nach beschreibt, heißt *Faltungskern*. Durch unterschiedliche Faltungskerne können unterschiedliche Wirkungen auf das Bild erzeugt werden. So kann neben der Korrektur des vorangehend beschriebenen Artefaktes eine Verstärkung von Kanten im Bild, also eine Art Harmonisierung, ebenfalls durch Faltung bzw. durch die Art des Kernes bewirkt werden.

Eine weitere Methode zur Filterung besteht darin, daß man die Profile vor der Rückprojektion einer Frequenzanalyse unterwirft und dann den Bildfrequenzen eine Bewertungsfunktion zuordnet. In einem solchen Falle spricht man von Fourier-Filterung.

Weiter besteht die Möglichkeit, das Bild selbst zunächst in der Fourier-Darstellung zu erzeugen und erst durch Rückwandlung zur Darstellung zu bringen.

Neben der Bilderzeugung werden den Algorithmen noch weitere Aufgaben zugeordnet. So müssen die Messungen kalibriert und normiert werden, damit nicht nur ein topographisch, sondern auch ein quantitativ richtiges und mit anderen vergleichbares Bild entsteht.

Da die Röntgenstrahlen eine mehr oder weniger starke Aufhärtung beim Durchtritt durch das Objekt erfährt, muß mit Hilfe der Algorithmen eine Korrektur dieser Aufhärtung in mehr oder weniger großem Umfang erfolgen. Eine weitere Aufgabe der Algorithmen ist die Reduktion von Artefakten im Bild.

Die Bildauswertung und Darbietung erfordern gesonderte Algorithmen. Darüber erfolgen jedoch später einige Anmerkungen, und zwar unter dem entsprechenden Abschnitt.

3.3.3 Datenerfassung

Die Aufnahme der Profile für die Rekonstruktion des Bildes zur Computertomographie geschieht mit Aufnahmesystemen, welche meist als „Scannergenerationen" bezeichnet werden. Da der Ausdruck Generation die zeitliche Folge und gegenseitige Ablösung in einer Weise betont, wie dies nicht der Realität entspricht, sollen die verschiedenen Aufnahmesysteme nach „Typen" geordnet werden.

Als Typ 1 bezeichnet man eine Anordnung, bei der dem Fokus der Röntgenröhre ein einzelner Detektor, z. B. ein NaJ-Kristall mit angesetztem Photomultiplier, gegenübersteht (Abb. 3.15). Die Aufnahme der Durchstrahlungsprofile erfolgt, indem das Joch, welches die Fokus-Detektor-Kombination trägt, nach Art einer linearen Abtastung über das Objekt geführt wird. Jeweils über eine kleine Meßstrecke werden alle Signalwerte addiert und so ein Meßpunkt gewonnen. Das anschließende Meßintervall wird dem folgenden Meßpunkt zugeordnet, bis eine vollständige transversale Projektion der Schicht erfaßt ist. Es folgt eine kleine Drehung des Joches, welches Strahler und Detektor verbindet, und die Abtastung des nächsten Profiles aus einer etwas anderen Richtung kann vor sich gehen. Das Verfahren muß so lange fortgesetzt werden, bis die Schicht aus allen Richtungen projiziert ist. Üblich sind Winkelinkremente zwischen 2 Projektionen von z. B. 1° und somit 180 Profile. Würde man mehr als 180° überdecken, so würden sich die zuerst durchgeführten Profilmessungen wiederholen.

Die Projektion aus 180° gibt das gleiche Ergebnis wie die Projektion der Schicht aus 0°. Der Satz der Profile für die Rekonstruktion der Schwächungswerte ist also damit vollständig.

Nachteil des Typ-1-Systems ist die sehr lange Aufnahmedauer und die sehr schlechte Nutzung der Röntgenstrahlung wegen des sehr eng eingeblendeten

Datenerfassung

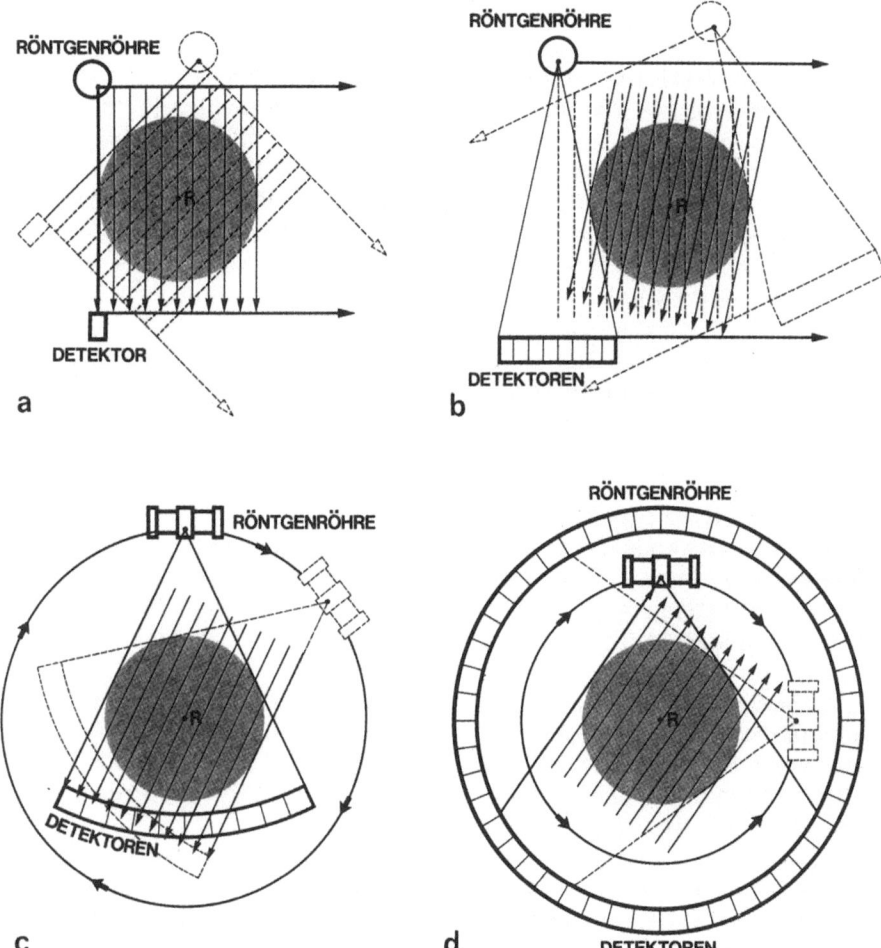

Abb. 3.15a–d. Scannertypen. *R* Rotationszentrum des Scanners. **a** Eindetektorsystem mit Messung der Einzelwerte für die Profile nacheinander Punkt für Punkt (Pencil-beam-System). **b** Durch Erweiterung des Eindetektorsystems und Beibehaltung des grundsätzlichen Abtastprinzips werden mehrere Profile gleichzeitig aufgenommen. **c** Rotationssystem mit das Objekt vollständig erfassendem fächerförmigen Strahlenbündel und fester Koppelung zwischen Strahler und Detektorreihe (Fan-Scanner, Fächerscanner). **d** Fächerscanner mit ortsfester 360°-Anordnung der Detektoren. Die Strahlenquelle rotiert während der Aufnahme um den Patienten

Strahlenbündels. Eine Verbesserung erreicht man in diesen beiden Punkten zumindest hinsichtlich der gesamten Untersuchungsdauer, aber auch für die Belastung der Röntgenröhre, wenn man 2 Schichten gleichzeitig mit Hilfe eines Doppeldetektors aufnimmt. Man hat jedoch bald erkannt, daß mit Typ-1-Systemen, für die eine Aufnahmedauer pro Schicht im Minutenbereich erforderlich war, die gewünschten kurzen Aufnahmezeiten nicht erzielbar sind. Eine Modifikation verbessert die Situation erheblich: Setzt man nicht nur einen Detektor pro Schicht ein, sondern eine Anzahl von Detektoren, so können mehrere Durchstrahlungsrichtungen bei gleicher Abtastmechanik gleichzeitig erfaßt werden. Diese Modifikation heißt Typ-2-System. Typisch ist die Anwendung von 30 Wismutgermanat-Kristallen mit zugeordneten Photomultipliern als Detektorsystem. Die simultane Aufnahme von 30 Profilen ermöglicht nicht nur eine Reduktion der Aufnahmezeit für die Schicht, sondern auch eine Erhöhung der Zahl der Projektionen und somit eine Erhöhung der Qualität des Bildes. Wird der Öffnungswinkel des Fächers des Strahlenbündels, das von den 30 Detektoren erfaßt wird, auf 15° festgelegt, so werden pro Winkelgrad doppelt so viele Profile gemessen wie im ersten Beispiel. Das Winkelinkrement ist 15°, und vom Prinzip her könnte somit zur Erfassung von 180° für einen vollständigen Satz von Profilen die Aufnahmezeit pro Schicht auf $1/15$ des Typ-1-Systems reduziert werden. Typische Aufnahmezeiten solcher Systeme liegen zwischen 10 und 40 s.

Die Entwicklung nahm einen sehr raschen Lauf. Waren 1971–1975 Typ-1-Systeme verfügbar, so muß die Periode von 1975–1976 als die Zeit der Typ-2-Systeme angesehen werden. Aber auch heute noch leisten Typ-2-Scanner hervorragende Dienste, z.B. für Hirnuntersuchungen. 1976 begann die Zeit der Rotationssysteme mit weit geöffnetem Strahlenfächer.

Fächerscanner (englisch „fan scanner") erreichen Aufnahmezeiten für einen vollständigen Satz von Profilen bis herab in den Bereich von 1 s. Es gibt davon 2 Arten, nämlich Systeme des Typs 3 mit Rotation der Detektor-Röhren-Kombination und Systeme des Typs 4 mit rotierendem Strahler und stationärem Vollkreisdetektor.

Die meisten Typ-3-Systeme werden mit einem Xenongasdetektor und gepulster Röntgenstrahlung hergestellt. Aber auch Halbleiterdetektoren sind für diese Systeme in Gebrauch. Die Zahl der Detektorelemente beträgt je nach Zielsetzung der Computertomographieanlage 256 oder mehr. Hochauflösende Systeme werden mit mindestens 512 Detektorelementen gebaut.

Typ-4-Systeme sind durch eine sehr große Anzahl ortsfester Detektorelemente gekennzeichnet. Dies ist verständlich, wenn man bedenkt, daß ja in jedem Augenblick nur ein Teil der Gesamtheit aller Elemente genutzt werden kann. Als Detektoren werden Halbleiterbauelemente eingesetzt.

3.3.4 Anlagen zur Computertomographie

Eine Anlage zur Röntgen-Computer-Tomographie (Abb. 3.16) besteht aus einem verkleideten Aufnahmesystem, in der englischen Literatur als „gantry" bezeichnet, einem Patientenlagerungstisch, mit dessen Hilfe die Position des Patienten, also auch die Wahl der Schichtposition, herbeigeführt wird, dem Computersystem zur Bildberechnung und zur Steuerung der Anlage sowie zur Speicherung und Auswertung des Abbildungsergebnisses, und den Einrichtungen zur Bilddarbietung und Dokumentation. Die Bezeichnung CT-Scanner wird unterschiedlich verwendet, nämlich entweder für die gesamte Anlage oder nur für das Aufnahmesystem. Dem Aufnahmesystem zugeordnet ist detektorseitig eine entsprechende Meßelektronik und strahlerseitig ein hinreichend leistungsfähiger Röntgengenerator.

Das Aufnahmesystem beinhaltet eine Strahler-Detektor-Kombination und die mechanischen Bauelemente für die Scanbewegung nach einem der im vor-

Anlagen zur Computertomographie 87

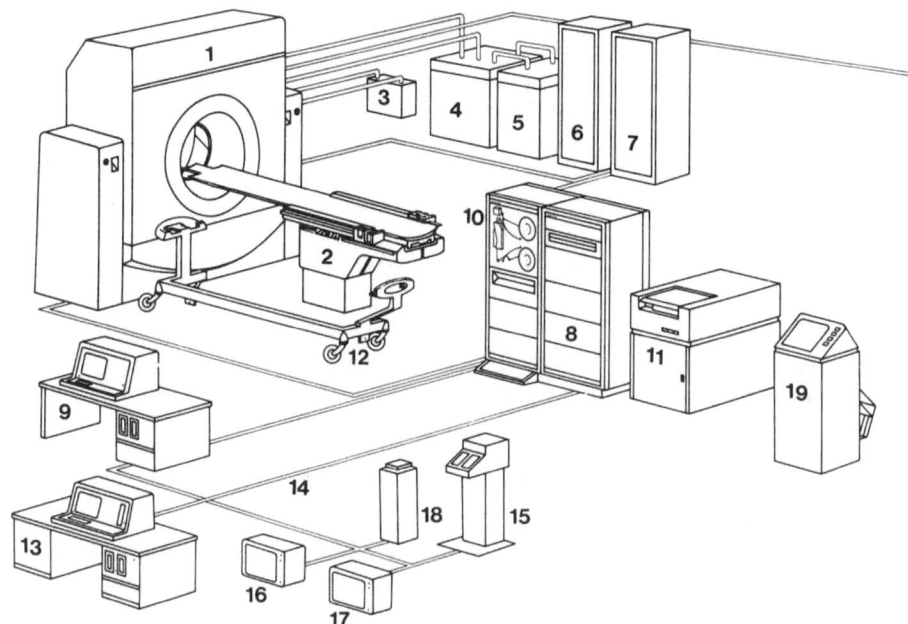

Abb. 3.16. Beispiel einer CT-Anlage (Philips Tomoscan 300-System). *1* Abtasteinheit mit Röntgenstrahler und Detektoranordnung, *2* Patientenlagerungstisch, *3* Kühlwassereinheit, *4* Tetrodentank, *5* Hochspannungserzeuger, *6* Leistungsschrank, *7* Steuerschrank, *8* Computerschränke mit Rekonstruktionsrechner, *9* Bedienpult mit Bildwiedergabe und Lichtgriffel, *10* Magnetbandeinheit, *11* Großplattenspeicher, *12* Patientenfahrwagen, *13* Unabhängige Auswerteeinheit, *14* Data Link, *15* Multiformatkamera, *16* Schwarzweißfernsehsichtgerät, *17* Farbfernsehsichtgerät, *18* Polaroidkamera, *19* Printer-Plotter

angegangenen Abschnit beschriebenen Typen. Äußerlich besteht das Aufnahmesystem aus einem kompakten Block, in dessen Mitte sich die Patientenöffnung befindet, und zwar in Form einer mehr oder weniger weiten zylindrischen Öffnung. Die meisten Systeme können sowohl Hirnscans als auch Scans aller Körperregionen ausführen. Entsprechend ist die Öffnung so weit, daß der Körper des Patienten mit Hilfe des zugeordneten Lagerungstisches hindurchgeschoben werden kann.

Um die Aufnahme schräger Schichten zu ermöglichen, ist das Aufnahmesystem der meisten CT-Anlagen neigbar. Die genaue Einstellung der gewünschten Schicht kann mit Hilfe von Lichtmarken nach äußeren Körpermerkmalen erfolgen. Eine genauere Möglichkeit zur Wahl der Schichtposition bietet ein grobes digitales Projektionsradiogramm bei Rotationssystemen. Dabei wird der Patient langsam durch die Öffnung des Aufnahmesystems geschoben und gleichzeitig die Röntgenstrahlung der über oder seitlich zum Patienten eingestellten ruhenden Röntgenröhre eingeschaltet. Der Detektor liest dann gleichsam nach einer „Ganzzeilenmethode" ein Projektionsradiogramm, das als Scanogramm, Topogramm oder Scoutview bezeichnet wird. In diesem elektronischen Röntgenbild kann anschließend die Position der gewünschten Schichten bezeichnet und vom System automatisch eingestellt werden.

3.3.5 Das Röntgen-Computer-Tomogramm

Aus den Transversaldurchstrahlungen der Schicht, also aus den Profilen, wird mit Hilfe der Rekonstruktionsalgorithmen eine Bildmatrix berechnet, deren Inhalt in jedem Pixel die Schwächung der Röntgenstrahlung im zugehörigen Voxel der Schicht repräsentiert. Es liegt ein digitales Bild vor, d.h. alle Werte der Signalkomponenten des Bildes sind in Zahlen ausgedrückt. Man könnte dabei als Skala für die Darstellung ohne weiteres die Schwächungszahlen µ aus dem Schwächungsgesetz für Röntgenstrahlung wählen. Es hat sich jedoch als zweckmäßig erwiesen, daß eine relative Skala benutzt wird, die auf den Schwächungswert für Wasser bezogen ist. Die H-Skala für die Schwächungswerte bezieht sich auf den linearen Schwächungskoeffizienten von Wasser für eine monochromatische Strahlung von 73 keV. Es gilt:

$$H = \frac{\tilde{\mu} - \mu_{Wasser}}{\mu_{Wasser}} \cdot 1000.$$

H ist der Schwächungswert für ein Volumenelement, dessen mittlerer linearer Schwächungskoeffizient $\tilde{\mu}$ beträgt. Nach dieser Skalentransformation von der µ-Skala zur H-Skala ist der H-Wert für Wasser 0 und für Luft −1000.

Je nach den Abbildungsbedingungen ist eine Genauigkeit der Berechnung des Bildes bis auf ±1 H üblich. Das bedeutet, daß ein Computertomogramm pro Bildpunkt 2000 und mehr unterschiedliche Werte annehmen kann. Die besondere Wirkung des Verfahrens bei seiner Anwendung wird deutlich, wenn man bedenkt, daß sich so z. B. Fett im Bereich von −100 bis −50 darstellt, Liquor bei 0, Blut bei +10, Hirngewebe im Bereich von +30 bis +40, Tumorgewebe bei +70 und mehr und Knochen bei +200 bis über +1000 je nach seiner Kompaktheit (Abb. 3.17, Tabelle 3.1).

Der Inhalt eines Pixels beschreibt den Mittelwert des Schwächungswertes des zugeordneten Voxels (Abb. 3.18). Nun ist aber die Einteilung der Schicht in Voxel

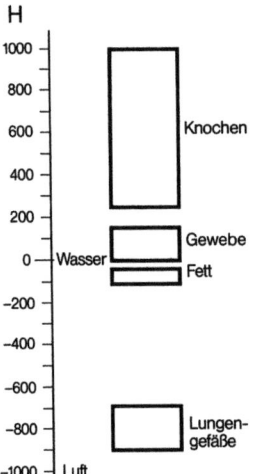

Abb. 3.17. Abbildungsbereiche für verschiedene biologisch wichtige Substanzen auf der *H*-Skala

Tabelle 3.1. H-Werte von einigen für Phantomversuche wichtigen Stoffen

	Schwächungs-wert H
Teflon	883
Delrin	368
Pertinax	286
Bakelit	263
Plexiglas	123
Lexan	105
Nylon	96
Wasser	0
Polystyrol	− 30
Polyäthylen	− 77
Paraffin	− 100
Luft	−1000

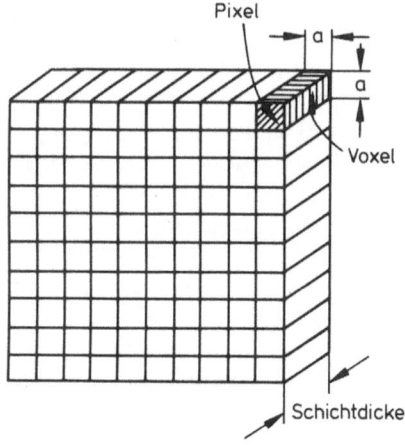

Abb. 3.18. Durch die Einteilung der Schicht infolge der Rekonstruktions- und Wiedergabematrix sind Volumenelemente (Voxel) in der Schicht definiert, welchen die Bildelemente (Pixel) im Bild zugeordnet sind. Die Maßbeziehung zwischen dem Objekt und dem Bild wird ausgedrückt, indem man die Pixelgröße als Größe der Stirnseite des Voxel angibt

einerseits willkürlich, und andererseits ist die Verteilung der Schwächungswerte im untersuchten Körper inhomogen. Da das Voxel eine endliche Ausdehnung besitzt, kann bereits innerhalb desselben eine solche Inhomogenität etwa durch an Gewebe angrenzenden Knochen vorliegen, daß der berechnete Mittelwert des Pixels keinem Wert für Körpergewebe mehr entspricht. Man spricht dann von Partialvolumina unterschiedlicher Art im Voxel. Durch den Partialvolumeneffekt an starken Kontrastübergängen kann das Abbildungsergebnis verfälscht werden. Da sich die Partialvolumina unterschiedlicher Schwächung bereits bei den Profilmessungen unterschiedlich auswirken können, sind sie auch zuweilen Anlaß von Bildstörungen und Artefakten.

Weitere Möglichkeiten für Artefakte im berechneten Bild ergeben sich aus meßtechnischen Beschränkungen des Signalumfanges, aus einzelnen Fehlmessungen, aus Bewegungen des Patienten während der Aufnahme oder aus momentanen technischen Störungen. Allerdings treten keine Bildstörungen auf, wie sie als Wischschatten von der Röntgen-Verwischungs-Tomographie her bekannt sind. Durch die Tatsache, daß starke lokale Änderungen der Schwächung der Röntgenstrahlung im Objekt bei der Aufnahme nicht immer gleich bewertet werden und daß nicht eine lückenlose kontinuierliche Aufnahme der Durchstrahlungsprofile der Schicht erfolgt, können von dem lokalen wahren Schwächungswert des Meßstrahles abweichende Werte in die Rekonstruktion eingehen. Die dann entstehenden Artefakte sind bei den Konstrukteuren als „Aliasingartefakte" bekannt. „Aliasing" kommt von „alias" (lat.: anders).

Eine Bewegungsunschärfe nach Art der Projektionsradiographie gibt es bei der Röntgen-Computer-Tomographie nicht. Es wurde bereits angemerkt, daß nichtperiodische Bewegungen zu Artefakten meist in Form von Strichen im Computertomogramm führen. Periodische Objektbewegungen, wie z.B. die Herzbewegung, können je nach Aufnahmezeit und Aufnahmeart unterschiedliche Abbildungsergebnisse nach sich ziehen, die manchmal mehr an die Unschärfe der Projektionsradiographie erinnern, meist aber eine komplizierte Artefaktstruktur darstellen. Durch Auswahl von geeigneten Profilen für die Rekonstruktion des Computertomogramms mit Hilfe eines EKG (EKG-Triggerung) kann das Abbildungsergebnis verbessert werden.

Das Auflösungsvermögen im Bild wird begrenzt durch die Pixel- und Voxelstruktur, durch meßtechnische Gegebenheiten sowie durch die Art der Bildberechnung. Es ist offensichtlich, daß die durch die Matrixstruktur gegebene Auflösungsgrenze nicht überschritten werden kann. Will man die Auflösung in Längeneinheiten im Objekt ermitteln, so muß man die Rekonstruktionsmatrix dem Objektfeld, das ist der maximale Durchmesser der Schicht, zuordnen. Wird das Bild mit einer feineren Matrix rekonstruiert als wiedergegeben, so muß die Wiedergabematrix als obere Schranke für die Auflösung eingesetzt werden.

Die Zahl der getrennt vom Aufnahmesystem für die Rekonstruktion erfaßten Meßstrahlen und die Genauigkeit, mit der diese Trennung erfolgt, stellt eine weitere Einschränkung des Auflösungsvermögens dar. Charakteristisch für solche Einflüsse sind die Öffnung des Bündels pro Detektorelement, die Gleichmäßigkeit des Bündels beim Durchdringen des Objektes und die Trennung der Detektorelemente bzw. der Meßintervalle bei der Aufnahme der Profile. Allein aus diesen Überlegungen ist es verständlich, daß das Auflösungsvermögen immer etwas kleiner sein muß als die matrixbedingte obere Schranke. Eine weitere Beeinflussung des Auflösungsvermögens ergibt sich aus der Anwendung eines Näherungsverfahrens zur Berechnung der Bildpunkte, wie im Abschnitt „Algorithmen" beschrieben wurde.

Die zuletzt genannten beiden Einflüsse auf das Auflösungsvermögen verdeutlichen, daß daraus ein Einfluß des Schwächungswertes eines Voxels auf das Abbildungsergebnis der Nachbarschaft besteht. Somit gibt es eine Analogie zur Lichtzerstreuung bei der optischen Abbildung eines Punktes, die ja eine Abhängigkeit zwischen „Kontrast und Schärfe" im Bild bedingt. Es ist also auch bei der Computertomographie durchaus sinnvoll, die Informationsübertragung mit Hilfe einer Modulationsübertragungsfunktion zu beurteilen (Abb. 3.19). Man muß dabei allerdings beachten, daß das Computertomogramm

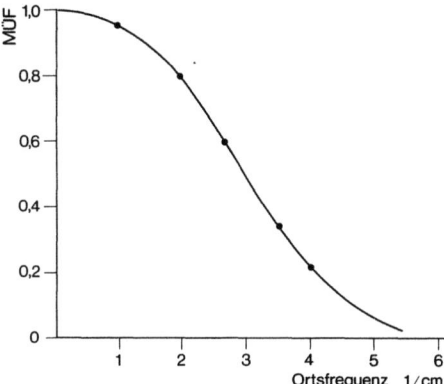

Abb. 3.19. Modulationsübertragungsfunktion *(MÜF)* für einen bestimmten Betriebszustand des Tomoscan 300 als Beispiel. Aufnahmedaten: 100 kV/180 mAs, 4,2 s; Schichtdicke 9 mm, Abtastfeld 24 cm, Matrix 256 × 256; Auflösungsgrenze 1-mm-Bohrung des AAPM-Phantoms, Auflösungsvermögen 6 1/cm mit Catphan. Andere Betriebsarten können höhere oder niedrigere Werte der MTF erreichen

kein kontinuierliches Bild darstellt wie in der Optik, sondern daß die kontinuierlich im Objekt vorliegende Information nur durch Interpolation dargestellt werden kann.

Das Auflösungsvermögen in der dritten Dimension wird durch die Schichtdicke charakterisiert. Es ist offensichtlich, daß die in Richtung der Körperachse bzw. Systemachse, also senkrecht zur Schicht, sich erstreckende Dosisverteilung einen Einfluß auf die Schicht besitzt. Man nennt diese Dosisverteilung auch „axiales Dosisprofil" (Abb. 3.20). Aber auch die Empfindlichkeit des Detektorelementes in dieser Richtung kann ungleichmäßig sein. Es ergibt sich somit eine Bewertung dieser Dosisfunktion. Entsprechend ist die Schichtdicke durch diese bewertete Dosisfunktion zu definieren. Aus Strahlenschutzgründen muß das den Detektor treffende Strahlenbündel so eingeblendet werden, daß möglichst die gesamte den Patienten durchsetzende Strahlung den Detektor trifft. Anderenfalls wäre die Schichtdicke wesentlich durch die Detektorgrenzen bestimmt.

Auch hinsichtlich der Wirkung der Strahlung auf das Bild bestehen andere Zusammenhänge als bei der Projektionsradiographie, angewandt auf große Felder, wie diese in der Röntgendiagnostik sonst gebräuchlich sind. Auch bei den Rotationsscannern mit fächerförmig geöffnetem Strahlenbündel ist praktisch kein wesentlicher Kontrastverlust in den Profilen der Schicht durch Streustrahlung zu beobachten. Unterschiede im Bildcharakter entstehen jedoch infolge der Strahlenqualität: Die Schwächung der weichen Strahlung erfolgt in starkem Maß infolge des Photoeffektes. Die Schwächung harter Strahlung hingegen wird überwiegend durch Compton-Streuung bewirkt. In CT-Systemen wird gewöhnlich ein relativ hoher kV-Wert zur Erzeugung gefilterter Bremsstrahlung angewendet, um genügend Dosis pro Voxel und somit geringes Rauschen zu erreichen. Das heißt, das CT-Bild ist in erster Linie als „Compton-Bild" anzusprechen. Gebräuchlich sind kV-Werte um 120 kV.

Verwendet man unterschiedliche Strahlenqualitäten zur Erzeugung von praktisch 2 Rekonstruktionen der gleichen Schicht, so kann man die Schwächung der Strahlung rechnerisch nach einem „Compton-Bild" und einem „Photonenbild" trennen bzw. Mischbilder erzeugen. Diese Methode wird in der Literatur als Doppelenergiemethode („dual energy") bezeichnet. Sie ermöglicht eine lokale Analyse von interessierenden Materialien, wie z.B. Knochensubstanz, oder die perfekte Korrektur des Aufhärtungsartefaktes.

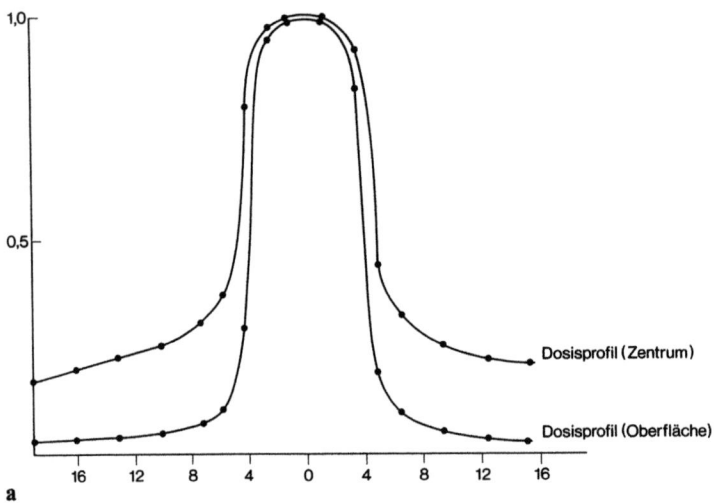

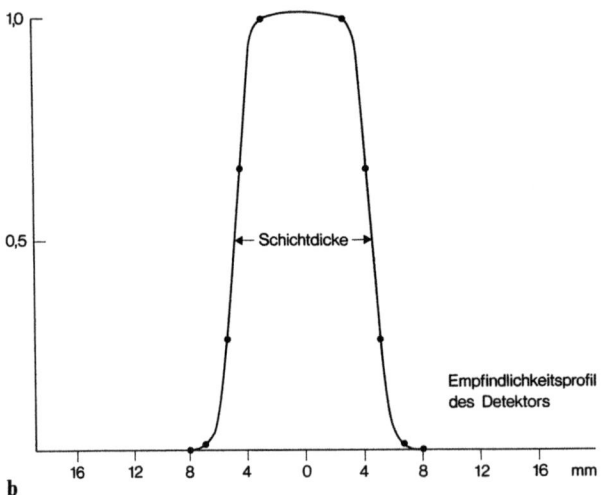

Abb. 3.20. Die Schichtdicke wird aus dem axialen Empfindlichkeitsprofil als Breite desselben in Höhe der Hälfte des Maximums ermittelt. Für Strahlenschutzfragen ist dabei das axiale Dosisprofil zum Vergleich heranzuziehen. Die Abbildung zeigt das axiale Dosisprofil und das axiale Empfindlichkeitsprofil für 9 mm Schichtdicke und 24 cm Abtastfelddurchmesser am Tomoscan 300

Es gibt eine Anzahl von Parametern zur Bildcharakterisierung, welche z. B. die Gleichmäßigkeit, die absolute Genauigkeit oder die Unabhängigkeit der lokalen CT-Werte von der gesamten Objektgröße beschreiben. Andere Parameter beziehen sich auf Justierung und Kalibrierung des gesamten Systems. Einzelheiten darüber beschreibt die Speziallliteratur. Parametersätze werden mit Hilfe spezieller Phantome (AAPM, Goodenough–Catphan) erfaßt.

Als letzte, die Auswertung des Röntgen-Computer-Tomogramms stark beeinflussende Eigenschaft des Rekonstruktionsergebnisses ist die außerordentlich

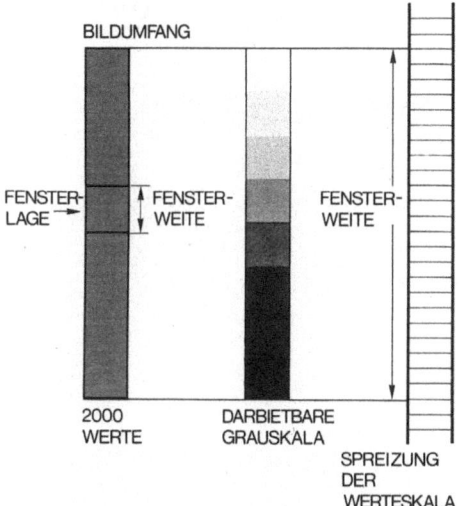

Abb. 3.21. Zur Fenstertechnik. Der Grauwerteumfang *(Bildumfang)* des rekonstruierten Bildes ist so groß, daß er nicht gleichzeitig wahrgenommen werden kann. Man wählt daher einen Ausschnitt der Werte des Bildes nach Niveau *(Fensterlage)* und eingeschränktem Umfang *(Fensterweite)*, der zur Wiedergabe der Grauskala des Darbietungssystems zugeordnet wird. Diese Methode entspricht einer Spreizung und ausschnittsweisen Betrachtung der ursprünglichen Werteskala etwa so, als seien die Graustufen auf einem Gummiband angeordnet, welches zur ausschnittsweisen Betrachtung vorher gestreckt wird. Diese Fenstertechnik genannte Methode bewirkt eine sehr hohe Kontrastverstärkung, so daß z. B. bei Hirndarstellungen Liquor von Gewebe oder gar graue von weißer Substanz unterscheidbar und darbietbar sind

große Dynamik des Bildes zu nennen. Der Werteumfang der Rekonstruktion beträgt meistens −1000 bis +1000 Einheiten. Sollen Knochenstrukturen nicht nur dargestellt, sondern auch analysiert werden, so wird die H-Skala oftmals über +1000 hinaus erweitert. Um diesen außerordentlich großen Werteumfang sichtbar machen zu können, wäre es erforderlich, das Bild nach Helligkeitswerten in eine Anzahl von Abschnitten zu zerlegen. Geht man davon aus, daß bei einer Darstellung aller 2000 Einheiten in einzelne Graustufen auch 2000 Graustufen erforderlich wären, und bedenkt man, daß das menschliche Auge nur etwa 100 Grauwerte simultan unterscheiden kann, so erkennt man, daß damit etwa 20 aneinander anschließende Grauwertbilder zur Darbietung erforderlich wären. Wie man jedoch anhand der Verteilung medizinisch interessanter Stoffe im menschlichen Körper sieht (Abb. 3.17), wären die meisten dieser Bilder uninteressant. Man wählt daher einen dem diagnostischen Zweck entsprechenden Bereich aus der Gesamtskala aus und stellt diesen mit der Zahl der verfügbaren Grauwerte dar. Diese Methode garantiert eine hinreichende Kontrastdarbietung und läßt die uninteressierenden Bereiche der Skala außer acht. Die Methode wird Fenstertechnik genannt (Abb. 3.21). Der Umfang an H-Werten, der dargeboten wird, heißt Fensterweite; der Mittelwert der dargebotenen Werte kennzeichnet die Fensterlage.

Mit Hilfe der Fenstertechnik können sehr geringe Schwächungsunterschiede, wie etwa jene, welche durch die graue und weiße Hirnsubstanz zustande kom-

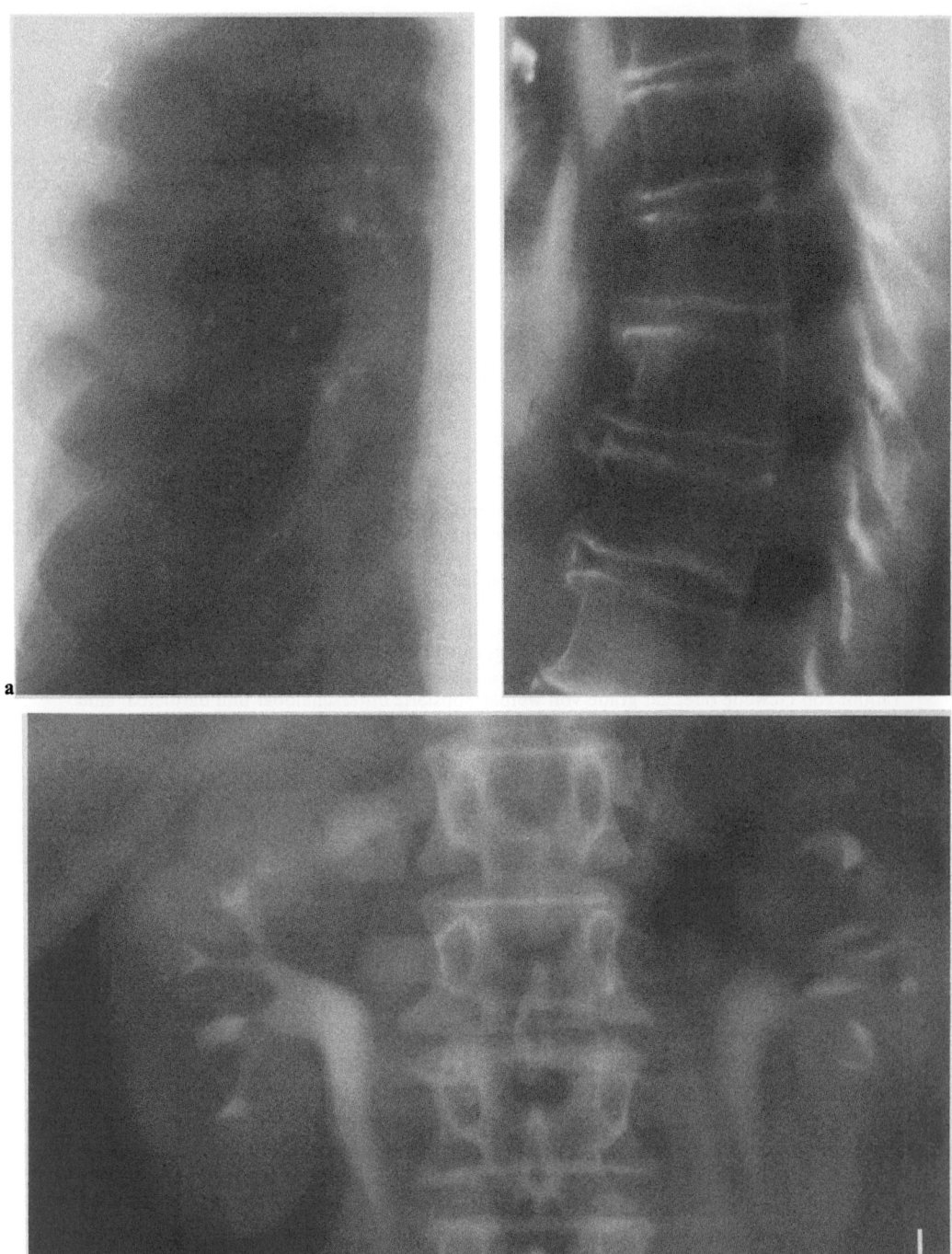

Abb. 3.22a–c. Typische Anwendungsbeispiele der Verwischungstomographie und zugleich Veranschaulichung der Hauptanwendungen. **a** Lungenschichten werden meist mit linearer Verwischung durchgeführt (hier Ausschnitt, nur eine Seite, elliptische Verwischung). **b** Knochenschicht der Wirbelsäule (Ausschnitt) mit spiralförmiger Verwischung (BT-S4). **c** Organschicht mit kreisförmiger Verwischung zur Darstellung von Nieren und Nieren-Becken-Kelch-System (Polytome, 3° Kreis)

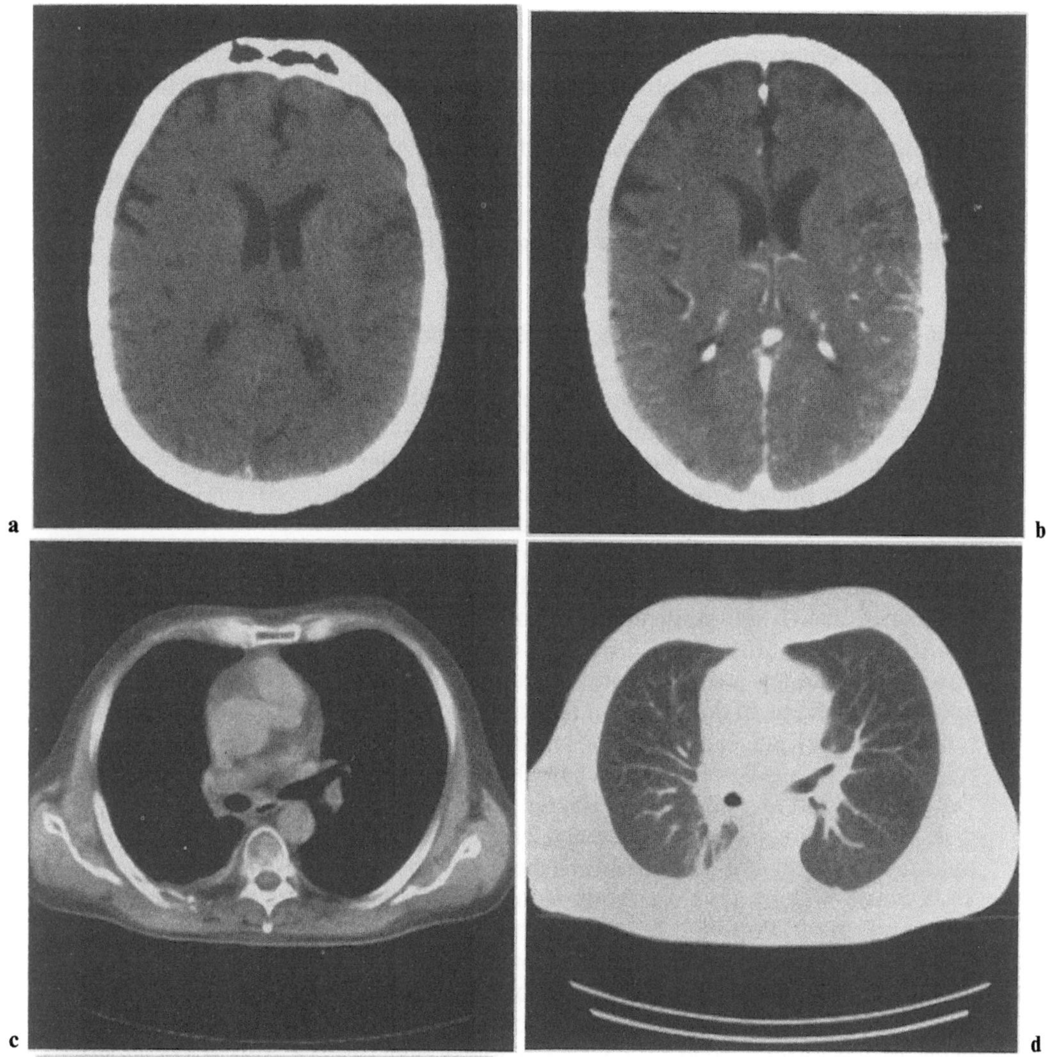

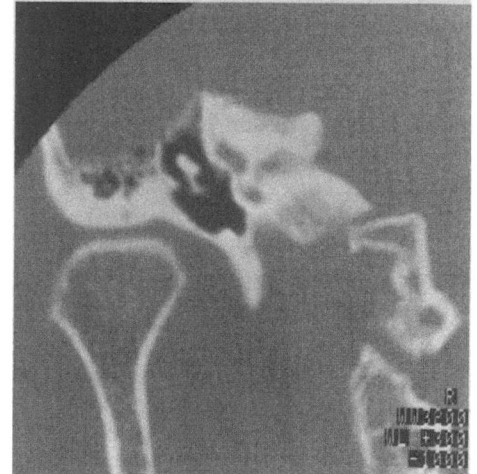

Abb. 3.23a–e. Beispiele zur Computer-Tomographie. **a** Die Auswahl eines Fensters von 80 aus 2 000 möglichen Graustufen auf einem Niveau von + 7 H führt zur Trennung von Hirn und Liquorräumen. **b** Jod-Kontrastmittel zeigt zusätzlich durchblutete Strukturen. **c** und **d** sind Wiedergabebeispiele derselben Thoraxschicht. Aus den 2 000 Grauwerten wurde das Mediastinum bei + 50 H und 400 Fensterweite (**c**) dargestellt. Die Lungengefäße (**d**) sind ohne Kontrastmittel bei − 700 H und 600 Fensterweite deutlich sichtbar. **e** Beispiel hochauflösender CT des Felsenbeins mit Darstellung des Hammers (alle Aufnahmen: Applikationsaufnahmen mit Systemen aus der Philips Tomoscan 300-Familie).

men, unterschieden werden. Der kleinste Unterschied zweier Schwächungen, der noch erkennbar ist, charakterisiert die Kontrastempfindlichkeit, oft auch Dichteauflösung oder Kontrastauflösung genannt, im Gegensatz zur oben beschriebenen räumlichen Auflösung. Die Kontrastempfindlichkeit kann ebenfalls mit Hilfe von Phantomen bestimmt werden. Als Phantomsubstanzen werden dabei z. B. Zuckerlösungen unterschiedlicher Konzentration angewendet. Die Kontrastempfindlichkeit eines CT-Systems hängt von den Komponenten des Rauschens, insbesondere von der im Voxel verfügbaren Dosis, ab.

3.3.6 Bilddarbietung, Auswertung und Rekonstruktion

Die Fenstertechnik, d.h. die Wiedergabe des Ergebnisses der Bildberechnung in Form eines problemorientierten Ausschnittes der Skala der Schwächungszahlen auf einem Monitor, ist ein wesentlicher Bestandteil der CT-Methode geworden. Alle Arten der Bildverarbeitung beziehen sich auf die Eigenschaft des Computertomogramms als digital verfügbares Bild.

Bezüglich Darbietung und Dokumentation hat sich eine Anzahl von Methoden als effektiv erwiesen: Sofortbetrachtung und Darbietung der Bilder einschließlich der visuell kontrollierten Anwendung der Fenstertechnik erfolgen mit Hilfe einer Braunschen Röhre, also einem Monitor. Dabei kann das Signal vor der Darbietung aus der digitalen Darstellung in die Videodarstellung umgewandelt werden. In der digitalen Darstellung bestehen Möglichkeiten zur mittelfristigen oder langzeitigen Speicherung des vollständigen Bildes auf Datenträgern, wie sie aus der elektronischen Datenverarbeitung bekannt sind. Solche Datenträger sind Magnetbänder, Magnetplatten, flexible Magnetplatten („floppy disks"). Neuerdings werden Massenspeicher etwa auf der Basis des DOR („digital optical recorder") zur dokumentarischen Speicherung eingesetzt. Auf einer DOR-Platte, welche etwa die Abmessungen einer Schallplatte besitzt, können 1000 und mehr vollständige Rekonstruktionen (rekonstruierte Bilder) aufgezeichnet und nichtlöschbar gespeichert werden.

Die photographische Dokumentation des Abbildungsergebnisses erfolgt überwiegend als Monitorphotographie mit Hilfe einer sog. Multiformatkamera. Dabei wird das Monitorbild auf photographischen Film (meist $8'' \times 10'' = 20 \times 25$ cm) automatisch aufbelichtet. Die verwendeten Kameras bieten gewöhnlich die Möglichkeit, mehrere Einzelbilder durch Teilung des Formates auf einen Film zu belichten. Daher kommt die Bezeichnung „Multiformatkamera".

Das rekonstruierte Bild liegt als Matrix mit einem pro Matrixelement zugeordneten Zahlenwert in der H-Skala vor. Infolge der Matrixeinteilung ist es einfach, Abstände und Flächen auf dem Bild mit Hilfe des Computers zu berechnen. Weiter ist es hier gebräuchlich, statistische Zahlen, wie die mittlere H-Zahl, deren Standardabweichung oder die Häufigkeitsverteilung der H-Zahlen, in einem interessierenden, durch den Beobachter zu definierenden Bereich zu berechnen. Dieser Bereich wird meistens ROI („region of interest") genannt. Die angeführte Häufigkeitsverteilung der H-Werte im ROI heißt Histogramm der H-Werte. Aus dem Histogramm kann man ablesen, ob nur ein oder mehrere Materialien die Schwächung im ROI bestimmen. So lassen sich z. B. das Ventrikelsystem von der Hirnsubstanz und der Fettanteil von der Tumormasse trennen.

In einzelnen Punkten, aber auch entlang vorgebbarer Strecken und Linien, können H-Werte abgerufen werden. Auf diese Weise ist eine Messung des lokalen Schwächungswertes möglich. Bietet das System die Möglichkeit, H-Werte mehrerer Bildpunkte und die Standardabweichung dieser H-Werte in einer kleinen definierten Umgebung nacheinander aufzurufen und gleichzeitig darzustellen, so kann ein lokaler Substanzvergleich durchgeführt werden. Die Kenntnis der genannten Standardabweichung dient dabei der Feststellung, ob der Meßwert in ausreichend homogener Umgebung liegt und nicht etwa als lokaler Meßfehler anzusehen ist.

Sind mehrere Schichten im System gespeichert, so kann man auch andere als transaxiale Schichten aus diesen rekonstruieren. Dazu ist lediglich eine Umordnung von Pixelwerten notwendig. Man stelle sich vor, daß die Bildelemente verschiedener Schichten zu einem räumlichen Gebilde zusammengesetzt sind, wobei der Abstand jeweils benachbarter Schichten dem Abstand bei der Aufnahme der Datensätze mit Hilfe des Aufnahmesystems wiederum entspricht. Dieser Abstand kann gleich der Schichtdicke, aber auch kleiner gewählt worden sein. Dann besteht computationsmäßig nur die Aufgabe, eine neue orthogonal zu den ursprünglichen Schichten liegende Schicht auszuwählen und auszugeben. Die Bildelemente dieser neuen Schicht sind dann allerdings in der Regel nicht mehr quadratisch, sondern rechteckig. Da die Schichtdicke praktisch immer größer ist als die Pixellänge, wird die neu berechnete perpendikulär zu den axialen Primärschichten liegende Schicht eine geringere Auflösung als die axialen Schichten zeigen. Dies gilt auch dann, wenn die Bildästhetik durch Interpolation verbessert wird. Wenn man den von Spiegler oft vorgetragenen Satz, „Wahrheit geht vor Klarheit", ernst nimmt, so wird man die einfachste Methode der Darstellung dieser perpendikulären Schichten bevorzugen, da sie die vorhandene Ungenauigkeit nicht durch Interpolation verschleiert.

Für die Bilddarbietung, Bildauswertung und Bildverarbeitung werden oftmals vom Aufnahmesystem unabhängige Computer verwendet, um das Basissystem selbst nicht durch die Auswertung zu belasten und für die Aufnahmen verfügbar zu halten. Trotzdem sind auch am Basissystem die Auswertefunktionen, von denen nur eine Auswahl hier genannt wurde, grundsätzlich ausführbar.

Die CT hat inzwischen ein weites Feld von Routineanwendungen erreicht, welche über die hier geschilderten hinausgehen. So seien die Methoden der Angio-CT genannt, welche nach Injektion eines Kontrastmittelbolus die Schicht angiographisch wie ein Filmwechsler in Form zeitlich konsekutiver Schichten erfassen und Durchströmungsparameter meßbar machen. Von großer Bedeutung ist die CT bei der Planung und Kontrolle therapeutischer Maßnahmen, wobei nicht allein die Strahlentherapie hier genannt werden soll. Die hochauflösende CT hat inzwischen klassische Bereiche der Verwischungstomographie, wie z. B. die Felsenbeintomographie, abgelöst.

Literatur

Ambrose J (1973) Computerized transverse axial scanning (tomography): Part 2. Clinical application. Br J Radiol 46:1023-1047

Brooks RA, Di Ghiro G (1976) Principles of computer assisted tomography (CAT) in radiographic and radioscopic imaging. Phys Med Biol 21:689-732

Buchmann F (1981a) The future of computed tomography. Medicamundi 26:23-27

Buchmann F (1981b) Röntgen-Computer-Tomographie heute. Schriftenr Dtsch Röntgenmuseum 3

Cormack AM (1963) Representation of a function by its line integrals with some radiological applications I. J Appl Phys 34:2722-2727

Cormack AM (1964) Representation of a function by its line integrals with some radiological applications II. J Appl Phys 35:2908-2913

Di Chiro J (1980) The 1979 Nobelprice in physiology and medicine. J Comput Assist Tomogr 4:241-245

Goodenough DJ, Weaver KE, Davis DO (1977) Development of a phantom for evaluation and assurance of image quality in CT scanning. Optical Engineering Jan. 1977

Habermehl A (1978) Computertomographie. Biotechn Umsch 2:282-287, 324-329, 356-360

Hounsfield GN (1973) Computerized transverse axial scanning (tomography): Part 1. Description of system. Br J Radiol 46:1016-1022

Linke G (1977) Technische Grundlagen der Computertomographie. Röntgenpraxis 30:159-180

McCullough EC (1976) Performance evaluation and quality assurance of computed tomography scanners. Radiology 120:173

Petersilka E, Pfeiler M (1977) Zur Technik der Computertomographie. Röntgenber 6:233-257

Radon J (1917) Über die Bestimmung von Funktionen durch ihre Integralwerte längs gewisser Mannigfaltigkeiten. Ber Math Klasse Sächs Ges Wiss 59:262-277

Ter Pogossian MM et al. (1976) Computed tomography of the heart. Am J Roentgenol 127:79-80

4 Strahlenschutz in der Röntgendiagnostik

F. WACHSMANN

4.1 Strahlenschutz des Patienten

Die *Röntgendiagnostik* trägt heute in der BRD mit ungefähr 0,5 mSv (50 mrem)/ Jahr von allen künstlichen Strahlenquellen bei weitem am stärksten zur Erhöhung der genetisch signifikanten Gonadendosis (GSD) bei. *Nuklearmedizin* und *Strahlentherapie* spielen demgegenüber mit etwa 0,02 mSv (2 mrem)/Jahr bzw. etwa 0,01 mSv (1 mrem)/Jahr nur eine kleine Rolle. Wenn angestellte Nutzen-Risiko-Betrachtungen zwar auch in der Regel ergeben, daß die Anwendung röntgendiagnostischer Untersuchungsmethoden gerechtfertigt ist, so müssen diese, um das Strahlenrisiko klein zu halten, doch stets so durchgeführt werden, daß die auftretenden *Patientendosen möglichst niedrig* sind.

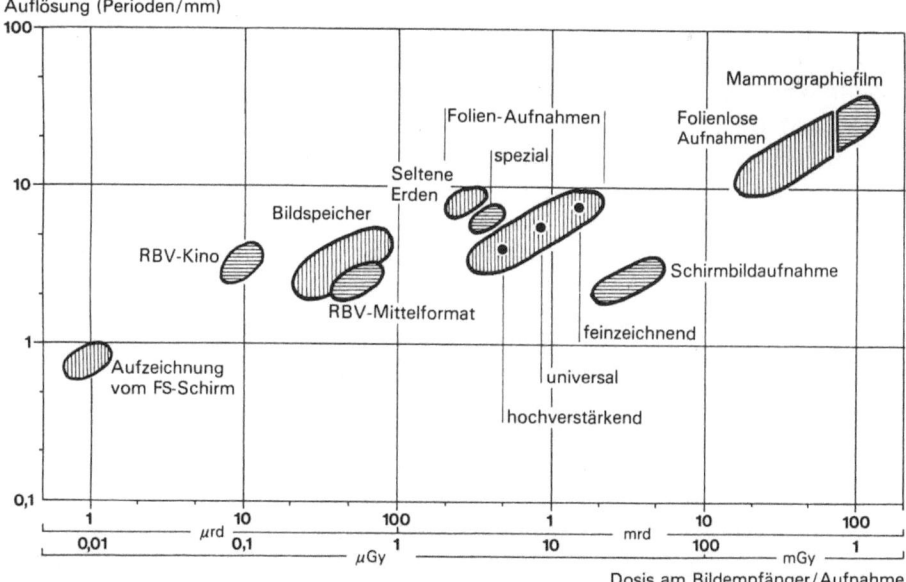

Abb. 4.1. Dosisbedarf und Auflösung verschiedener Aufnahmesysteme[1]

---

[1] [Diese und die folgenden Abbildungen und Tabellen sind der Strahlenschutzbelehrung Nr. 4 und 5 von Wachsmann/Consentius, erschienen im H. Hoffmann Verlag, Berlin (1982), entnommen]

Um dieses Ziel zu erreichen, ist vor allem folgendes zu beachten:
Bei jeder Röntgenuntersuchung ist eine *strenge Indikation* zu stellen und zu prüfen, ob nicht bereits ausreichende, evtl. andernorts gemachte Untersuchungsergebnisse vorliegen. Auch ist in gewissen Fällen zu überlegen, ob andere, nichtradiologische Untersuchungsmethoden, wie z. B. Ultraschall, Endoskopie oder Thermographie, nicht ausreichende Informationen zu liefern vermögen. Zu häufige und damit entbehrliche Röntgenuntersuchungen sind zu vermeiden.

Bei der Wahl des *Aufnahmesystems* muß man sich dessen bewußt sein, daß der Dosisbedarf der verschiedenen Systeme sehr verschieden groß ist, d. h. beim Mammographiefilm um nicht weniger als 10^5 mal höher ist als bei der Aufzeichnung von dem Fernsehschirm! Mit kleiner werdendem Dosisbedarf wird dabei in der Regel auch die Auflösung kleiner. In der Praxis wird man also ein Aufnahmesystem wählen müssen, das bei ausreichender Auflösung einen kleinen Dosisbedarf besitzt.

Beim Anfertigen von Aufnahmen haben ferner die *Aufnahmebedingungen* einen entscheidenden Einfluß auf die Dosis am Strahleneintrittsfeld und damit etwa proportional auch auf die Integraldosis und in gewissem Sinne die Keimdrüsendosis. Die Dosis am Bildempfänger dagegen ist von den Aufnahmebedingungen nur wenig abhängig.

Die Abb. 4.2 zeigt schematisch, wieviel größer etwa die Dosis am Strahleneintrittsfeld bei niedrigen *Röhrenspannungen* sein muß als bei hohem, um am Bildempfänger gleiche Dosen zu erhalten. Hohe Spannungen ergeben dabei allerdings einen geringeren Bildkontrast, so daß man also auch hier einen Kompromiß zwischen dem erforderlichen Bildkontrast und einer möglichst niedrigen Dosis wählen muß.

Ähnlich wirkt sich die benützte Filterung aus, durch die ja auch eine Aufhärtung der Strahlung erfolgt. Man kann dies auch so ausdrücken, daß man sagt, die Filterung würde diejenigen weichen Strahlenanteile, die in dem Bildempfänger vorgelagerten Gewebe praktisch vollständig absorbiert werden und diesen

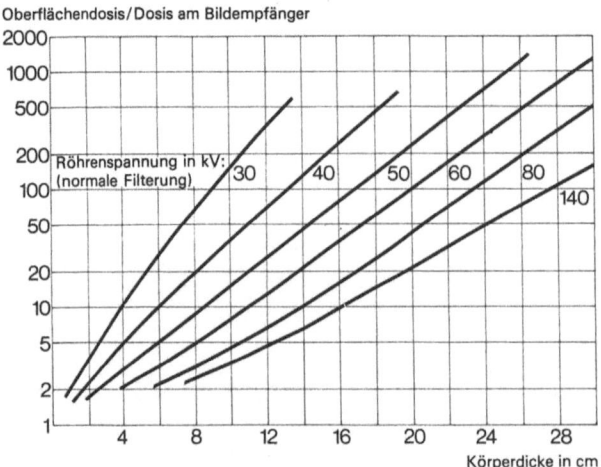

Abb. 4.2. Einfluß der Röhrenspannung auf die je Aufnahme erforderliche Oberflächendosis (FFA = 100 cm; Feld = 400 cm^2)

Strahlenschutz des Patienten

sowieso nicht erreichen, zurückhalten. Deshalb werden von den DIN-Vorschriften [1] und den Empfehlungen der ICRP [2] *Mindestfilterungen* vorgeschrieben, die unbedingt einzuhalten sind.

Die Abb. 4.3 zeigt den Einfluß der Filterungen auf die Patientendosis und besonders auf die Dosis im Strahleneintrittsfeld, wobei die Filterungen, die kleiner sind als vorgeschrieben, gestrichelt sind.

Von besonderem Einfluß auf die Patientendosis ist die Frage, ob und ggf. welche *Verstärkungsfolien* angewendet werden. Auch hier gilt es, in der Praxis aber wieder einen Kompromiß zu suchen und zwar diesmal zwischen dem Ver-

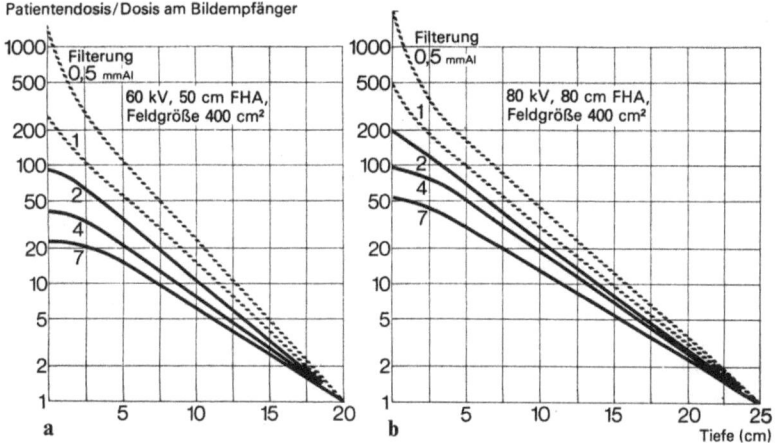

Abb. 4.3a, b. Einfluß der Filterung auf die Patientendosis. **a** 60 kV, 50 cm FHA, Feldgröße 400 cm², **b** 80 kV, 80 cm FHA, Feldgröße 400 cm²

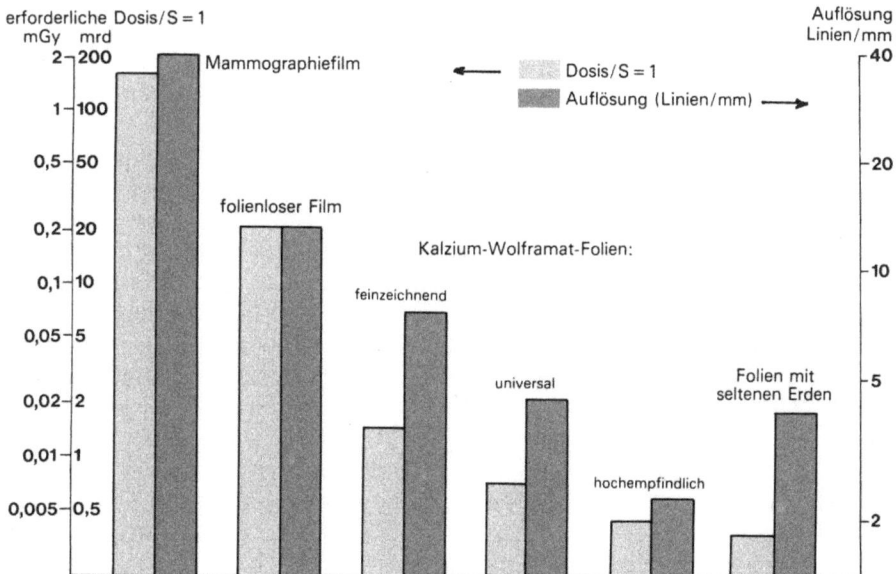

Abb. 4.4. Richtwerte für den Dosisbedarf und die Auflösung von Röntgenfilmen ohne und mit Verstärkerfolien

stärkungsfaktor der benützten Folie und ihrer Auflösung. Je größer ersterer ist, um so kleiner ist nämlich – wie in Abb. 4.4 zu sehen ist – in der Regel letzterer. Lediglich die auf der Basis Seltener Erden aufgebauten Folien gestatten, bei hoher Empfindlichkeit auch eine relativ hohe Auflösung zu erreichen.

Ähnliche Verhältnisse ergeben sich auch bezüglich der *Verlängerungsfaktoren* von *Streustrahlenrastern,* die i. allg. um so größer werden, je wirksamer die Raster sind, d. h. je größer ihr Schachtverhältnis und die Lamellenzahl/cm ist. Bei den Normalrastern ist gegenüber der Aufnahme ohne Raster jedenfalls mit einem Verlängerungsfaktor von etwa 3–4 und bei Hartstrahl- und Kreuzrastern mit Verlängerungsfaktoren von 5–6 zu rechnen. Dies bedeutet, daß die entsprechende Erhöhung der Patientendosis mit Rücksicht auf die Bildqualität in Kauf genommen werden muß. Bei der Verwendung von Streustrahlenrastern ist auch die Einhaltung des Abstandes, auf den sie fokussiert sind, von großer Wichtigkeit, da Abweichungen von diesem, ebenso wie Dezentrierungen und Verkantungen, ungleichmäßig geschwärzte Aufnahmen und damit evtl. Wiederholungsaufnahmen mit zusätzlichem Dosisbedarf zur Folge haben.

Viel, sowohl an Oberflächen- als auch an Integraldosis, kann durch *Kompression* eingespart werden, wenn diese anwendbar ist, d. h. besonders bei Aufnahmen im Abdominalbereich. Da die Gewebehalbwerttiefe der in der Diagnostik benützten Strahlungen etwa 3 cm beträgt, bedeutet eine Kompression von 3 cm schon eine 50%ige bzw. eine Kompression von 6 cm eine 75%ige Dosiseinsparung. Ganz abgesehen hiervon ist die Qualität von mit Kompression gemachten Röntgenaufnahmen durch Verringerung des Streustrahlenanteils besser als die ohne Kompression.

Von größter Bedeutung für die Kleinhaltung der Patientendosis ist schließlich aber auch die richtige, d. h. enge *Einblendung* der Aufnahmefelder und die *Lagerung und Einstellung* des Patienten!

Das *Nutzstrahlungsbündel* muß bei allen Aufnahmen so weit eingeblendet werden, daß nur diagnostisch interessierende Körperabschnitte dargestellt werden. Ein an den Filmrändern verbleibender, unbelichteter Streifen sollte als Beweis dafür dienen, daß immer richtig eingeblendet worden ist. Vor allem bei Aufnahmen von Körperregionen in der Nähe besonders strahlenempfindlicher Organe, also z. B. der Keimdrüsen, ist darauf zu achten, daß diese möglichst nicht vom Direktstrahl getroffen werden. Dort aber, wo diese Organe innerhalb des Aufnahmefeldes liegen, wie z. B. die Keimdrüsen bei Beckenaufnahmen, sollten sie, wenn immer möglich, durch einen *Gonadenschutz* abgeschirmt werden. Durch eine richtig angelegte Hodenschutzkapsel wird die Dosis an den Testes auf weniger als 1% und durch einen Ovarienschutz die Dosis an den Eierstöcken immerhin auf etwa 3–5% der Werte ohne Schutz verringert. Bei Lungenaufnahmen sind auch dem Patienten umgehängte Schutzschürzen oder am Aufnahmegerät angebrachte Schutzvorrichtungen aus Bleigummi sehr zu empfehlen.

Oft kann man auch schon durch strahlenschutztechnisch richtige *Lagerung* des Patienten und zweckmäßige *Wahl der Strahlenrichtung* sehr wesentlich zur Verringerung der Patientendosis beitragen. Immer muß durch entsprechende Einstellung oder dazwischen geschobene Blei- oder Bleigummischichten dafür gesorgt werden, daß der Direktstrahl nach Durchsetzen des Aufnahmeobjektes und des Bildempfängers abgefangen wird.

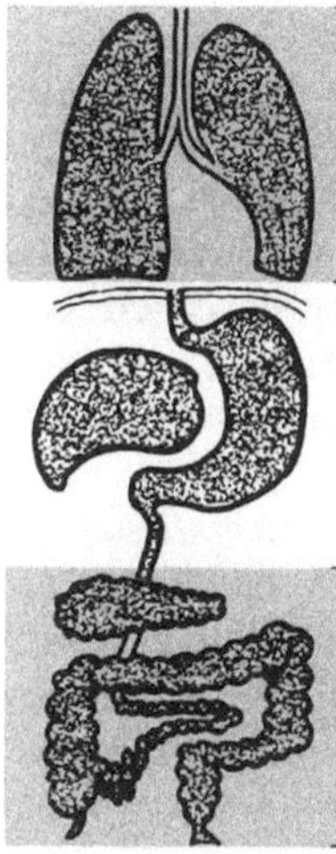

Strahlenschutz des Patienten 103

		Dosis am Strahleneintrittsfeld (nur Richtwerte!)			
		Durchleuchtung (3 Min.)		Aufnahmen	
		Leuchtschirm	BV-Fernsehen	Folien-Film	von BV
Lunge (60 kV)	mGy	10	2,5	0,15	—
	mrd	1000	250	15	—
Leber-Magen (60 kV)	mGy	15	4	2	0,4
	mrd	1500	400	200	40
Darm (90 kV)	mGy	20	6	4	1
	mrd	2000	600	400	100

Abb. 4.5. Richtwerte für den Dosisbedarf bei Aufnahmen und Durchleuchtungen

Die Verwendung von *Bleigummiabdeckungen* ist darüber hinaus auch zur Abschirmung von Streustrahlung, wo immer angängig, nicht nur zu empfehlen, sondern z. B. bei Zahnaufnahmen in Form eines Strahlenschutzschildes oder einer Patientenschutzschürze vorgeschrieben [3].

Und nun noch etwas zur wichtigen Frage *Durchleuchtung oder Aufnahme?* Sie zu entscheiden, ist selbstverständlich Sache des Arztes, wobei zu berücksichtigen ist, daß bei gewissen Untersuchungen auf Aufnahmen oder Durchleuchtungen, bzw. bei anderen auf beide, nicht zu verzichten ist. Hier können also nur für einige Beispiele Richtwerte für die bei verschiedenen Aufnahmearten und Durchleuchtungen etwa auftretenden Dosen gegeben werden (vgl. Abb. 4.5).

Man erkennt, daß der Dosisbedarf für eine *Durchleuchtung* von 3 min Dauer immer wesentlich größer ist als für eine *Aufnahme*. Aus strahlenschutztechnischen Gründen ist es, dort wo dies angängig ist, zu empfehlen, der Aufnahme – und zwar möglichst der Aufnahme vom Bildverstärker – den Vorrang zu geben. Was die Durchleuchtung anbetrifft, so muß man wissen, daß die Durchleuchtung über Bildverstärker-Fernsehkette nur etwa $^1/_3$–$^1/_4$ der Dosis erfordert, die die Durchleuchtung mit Leuchtschirm benötigt. Daß Durchleuchtungen mit Leuchtschirm nur nach erfolgter guter *Dunkeladaptation* durchgeführt werden dürfen, die immerhin mindestens 20 min erfordert, bedarf eigentlich keiner besonderen Erwähnung!

Von größter Bedeutung für die Kleinhaltung der Patientendosis und darüber hinaus überhaupt für den Erhalt brauchbarer, ausreichend kontrastreicher und nicht übermäßig verschleierter Röntgenbilder ist die *richtige Entwicklung* der Aufnahmen. Dies gilt dabei nicht nur für die Handentwicklung, sondern auch für die Entwicklung in Entwicklungsmaschinen. Um den Dosisbedarf der Aufnahmen klein zu halten, müssen Entwicklungsmaschinen auf die verwendete Filmmarke und -type stets richtig eingestellt sein und die Einstellung muß auch regelmäßig kontrolliert werden. Bei nicht richtig eingestellten Entwicklungsmaschinen kann der Dosisbedarf der Aufnahmen leicht um 50% oder auch mehr erhöht sein!

Und schließlich noch etwas über die *Strahlenempfindlichkeit* i. allg.:

Es ist bekannt, daß *Kinder und Jugendliche* — gemessen an dem Risiko der Kanzerogenese — sehr viel strahlenempfindlicher sind als Erwachsene oder gar alte Menschen [4]. Setzt man die Strahlenempfindlichkeit eines 35jährigen gleich 1, so beträgt sie bei einem 20jährigen etwa 3, bei einem 10jährigen etwa 7, bei einem 2jährigen 10, bzw. pränatal sogar etwa 50! Umgekehrt ist bei einem über 60jährigen die Gefahr der Induktion einer malignen Erkrankung kaum mehr gegeben, schon weil die Manifestationszeit einer solchen länger ist als seine Lebenserwartung.

Besondere Beachtung verdient die Möglichkeit der *Fruchtschädigung* bei Schwangeren, die besonders während der Organogenese, d. h. etwa vom 10.-100. Tag nach der Konzeption, groß ist. Deshalb sollten Untersuchungen die mit höheren Dosen im Uterus einhergehen, bei Frauen im gebärfähigen Alter möglichst in den ersten 10 Tagen nach Beginn der letzten Menses durchgeführt werden. Abweichungen hiervon sind nur in akuten, lebensbedrohenden Situationen erlaubt. An eine Schwangerschaftsunterbrechung dagegen ist nur zu denken,

Tabelle 4.1. Auf was zur Einsparung der Patientendosis alles geachtet werden muß und um wievielmal mehr Dosis etwa erforderlich ist, wenn strahlenschutztechnisch ungünstige Bedingungen gewählt werden

Vergleich Ungünstige/günstige Technik	Vielfaches der Dosis Ungünstige/ günstige Technik
1. Weite/enge Indikationsstellung	1,5- 2
2. Zahl und Format der Aufnahmen	4 - 10
3. Fehlbelichtungen und Wiederholungsaufnahmen	2 - 4
4. Wahl des Aufnahmesystems und der Aufnahmebedingungen (Mittelwerte)	10 -100 - (1000!)
4a. Folienlose Aufnahme/Aufnahme mit Verstärkungsfolie	10 -100
4b. Feinzeichnende/hochempfindliche Verstärkungsfolien	4 - 6
4c. Kalziumwolframatfolie/Folie mit Seltenen Erden	3
4d. Wenig/hochempfindliches Aufnahmematerial (Filme)	2
4e. Schirmbildaufnahme/Direktaufnahme	3 - 10
4f. Direktaufnahme/RBV-Mittelformat	5 - 15
4g. Niedrige/hohe Aufnahmespannungen	2 - 5
4h. Schwache/starke Filterung der Strahlung	3 - 5
4i. Mit/ohne Streustrahlerraster	3 - 6
4j. Ohne/mit Kompression	2 - 8
4k. Weite/enge Einblendung	2 - 4
4l. Falsche/richtige Lagerung	5 - 10
5. Falsche/richtige Dunkelkammerarbeit	2 - 4
6. Gonadendosen ohne/mit Abschirmung	10 -100

wenn die Dosis, die die Leibesfrucht während der Organbildung erhalten hat, größer war als 0,1 Gy (10 rd).

Zusammenfassend seien hier in Tabelle 4.1 noch die bezüglich *Dosiseinsparung* in der Röntgendiagnostik gegebenen Möglichkeiten aufgezählt und angegeben, wievielmal größer die Dosis beim Vergleich von strahlenschutztechnisch ungünstiger mit günstiger Technik etwa sein kann.

4.2 Strahlenschutz der Beschäftigten

Zwar gilt allgemein, daß, wenn die Patientendosis klein gehalten wird, dies auch der Dosis zugute kommt, die der Arzt und seine mit dem Anfertigen der Aufnahmen beschäftigten Helfer erhalten. Darüber hinaus müssen die in Kontrollbreichen Tätigen aber zu ihrem eigenen Strahlenschutz auch noch andere Regeln beachten, die — auch wenn diese selbstverständlich und zumeist bekannt sind — hier kurz zusammengefaßt seien:

Zunächst seien die wichtigsten *Strahlenschutzregeln* in der Tabelle 4.2 aufgezählt, deren man sich auch bei Arbeiten in der Röntgendiagnostik stets bewußt sein sollte. Die dabei geltenden Gesetzmäßigkeiten sind — kurz zusammengefaßt — mit angegeben.

Von besonderer Wichtigkeit für ein strahlenschutzbewußtes Verhalten in Röntgenräumen und in der Umgebung von Röntgengeräten ist die Kenntnis der *Strahlensituation* in den Arbeitsräumen. Das heißt, man muß die Strahlenquellen kennen, von denen die Strahlung ausgeht, vor der wir uns schützen wollen. Die *primäre und damit zweifellos stärkste Strahlenquelle ist der Röntgenstrahler* und in ihm der Brennfleck der Röntgenröhre. Bei der Entstehung von Röntgenstrahlen durch Abbremsung der durch die Hochspannung beschleunigten Elektronen wird nur das Nutzstrahlenbündel ausgenutzt, das den Röntgenstrahler durch das

Tabelle 4.2. Die wichtigsten Möglichkeiten, die Personendosen der Beschäftigten klein zu halten, und ihre Gesetzmäßigkeiten

1. Abstand von der Strahlenquelle halten
   Die Dosis nimmt mit dem Quadrat des Abstandes von einer (punktförmigen) Strahlenquelle ab, d.h. doppelter Abstand 1/4, dreifacher 1/9 Dosis usw.

2. Expositionszeit kurz halten
   Die Dosis ist um so größer, je länger die Belichtungszeit ist, d. h. halbe Belichtungszeit ergibt halbe Dosis usw. (gilt besonders für Durchleuchtungen; bei Aufnahmen ist das mAs-Produkt gegeben)

3. Abschirmungen und Schutzkleidung benutzen
   Der Schutzwert wächst exponentiell mit der Dicke der Abschirmung, d. h. 2 Halbwertschichtdicken schwächen eine (homogene) Strahlung auf 1/4, 3 auf 1/8 und 10 auf weniger als 1/1000 des Anfangswertes

4. Nicht in den Direktstrahl greifen
   Die Dosis im ungeschwächten Direktstrahl ist etwa 100mal größer als die im umgebenden Streustrahlenmantel

mit Hilfe der Blende in Größe und Form verstellbare Strahlenaustrittsfenster verläßt. Der übrige Teil der Strahlung wird in den mit Blei verstärkten Wandungen des Röhrenschutzgehäuses nach Möglichkeit absorbiert, so daß nur ein kleiner, durch Vorschriften begrenzter Rest den Strahler als Gehäusedurchlaßstrahlung durchsetzt. Dieser Strahlung muß man sich aber bewußt sein und man sollte die Oberfläche des eingeschalteten Strahlers möglichst nicht längere Zeit anfassen bzw. sich in seiner unmittelbaren Nähe nicht unnötig lange aufhalten.

Die zweite, sekundäre Strahlenquelle ist v. a. der Körper des Patienten selbst, aber auch alle von Primärstrahlung getroffenen Teile der Röntgeneinrichtungen und des Raumes, von denen Streustrahlung ausgeht. Auch dagegen sind Abschirmungen vorzusehen. Aus ökonomischen Gründen sind sie möglichst dort anzubringen, wo die Streustrahlung entsteht. Schließlich aber erzeugt auch die in alle Richtungen ausgesandte Streustrahlung überall, wo sie auf Materie trifft, Tertiärstrahlung, also v. a. an den Wänden, dem Fußboden und der Decke des Raumes. Diese ist nicht mehr wie die Primärstrahlung gerichtet, sondern isotrop, und sie erzeugt das, was man schlechthin als *„Strahlenklima"* des Röntgenraumes bezeichnet. Auf diese Tertiärstrahlung ist auch die Vorschrift zurückzuführen, die besagt, daß der Abstand eines Durchleuchtungsgerätes von der Wand mindestens 1,50 m betragen muß [5].

Die durch Abschirmungen erzeugten *Schutzzonen,* in denen die Dosisleistungen meist um Größenordnungen kleiner sind als außerhalb von diesen, sollten nach Möglichkeit nicht, und wenn zur Durchführung der Untersuchung unbedingt erforderlich, nur kurzzeitig verlassen werden.

Abschirmungen, wie Schutzkanzeln und Schutzschirme, sowie *Schutzkleidung,* wie Schutzschürzen, Schutzhandschuhe und Schutzbrillen [3], sind, wo immer erforderlich, nicht nur bereitzuhalten, sondern auch wirklich zu benützen. Besonders bei Röntgenuntersuchungen während chirurgischer Eingriffe ist das Tragen von Schutzkleidung unbedingt erforderlich! Welchen Schutz Bleigummischichten verschiedener Dicke gewähren, ist für Strahlungen von 60 und 100 kV bei den in der Röntgendiagnostik üblichen Filterungen als Richtwert in Abb. 4.6 schematisch angegeben [5].

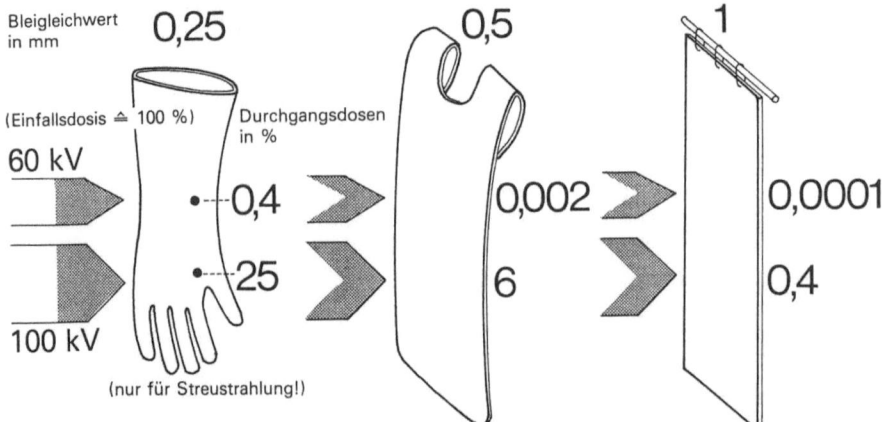

Abb. 4.6. Schutzwerte von Abschirmungen mit verschiedenem Bleigleichwert (Richtwerte)

Und schließlich noch etwas über die *Messung der Personendosis:*
Für die in der Röntgendiagnostik in Kontrollbereichen arbeitenden Personen schreibt die RöV nach § 40 die Messung der Personendosis nach 2 verschiedenen Verfahren vor. Das eine, normalerweise täglich auszuwertende Dosimeter dient der jederzeitigen Kontrolle der Dosis und ist in der Regel ein auf dem Kondensatorkammerprinzip beruhendes sog. Taschen- oder Füllhalterdosimeter. Als zweites, von einer Meßstelle längstens monatlich auszuwertendes Dosimeter wird vor allem das Filmdosimeter benutzt, das sich durch einen großen Informationsinhalt auszeichnet, indem es neben der Dosis auch noch die Art und Energie der Strahlung und die Nebenumstände der Bestrahlung erkennen läßt. Diese sind wichtig, um bei Dosisüberschreitungen Abhilfemaßnahmen treffen zu können. Auf Antrag kann die Aufsichtsbehörde Ausnahmebestimmungen erlassen und z. B. gestatten, daß die sofort anzeigenden Dosimeter nur wöchentlich abgelesen werden oder daß ein Dosimeter ganz weggelassen wird. Zur Messung von Teilkörperdosen an den Händen werden von den Meßstellen mit Thermolumineszenzdosimetern (TLD) bestückte Fingerringe ausgegeben.

Welche Regeln insbesondere bei den von den Meßstellen ausgegebenen Dosimetern vor allem zu beachten sind, ist in Tabelle 4.3 zusammenfassend aufgezählt.

Man darf die Messung der Personendosis dabei keinesfalls so auffassen, als sei sie nur für die Feststellung von *Dosisüberschreitungen* bestimmt. Die ständige Kontrolle der auftretenden Personendosen dient vielmehr schlechthin zur Kleinhaltung der Dosen, denen beruflich Strahlenexponierte ausgesetzt sind, indem sie Vergleiche mit anderen, ähnliche Tätigkeiten ausübenden Personen ermöglicht und auftretende Unregelmäßigkeiten rechtzeitig zu erkennen und deren Ursachen abzustellen gestattet. Was die nun bereits seit über 25 Jahren regelmäßig durchgeführten Messungen der Personendosis den Überwachten an Dosiseinsparung gebracht hat, zeigt eindrucksvoll Abb. 4.7, die unter Verwendung von Dosen an über 40 000 in der Röntgendiagnostik tätigen, von der Münchner Auswertungsstelle überwachten Personen erstellt wurde.

Tabelle 4.3. Die wichtigsten Regeln zur Benutzung von Personendosimetern

1. Dosimeter ordnungsgemäß, d. h. *regelmäßig tragen*
2. Dosimeter an der erwartungsgemäß am *stärksten exponierten* Stelle des Rumpfes, d. h. meist Mantelaufschlag links oder Hüfte
3. Im Zweifel *zwei oder mehrere* Dosimeter benutzen
4. Bei Strahlenschutzschürze Dosimeter *unter dieser* befestigen
5. Zur *Teilkörperdosismessung* weitere Dosimeter am Arm, Fuß usw. benützen
6. Dosimeter am Rumpf *senkrecht* befestigen (Erkennung der Strahleneinfallsrichtung)
7. *Zweites Dosimeter* nach RöV § 40 nicht vergessen oder Befreiung beantragen
8. Dosimeter in Arbeitspausen vor *Strahlung schützen*
9. *Absichtliches Exponieren* ist Unfug und wird erkannt
10. Zur Messung der Dosis an den Händen *Ringdosimeter* anfordern

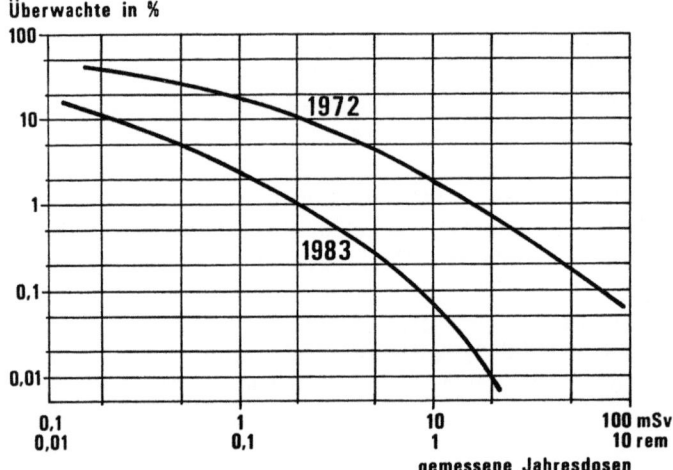

Abb. 4.7. Jahrespersonendosen von nach der RöV in der Röntgendiagnostik arbeitenden Personen

Literatur

1. DIN-Normblatt 6811 (1972) Medizinische Röntgeneinrichtungen bis 300 kV, Strahlenschutzregeln für die Herstellung. Beuth, Berlin
2. ICRP – Internationale Strahlenschutzkommission, Nr. 15/21 (deutsche Ausgabe) (1976) Schutz gegen ionisierende Strahlung aus äußeren Quellen. Fischer, Stuttgart
3. DIN-Normblatt 6813 (1980) Strahlenschutzzubehör bei medizinischer Anwendung von Röntgenstrahlen bis 300 kV. Beuth, Berlin
4. BEIR-Report (1972) The effects on populations of exposures to low level of ionizing radiation. National Academy of Sciences, National Research Council, Washington 20006
5. DIN-Normblatt 6812 (1976) Medizinische Röntgenanlagen bis 300 kV, Strahlenschutzregeln für die Errichtung. Beuth, Berlin
6. Verordnung über den Schutz von Schäden durch Röntgenstrahlung (Röntgenverordnung – RöV) (1973) Bundesgesetzblatt Teil I Nr. 18 vom 9. März 1973, S 173–192

Literatur zu Teil I

Zu Kapitel 1 und den Abschnitten 2.1.1, 2.1.2 sowie 2.3 sei für weitere Einzelheiten auf das Handbuch der medizinischen Radiologie, Bd 1, Teil 1: Physikalische Grundlagen und Technik, Springer, Berlin Heidelberg New York (1968) verwiesen.

Spezielle Hinweise stammen aus folgenden Literaturstellen:

Berger A (1961) Zum Problem der Bewegungsunschärfe der Lunge und des Herzens. Röntgen Bl 14 : 369, 16 : 122
Buchanan RA, Finkelstein SI, Wickersheim KA (1972) X-ray exposure reduction using rare-earth oxysulfide intensifying screens. Radiology 105 : 185–190
Degenhardt H (1983) Lumineszenz in der Röntgenaufnahmetechnik. GII Fachz Lab 27 : 180–183
Dietz K (1975) Die Röntgenröhre im diagnostischen Einsatz. Teil 1 und 2. Röntgen Ber 4 : 121, 211
Knedel H, Weberling R, Hagemann G (1981) Signal-Rausch-Verhältnis. Auslösung und Dosisbedarf zum Qualitätsvergleich neuer Verstärkerfolien in der klinischen Radiologie. Roentgenpraxis 34 : 168–175
Maurer H-J, Goos F (1984) Qualitätsbeeinflussung der Röntgenaufnahme durch Folie und Film. In: Stender HS (Hrsg). Thieme, Stuttgart (im Druck)
Schoknecht G (1966) Quantitative Beschreibung von Kontrastmittelaufnahmen. In: Stieve F-E (Hrsg) Die Bildgüte in der Radiologie. Fischer, Stuttgart, S 268 ff
Spiegler G, Keane BE (1961) Hart- und Weichsubstanz im Knochen. ROEFO 94 : 662
Stargardt A, Raab K, Schilling H (1979) Der Einfluß der Organbewegung auf die Abbildungsgüte und seine Messung. Radiol Diagn (Berl) 4 : 637
Zieler E (1966) Welche Faktoren beeinflussen das Strahlenrelief? In: Stieve F-E (Hrsg) Die Bildgüte in der Radiologie. Fischer, Stuttgart, S 33
Zieler E (1979) Röntgenröhren für die Diagnostik. Radiol Diagn 4 : 506

Literatur zu den Abschnitten 2.1.3, 2.2, 2.4 und 2.5 sowie zu Kapitel 4 ist bei diesen angegeben.

Teil II. Nuklearmedizinische bildgebende Verfahren

D. LANGE

1 Einleitung

Bei nuklearmedizinischen Untersuchungen werden Pharmaka peroral oder intravenös verabreicht, die mit radioaktiven Nukliden markiert sind. Dabei sind für die nuklearmedizinische Diagnostik nur solche Nuklide interessant, die γ-Quanten emittieren. Die γ-Strahlung penetriert den Körper des Patienten und kann deshalb außerhalb gemessen werden. In diesem Teil weden nur Geräte besprochen, die die von außen meßbare γ-Strahlung zu Bildern umsetzen. Diese Bilder sollen die örtliche oder räumliche Verteilung des Radiopharmakons darstellen. Aus dieser Verteilung und/oder aus der zeitlichen Änderung der Verteilung werden diagnostische Schlüsse gezogen.

Falls das markierende Radionuklid außer γ-Quanten noch β-Strahlung emittiert (β^- oder β^+), wird der Patient einer erhöhten Strahlendosis gegenüber einer Untersuchung mit einem reinen γ-Strahler ausgesetzt. Zur Strahlenbelastung des Personals trägt im Normalfall nur die γ-Strahlung bei, nicht die β-Strahlung, solange vom Personal keine Aktivität inkorporiert wird. In der Nuklearmedizin gelten daher besondere Arbeitsvorschriften bezüglich Arbeitshygiene und Überwachung. Die Arbeitsbereiche, in denen mit offenen Substanzen umgegangen wird und in denen daher ein Risiko zur Inkorporation besteht, sind Kontrollbereiche.

2 Das Detektorsystem

In diesem Teil werden die prinzipiellen Eigenschaften eines Szintillationsdetektors und sein Aufbau behandelt. Die Aussagen gelten nicht nur für die abbildenden Geräte, wie Scanner und Kamera, sondern weitgehend auch für einzelne Meßsonden, Bohrlochzähler, Ganzkörperzähler etc. Drei wesentliche Funktionseinheiten lassen sich unterscheiden:

— Der NaJ-Szintillationskristall mit Photomultiplier als eigentliches Nachweisgerät für Strahlung,
— die nachfolgende Elektronik für die Energieanalyse,
— und der Kollimator.

Da dieser letztere je nach Gerätetyp stark unterschiedlich aufgebaut ist, werden die spezifischen Eigenschaften des Kollimators bei den entsprechenden Geräten abgehandelt.

2.1 Szintillationskristall und Photomultiplier

Seit Beginn der Szintillationstechnik Anfang der 50er Jahre ist der NaJ-Kristall der vorherrschende Szintillator. Für die verschiedenen Anwendungen wird er in unterschiedlichen geometrischen Dimensionen hergestellt: Im Scanner hat der Kristall eine Dicke von 5 cm und einen Durchmesser von 12,5 cm, für eine Szintillationskamera eine Dicke von 1,25 cm und einen Durchmesser bis zu 55 cm.

Ein NaJ-Kristall hat eine hohe Absorptionsfähigkeit für γ-Strahlung. Sie beruht erstens auf dem Gehalt an Jod mit der großen Kernladungszahl $Z=53$, weshalb das Jod auch Bestandteil der Röntgenkontrastmittel ist. Der zweite Grund für die hohe Absorption ist die hohe Dichte des NaJ: $\rho = 3,67\,\text{g cm}^{-3}$. So hat z. B. ein Szintillationskristall der Anger-Kamera für die 140 keV-Strahlung des ^{99m}Tc eine Absorptionswahrscheinlichkeit von ca. 94%, davon wird der überwiegende Anteil durch Photoeffekt absorbiert.

NaJ-Kristalle sind glasklare Einkristalle. Da sie hygroskopisch sind, müssen sie nicht nur lichtdicht wegen der Empfindlichkeit des Photomultipliers, sondern auch luftdicht abgekapselt sein. Sie werden in einer Schutzgasatmosphäre hergestellt, die Hülle besteht meist aus Aluminium. Ein γ-Quant wird im Kristall entweder total durch Photoeffekt absorbiert, wobei die gesamte Energie im Kristall frei wird, oder durch Compton-Effekt gestreut. Hierbei wird nur ein Teil der γ-Energie im Kristall frei. In beiden Fällen wird die Energie auf ein Elektron übertragen, das sich im Kristall eine kurze Wegstrecke bewegt und dabei seine kinetische Energie an den Kristall abgibt. Durch eine geringe Beigabe (wenige Prozent) von Thallium wird diese Energie in sichtbares blaues Licht ($\lambda = 420$ nm) umgesetzt, das den Kristall nahezu ohne Absorptionsverlust durchdringen kann. Die Lichtquanten gelangen an einer Seite des Kristalles durch ein Quarzglasfenster in der Kristallummantelung in den optisch angekoppelten Photomultiplier (PM). Die Dauer dieses Lichtsignales liegt unterhalb einer μs, so daß der Kristall ein hohes zeitliches Auflösungsvermögen hat.

Die Abb. 2.1 zeigt die Anordnung eines Kristalles mit einem PM, wie er z. B. im Scanner verwendet wird. Hier handelt es sich meist um eine sog. „Integral-Line", bei der der Kristall fest auf das Glas des PM gekittet ist. Kristall und PM haben dann eine gemeinsame ununterbrochene Metallabschirmung. Bei der Anger-Kamera sind Kristall und die PM getrennte Einheiten, da die PM einzeln montiert werden müssen. Den optischen Kontakt zwischen dem Quarzglasfenster des Kristalles und dem PM stellt man hier mit einer sehr zähen, durchsichtigen Silikonpaste (Grease) her. Diese Paste muß blasenfrei in einer dünnen Schicht zwischen Kristallfenster und PM verteilt sein. Nach mehrjährigem Gebrauch einer Kamera kann diese Paste seine optischen Eigenschaften verschlechtern, z. B. gelblich-spröde werden, so daß sie ausgetauscht werden muß. Denn jeder Lichtverlust zwischen Kristall und PM führt zu einer Verminderung der Qualitätsmerkmale einer Kamera.

Elektronik 113

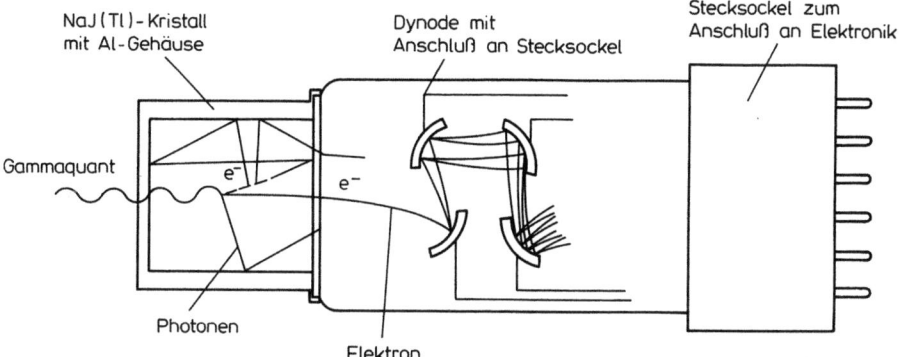

Abb. 2.1. Szintillationszähler, bestehend aus NaJ(Tl)-Szintillationskristall und optisch angekoppeltem Photomultiplier. Total- oder teilabsorbierte γ-Quanten erzeugen im Kristall Elektronen, die längs ihrer kurzen Bahn Licht emittieren. Dieses wird an der Photokathode in Elektronen umgesetzt, die im Photomultiplier vervielfacht werden

Der PM ist ein evakuiertes Glasgefäß. An der Innenseite der planen Photokathode ist in dünner Schicht eine Metallverbindung aufgedampft, aus der die Photonen des Szintillationsblitzes (Energie ca. 3 eV/Photon) Elektronen befreien können. Diese Absorptionswirkung kann man an der leicht braunen Farbe dieser Schicht erkennen. In modernen PM besteht die Photokathode meist aus einem Gemisch der Metalle K-Cs-Sb. Diese sog. Bialkaliphotokathoden haben eine hohe Empfindlichkeit, daher auch eine hohe Photonenausbeute und als Folge davon ein gutes Energieauflösungsvermögen.

Die aus der Photokathode befreiten Elektronen sind im Vakuum des PM frei beweglich. Durch die angelegte Hochspannung von insgesamt ca. 1500 V sind alle im PM vorhandenen Prallelektroden („Dynoden") in Flugrichtung der Elektronen auf die Anode hin um jeweils 100–150 V gegeneinander positiv geladen. Daher werden die Elektronen auf die jeweils nächste Dynode hin beschleunigt. Beim Aufprall wird ihre kinetische Energie von 100–150 eV umgesetzt, indem aus der auf der Dynode aufgedampften Metallschicht 2–3 neue Elektronen befreit werden. Diese Elektronen werden auf die nächste Dynode zu beschleunigt und vervielfachen sich dort entsprechend. Ein PM enthält je nach Bautyp 9–14 Dynoden und liefert Stromverstärkungen mit einem Faktor von mehr als 10^6.

Die Gesamtverstärkung eines PM hängt extrem von der Hochspannung ab. Die relative Änderung der Verstärkung ist i. allg. ca. 10mal so groß wie die relative Änderung der Hochspannung. Daher ist die Konstanz der Hochspannung für die ordnungsgemäße Funktion eines Szintillationsdetektors äußerst wichtig. Die Hochspannung gehört deshalb zu den Parametern eines Gerätes, an denen im Normalfall nichts verändert werden darf.

2.2 Elektronik

Die Signale, die der PM an der Anode liefert, sind zeitlich sehr kurz und haben nur eine geringe Amplitude. Sie müssen daher verstärkt werden. Dabei ändert

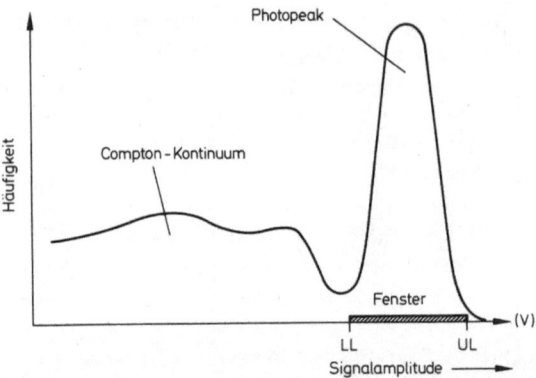

Abb. 2.2. Impulshöhenspektrum nach Absorption einer monochromatischen γ-Strahlung. Durch Photo- oder Compton-Effekt absorbierte Quanten führen zu verschieden hohen Signalen. Der Photopeak wird zur Messung benutzt durch Ausblendung eines Fensterbereiches zwischen den Amplituden LL und UL (EKD)

sich lediglich ihre Amplitude bis auf maximal 10 V, jedoch wird die Anzahl der Signale nicht verändert. Hauptzweck des Verstärkers eines Szintillationszählers ist es, die Amplitude der Signale an den Einkanaldiskriminator (EKD) anzupassen, der dem Verstärker folgt.

Dieser EKD sortiert aus dem Spektrum der verschieden hohen Szintillationsimpulse nur gewünschte Signale aus. Allein beim Nachweis der γ-Quanten entstehen schon verschieden hohe Impulse. Das in Abb. 2.2 gezeigte Impulshöhenspektrum enthält in der Photolinie (Photopeak) die Impulse der im Kristall erzeugten Elektronen nach Absorption durch den Photoeffekt. Im Compton-Kontinuum sind die Impulse der durch den Compton-Effekt im Kristall freigesetzten Elektronen enthalten. Für nahezu alle Anwendungen von Szintillationszählern ist es wichtig, nur Signale aus der Photolinie nachzuweisen. Daher hat ein EKD grundsätzlich immer 2 einstellbare Schwellen, auch im Falle von Automatiktasten, die das sog. Fenster eingrenzen: Nach Abb. 2.2 werden kleinere Signale als LL nicht nachgewiesen und ebenfalls nicht größere Signale als UL. Nur innerhalb dieses Fensterbereiches zwischen LL und UL auftretende Signale erzeugen ein Ausgangssignal (Abb. 2.3). Dieses hat immer die gleiche Amplitude, unabhängig davon, wie das Fenster eingestellt wurde. Das Ausgangssignal hat nur noch die logische Bedeutung „jetzt", d.h. daß das analoge, der Energie proportionale Signal vor dem EKD ein gewünschtes Ereignis repräsentiert. Das Ausgangssignal ist mit dem Eingangsimpuls also lediglich noch zeitlich korreliert.

Für die Praxis ist die richtige Einstellung des Fensters von äußerster Wichtigkeit. Aus dem Patienten tritt sehr viel gestreute Strahlung aus, die nicht mitgemessen werden darf. Die Streustrahlung würde andernfalls zu verwaschenen Bildern führen und − wie in der Röntgendiagnostik − den Kontrast vermindern. Die gestreute Strahlung unterscheidet sich von der ungestreuten dadurch, daß die Quanten eine kleinere Energie haben. Damit liegen die aus der Streustrahlung nachgewiesenen Quanten im Compton-Kontinuum des Spektrums. Eindeutig ungestreute Quanten können nur im Photopeak auftreten. Ein Detektorsy-

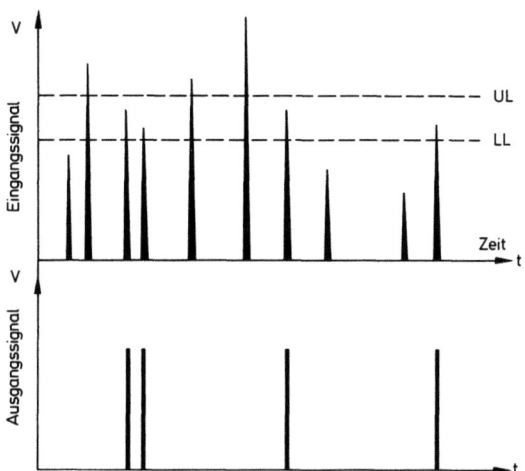

Abb. 2.3. Funktionsweise des Einkanaldiskriminators: Nur Signale zwischen den Grenzen LL und UL führen zu Ausgangssignalen, die unabhängig von den Fenstergrenzen immer gleich hoch und mit dem Analogsignal vor dem EKD zeitlich korreliert sind. Im Szintigramm wird die örtliche Verteilung dieser Ausgangssignale (Z-Signal) dargestellt

stem ist daher qualitativ um so besser, je schärfer der Photopeak ist, d.h. je geringer die relative Linienbreite ist (Energieauflösungsvermögen). Je schärfer diese Linie ist, um so besser kann die ungestreute von der gestreuten Strahlung unterschieden werden. Die Linienbreite hängt von der Kristallgüte und dem PM ab. Für ^{99m}Tc (140 keV) sind bei Anger-Kameras 12–13% heute Standard, Spitzenwerte liegen bei 10%.

Durch die Fenstereinstellung auf dem Photopeak gelingt es also, einen großen Anteil der Streustrahlung vom Nachweis auszuschließen. Diese Aufgabe des EKD wird um so besser erfüllt, je höher die γ-Energie ist. Für die 364,5-keV-Strahlung von ^{131}J ist also der Streustrahlungsausschluß effektiver als für 140 keV für ^{99m}Tc. Für die Strahlung des ^{201}Tl oder ^{133}Xe ist der Streustrahlungsausschluß sehr unzureichend. Bei dieser niedrigen Energie (^{201}Tl: 70,8 keV; ^{133}Xe: 81 keV) verlieren Compton-gestreute Quanten selbst bei großen Streuwinkeln nur sehr wenig Energie. Sie sind daher von ungestreuten Quanten meßtechnisch kaum zu unterscheiden. Dieser unzureichende Ausschluß der gestreuten Quanten bedingt den schlechten Kontrast der nuklearmedizinischen Abbildungen bei kleinen γ-Energien.

2.3 Kollimator

Wegen der Verschiedenheit der Kollimatoren für Scanner und Kamera werden hier nur die für beide geltenden Grundlagen diskutiert.

Zunächst ist es selbstverständlich, daß man einen Detektor gegen die Strahlung aus der Umgebung durch Blei abschirmen muß. Unerwünschte Strahlungsquellen sind der natürliche Untergrund, die Strahlung aus dem Patienten und in mehrfacher Hinsicht Kontaminationen auf Fußboden oder Untersuchungsliege. Gewissermaßen ein Teil dieser Abschirmung ist der Kollimator.

Er befindet sich zwischen NaJ-Kristall und Patient. Er enthält viele Bohrungen in einer regelmäßigen Anordnung. Nur durch diese Bohrungen sollen Quanten in den Kristall gelangen können. Die Bleistege (Septen) zwischen den Bohrungen sollen schräg fliegende Quanten absorbieren. Ihre Dicke hängt daher von der Energie ab, für die der Kollimator benutzt werden soll. Ein „Jodkollimator" (bis 400 keV γ-Energie) hat dickere Septen als ein „Technetiumkollimator". Bei den Kameras ist der Jodkollimator dicker als der Technetiumkollimator. Die Bohrungen sind auch länger, das Gewicht des Jodkollimators ist größer als das des Technetiumkollimators.

Durch die Definition der Flugrichtung der γ-Quanten, die durch den Kollimator gelangen, wird das „Gesichtsfeld" definiert, aus dem die Aktivität registriert werden kann. Jedoch kann der Kollimator nicht verhindern, daß im Patienten gestreute Strahlung den Kollimator durchdringt, wenn die Richtung der Streuquanten mit der Richtung der Bohrungen übereinstimmt. Der Kollimator macht daher nur eine Richtungsanalyse, schließt aber Streuquanten nicht aus. Der Kollimator hat also bezüglich der Streuung eine andere Bedeutung als das Streustrahlenraster in der Röntgentechnik. In der Nuklearmedizin kann man den Nachweis von Streustrahlung grundsätzlich nur durch das Fenster des EKD verhindern.

2.4 Bildentstehung

Zunächst muß man sich über den Aussagegehalt des Bildes klar werden. Daraus sind dann generelle Anforderungen an das Abbildungssystem ableitbar.

Das Abbildungsgerät soll nur solche γ-Quanten aus dem Gesichtsfeld des Kollimators darstellen, die nie gestreut wurden, also im Photopeak des Spektrums auftreten. Das bedeutet, zunächst am EKD dieses Fenster einzustellen und die vom EKD gelieferten Ausgangssignale orts- und zeitgerecht abzubilden. Das Gerät muß dazu in der Lage sein, den Ort zu erkennen, wo dieses EKD-Signal gerade verursacht wurde.

Zwei Abbildungsprinzipien sind gebräuchlich:

1. Bei bewegten Detektoren wird der Kristall mit Abschirmung und Kollimator über dem Patienten bewegt. Aus der mechanischen Stellung des Systems wird die Ortsinformation gewonnen. Diese Geräte heißen Scanner. Der Ortsbereich, den der Kollimator untersuchen kann, ist punktförmig (Fokus). Alle Orte werden zeitlich nacheinander abgetastet.
2. Bei stehenden Detektoren ist das vom Kollimator zugelassene Gesichtsfeld groß, fast so groß wie der Kristall. Die Ortsinformation wird elektronisch vom Gerät erzeugt. Diese Geräte heißen Szintillationskameras. Sie sind im gesamten Gesichtsfeld gleichzeitig empfindlich.

Die Unterscheidung zwischen stehenden und bewegten Detektoren darf man heute nicht mehr so wörtlich nehmen. Es ist lediglich das Prinzip der elektronischen Ortsinformation bei Szintillationskameras erhalten geblieben, nicht jedoch der mechanische Bewegungszustand „stehend" während der Untersuchung.

Bei modernen Untersuchungstechniken, wie Ganzkörperdarstellung mit der Kamera oder ECT (Emissionscomputertomographie), bewegt sich auch der Kamerakopf. Für die Auswertung der Daten werden hierbei zusätzliche elektronische Korrekturen oder Kennungsdaten erzeugt, die aus dem mechanischen Bewegungszustand des Gerätes abgeleitet werden.

Aus dem oben beschriebenen Unterschied des örtlichen und zeitlichen Nacheinanders beim Scanner und der Gleichzeitigkeit bei der Kamera ergibt sich, daß eine Funktionsdiagnostik bis zu kürzesten Zeiten wie in der Kardiologie nur mit einer Kamera durchgeführt werden kann. Der Scanner ist nahezu nur für statische Szintigramme verwendbar.

Die Aufnahmezeiten sind bei der statischen Szintigraphie wegen der gleichzeitigen Analyse im gesamten Gesichtsfeld mit einer Kamera geringer als mit einem Scanner. Im vergangenen Jahrzehnt wurde das Ortsauflösungsvermögen der Szintillationskamera so stark verbessert, daß die Kamera heute in der Darstellung besser ist als ein Scanner. Damit ist die Szintillationskamera das universellere Gerät. Das Zeitalter des Scanners ist bis auf Sonderfälle praktisch abgeschlossen.

3 Der Scanner

Der Scanner tastet das Objekt nacheinander ab. Der Detektor bewegt sich mit konstanter Geschwindigkeit geradlinig. An den Detektor ist mechanisch das Schreibwerk angekoppelt, so daß sich dieses über dem Papier oder dem Film ebenfalls geradlinig bewegt. Das Untersuchungsfeld ist rechtwinklig, die Begrenzungen können vom Benutzer beliebig eingestellt werden. Die Ausgangssignale des EKD (s. oben) werden auf dem Papier oder dem Film wiedergegeben. Der Scanner erzeugt hierzu farbige Papierausdrucke oder durch eine kollimierte Lichtquelle belichtete Filme. Orte mit intensivster Filmschwärzung oder mit roter Farbdarstellung entsprechen den Orten der höchsten Aktivität. Dort ist die Strichdichte des Scans am höchsten.

Gegenüber einer Kamera ist ein Scanner sehr einfach aufgebaut. Die fachgerechte Einstellung ist jedoch recht kompliziert, im Unterschied zur Kamera. Daher wurden die Scanner zunehmend automatisiert, wodurch die Handlichkeit häufig zunahm, nicht hingegen die Übersicht über technisch-physikalische Sachverhalte. Diese sollen im folgenden kurz erläutert werden, auch wenn manche der Zusammenhänge in den einzelnen Gerätetypen nur vom Servicetechniker zu beeinflussen sind.

3.1 Kollimator

Am Scanner werden fokussierte Kollimatoren benutzt (Abb. 3.1). Alle Bohrungen überschneiden sich im Fokus. Das ist also der Ortsbereich, aus dem γ-Strah-

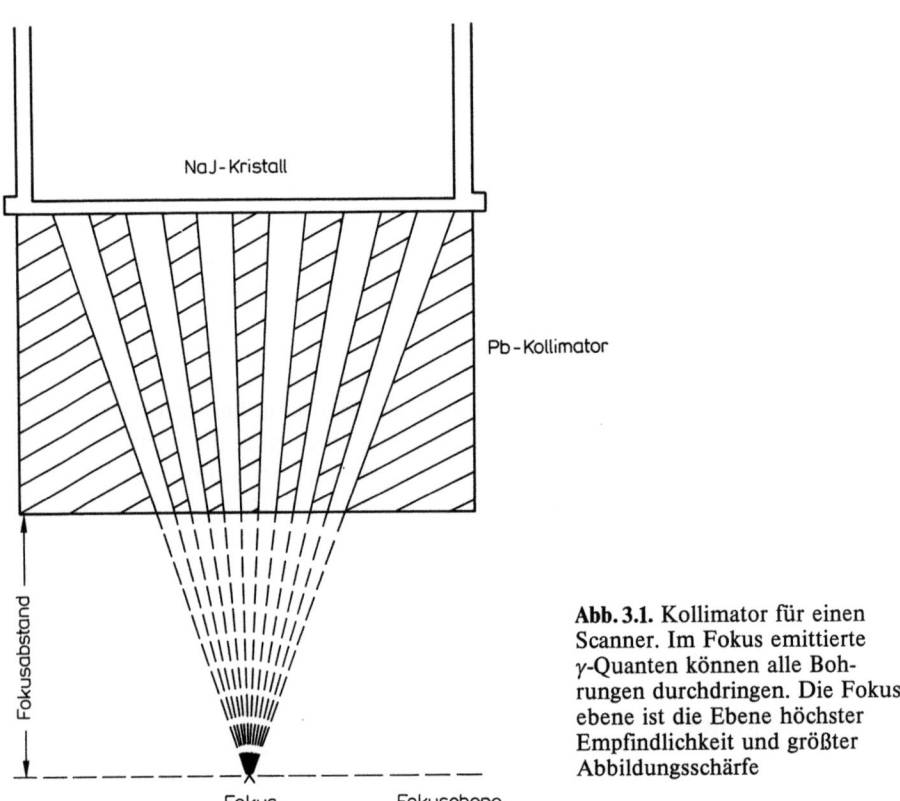

Abb. 3.1. Kollimator für einen Scanner. Im Fokus emittierte γ-Quanten können alle Bohrungen durchdringen. Die Fokusebene ist die Ebene höchster Empfindlichkeit und größter Abbildungsschärfe

lung mit der höchsten Empfindlichkeit nachgewiesen wird. Die Abbildungsschärfe eines Kollimators ist um so größer, je geringer der Durchmesser einer Bohrung ist, je geringer also der Unterschied zwischen der möglichen Flugrichtung der Quanten und der Achse der Kollimatorbohrung ist. Solch ein hochauflösender Kollimator hat viele feine Bohrungen und einen kleinen Fokusdurchmesser. Im Gegensatz dazu hat ein grob auflösender Kollimator wenig Bohrungen mit großem Durchmesser und einen großen Fokusdurchmesser. Die Empfindlichkeit eines groben Kollimators ist größer als die eines feinen Kollimators.

Bei gleicher Untersuchungsart erreicht man daher mit einem groben, schlecht auflösenden Kollimator eine kürzere Untersuchungszeit als mit einem feinen, gut auflösenden Kollimator. Es ist jedoch unzulässig, einen Kollimator nur nach der erreichbaren Untersuchungszeit auszusuchen. Dazu muß man bedenken, daß 2 Objekte voneinander mindestens so weit entfernt sein müssen wie der Fokusdurchmesser, damit beide vom Scanner als 2 getrennte Objekte erkannt werden. Das gilt um so mehr für kalte Areale, die keine Strahlung emittieren (kalte Knoten in der Schilddrüse). Mit einem schlechtauflösenden Kollimator werden daher kalte Knoten übersehen bzw. sie werden bei Progredienz erst spät entdeckt. Schilddrüsenscans sollte man nur mit feinen Kollimatoren (Fokus unter 10 mm!) mit $4'' = 10$ cm oder größerem Fokusabstand anfertigen. Wegen der Schichtwirkung sollte der Detektor $5'' = 12$ cm Durchmesser haben.

Durch die sich im Fokus überschneidenden Bohrungen hat ein fokussierender Kollimator einen Schichtungseffekt. Nur in der Fokusebene liegende Strukturen werden so scharf wie möglich abgebildet. Darüber oder darunter liegende Strukturen werden verschmiert, geben jedoch einen großen Untergrund. Das macht man sich am besten klar durch eine gedachte Quelle, die sich direkt vor dem Kollimator bewegt. Sie würde im Kristall und damit im Bild so lange Signale erzeugen, wie sie sich vor den Öffnungen einer oder mehrerer Bohrungen befindet, also längs einer großen Strecke. Das gleiche gilt bei großem Abstand vom Kollimator. Eine auf dem Fußboden des Untersuchungsraumes befindliche Kontamination würde also zu einem − geringen − Untergrund führen, der jedoch zugleich mit der untersuchten Aktivität vom Scanner registriert werden würde.

Der Schichteffekt eines Kollimators wird um so stärker, je größer das Verhältnis von Kristalldurchmesser zu Fokusabstand ist (Abb. 3.1). Mit Ganzkörperscannern mit sehr großen Kristalldurchmessern (bis zu $8'' = 20$ cm) sind damit quasi tomographische Untersuchungen möglich.

Für tiefliegende Organe benötigt man Kollimatoren mit großem Fokusabstand, damit der Fokus auch in der Organebene eingestellt werden kann, ohne daß der Kollimator Kontakt mit der Körperoberfläche erhält. Da aus tiefen Gewebeschichten auch Streuung mitgemessen wird, kann im Prinzip kein optimales Bild entstehen. Der Kollimator für tiefe Organe ist daher immer ein grober Kollimator, dessen Auflösung sowieso nur mäßig ist. Jedoch bringt die größere Empfindlichkeit des groben Kollimators den Vorteil, daß die durch die Gewebeabsorption geschwächte Strahlung zu einer vernünftigen Zählrate führt.

3.2 Eigenschaften des Schreibwerks

Das Schreibwerk besteht aus einer Magnetspule mit Stichel und einem steuerbaren Farbband. Durch das Ausgangssignal des EKD wird die Spule des Elektromagneten kurzzeitig mit Strom versorgt. Dadurch wird der magnetische Stichel in die Spule gezogen, die unten offen ist, so daß der Stichel kurzzeitig herausschlägt. Es entsteht dabei durch das unter dem Stichel vorbeilaufende Farbband ein Strich („Dot") mit der Farbe, die eingestellt ist.

Solch ein Schlagwerk kann nur eine bestimmte Schlagfrequenz verarbeiten, selten mehr als 100 Schläge pro Sekunde. Die Zählrate des Detektors ist meist viel höher. Daher muß die Impulsrate untersetzt werden, so daß nur jeder 2., 4., 8. ... Impuls dargestellt wird. Dieser Untersetzungsfaktor ist der sog. Dotfaktor, der manuell in Zweierschritten von 2 bis 256 gewählt werden kann oder bei anderen Geräten automatisch und kontinuierlich erzeugt wird.

Ein übersteuertes Scan enthält weiße Stellen an Orten, wo die Zählrate zu hoch ist (z. B. Posttherapiescans bei Metastasen von Schilddrüsenkarzinomen). Der Dotfaktor muß dann erhöht werden, oder es muß ein Bleiblech zur Absorption der γ-Strahlung auf den Körper gelegt werden.

3.3 Farbregelung

Die Farbe, die der Stichel schreibt, wird aus der gerade gemessenen Zählrate (Impulse/Zeiteinheit) abgeleitet. Im Maximum der Aktivitätsverteilung wird der höchste Farbwert, meistens rot, dargestellt. Die Zählrate wird von einem Mittelwertmesser (Ratemeter) ermittelt. Da es sich beim Nachweis von γ-Quanten um zeitlich statistische Ereignisse handelt, wird der Mittelwert immer etwas schwanken. Zur Glättung für eine möglichst einheitliche Farbgebung muß das Ratemeter eine gewisse Integrationszeit (Zeitkonstante) aufweisen. Diese Zeitkonstante ist bei kleinen Zählraten – schwachen Aktivitäten – groß und bei großen Zählraten klein. Bei älteren Geräten muß die Zeitkonstante noch von Hand eingestellt werden.

Durch die Zeitkonstante wird die Trägheit der Farbanzeige beeinflußt. Bemerkbar macht sich diese Trägheit, wenn sich die Zählrate ändert und die Anzeige dieser Änderung folgen muß. Bei einer großen Zeitkonstante – bei kleinen Zählraten – folgt die Anzeige dem Meßwert nur verzögert nach. Beim Scannen entsteht dadurch eine verschleppte Farbanzeige in Bewegungsrichtung des Detektors. Diese Verschleppung macht sich nur dann nicht so stark bemerkbar, wenn sich der Scanner langsam bewegt. Daher gehören folgende Parameter qualitativ zusammen:

geringe Aktivität – kleine Scangeschwindigkeit – große Zeitkonstante,

oder

hohe Aktivität – hohe Scangeschwindigkeit – kleine Zeitkonstante.

Diese Bedingungen müssen auch dann eingehalten werden, wenn statt des Vorwärts- und Rückwärts-Scannens mit „One-way-Scanning" gearbeitet wird. Zwar tritt dann der Farbversatz immer nur in derselben Richtung auf, jedoch würde ein Verstoß gegen die eben angeführten Regeln eine statistische Einbuße und damit einen Bildgüteverlust hervorrufen.

Zueinander passende Geschwindigkeiten und Zeitkonstanten können, falls notwendig, aus Diagrammen oder mittels Rechenschieber (z.B. Firma Picker) gewonnen werden. Beide Einstellparameter zusammen bedingen mit der Zählrate die statistische Qualität des Bildes. Dieser ganz allgemeine Gesichtspunkt wird durch die sog. Informationsdichte charakterisiert.

3.4 Informationsdichte

Die Informationsdichte ist der Quotient aus der Anzahl der Impulse pro Flächeneinheit. Er gilt auch für die Beurteilbarkeit von Szintigrammen oder Szintiphotos bei der Szintillationskamera. Je größer dieser Quotient ist, um so besser läßt sich ein Bildinhalt auf Homogenität oder schwache Strukturen, Kontrast etc. beurteilen. Es hat sich in der Scantechnik herausgestellt, daß Bilder mit weniger als 800 Impulsen pro cm^2 so schlecht sind, daß sie praktisch kaum verwertet werden dürfen. Auch hieraus ist abzuleiten, daß bei geringen Zählraten nur eine kleine Scangeschwindigkeit gewählt werden darf, damit längs der Wegstrecke von 1 cm eine genügende Impulszahl zur Verfügung steht. Beim Scanner muß man sich die

Fläche 1 cm² so verdeutlichen, daß mehrere Spuren parallel zueinander vorliegen müssen, bis 1 cm Breite erreicht wird. Beim Scanner sind das bei z. B. 2,5 mm Abstand zweier Spuren 4 nebeneinander liegende Scannerspuren.

3.5 Kontrastanhebung

Der in einer Abbildung vorhandene Kontrast läßt sich dadurch verändern, daß an jeder Stelle des Bildes ein konstanter Betrag der Information subtrahiert wird. Beim Anschluß der Geräte an Datenverarbeitungsanlagen läßt sich dieser Abzug im Anschluß an die Messung und beliebig oft wiederholen, beim Scanner wird dieser Subtraktionswert („background cut-off") vor Beginn der Untersuchung eingestellt. Inhomogenitäten der Aktivitätsverteilung werden dadurch hervorgehoben. Bei Schilddrüsenuntersuchungen beträgt dieser Abzug z. B. 15-25%, bei Schädeluntersuchungen 60-70%. Die statistische Güte der Abbildung wird dabei etwas verschlechtert.

Es gibt Scanner, bei denen die Farbskala gleichmäßig auf die zur Darstellung kommende, den Untergrundabzug übersteigende Aktivität verteilt wird. Hierin sind dann also alle Farben erhalten, und es gelingt damit häufig, Inhomogenitäten über mehrere Farbbereiche zu verteilen und sie dadurch besonders deutlich herauszustellen. Bei anderen Geräten wird nicht nur Aktivität abgeschnitten, d.h. durch Dots nicht dargestellt, sondern es wird gleichzeitig auch die zugehörige Farbe abgeschnitten. In diesem Falle ist die dargestellte Aktivität oberhalb der Abzugsschwelle nicht farbreicher und daher auch nicht kontrastreicher als ohne Abzug, lediglich erscheinen im Scan freie Bereiche ohne Aktivitätsdarstellung. In diesem Falle kann man nicht von einer echten Kontrastanhebung sprechen.

4 Die Szintillationskamera

Das Prinzip der Szintillationskamera wurde 1958 von Anger erstmals vorgestellt und bis 1964 industriereif weiterentwickelt. Geräte dieser Art heißen daher auch Anger-Kameras, im Unterschied zu anderen Kameraarten. Die Anger-Kameras sind die meistverbreiteten Szintillationskameras. Sie werden hier ausführlich besprochen.

Eine Szintillationskamera weist einen nahezu beliebig beweglichen Bilddetektor und eine Bedienungskonsole auf, an der die Einstelldaten vorgewählt werden und an der sich meistens ein Bildzusatz befindet, um die Bildinformation zu dokumentieren. Parallel dazu werden die Daten häufig in einer speziell an die Kamera adaptierten EDV-Anlage für eine anschließende individuelle und quantitative Auswertung gespeichert.

4.1 Aufbau des Bilddetektors

Im Bilddetektor wird ein Abbild der Aktivitätsverteilung im Patienten in 2 voneinander unabhängigen Schritten erzeugt. Die Abb. 4.1 zeigt einen Bilddetektor im Schnitt.

Zunächst erzeugt der Kollimator aus dem diffusen Strahlungsfeld um den Patienten eine Flußverteilung von γ-Quanten, die alle eine vorgegebene Flugrichtung haben. Die Bildinformation liegt danach in der inhomogenen Flußdichte der Quanten hinter dem Kollimator. Zum Beispiel ist an den Stellen mit einer hohen γ-Flußdichte hinter dem Kollimator im Gesichtsfeld vor dem Kollimator mit einer hohen Aktivität zu rechnen. Im Unterschied zum Scanner hat der Kollimator der Szintillationskamera daher eine ganz wichtige Funktion: Er erzeugt das primäre Bild, das von den Kollimatoreigenschaften direkt abhängt.

Der Szintillationseinkristall hinter dem Kollimator setzt diese inhomogene Flußverteilung um. Eine Matrix von Photomultipliern (PM) verwandelt die inhomogene, dem Kollimatorbild entsprechende Verteilung der Szintillationsblitze im Kristall in elektronische Signale. Eine anschließende Matrix von Widerständen erzeugt daraus Ortskoordinaten, die auf einem Oszillographen mit Film- oder Polaroiddokumentation abgebildet und/oder über EDV gespeichert werden.

4.1.1 Kollimatoren

Die am meisten verwendeten Kollimatoren sind Parallellochkollimatoren. Für den Energiebereich bis 400 keV haben sie zwischen 1000 und 3000 Bohrungen mit großem Durchmesser, die Bohrungen sind i. allg. mehr als 5 cm lang, die Septen einige Millimeter dick. Die Technetiumkollimatoren dürfen höchstens bis zu einer γ-Energie von 200 keV benutzt werden. Der Lochdurchmesser liegt hier zwischen 1–2 mm, die Septen sind viel dünner als 1 mm, die Kollimatoren können bis zu 40000 Löcher enthalten. Manche Hersteller bauen die Kollimatoren aus gefalzten Bleiblechen zusammen. In diesem Falle sind die „Bohrungen" eckig. Besonders als Niederenergiekollimatoren sind solche Kollimatoren mechanisch sehr empfindlich, sowohl gegen Stoß, wodurch sich die gefalzten Bleche gegeneinander verschieben können, als auch gegen oberflächliche mechanische Beschädigungen. Beide Arten von Beschädigungen können sich im Bild auswirken! Verdrückte Löcher, z. B. Schrammen durch Unachtsamkeit beim Kollimatorwechsel, erzeugen dunkle Linien im Bild, weil der Kollimator dort eine verringerte Durchlässigkeit aufweist. Verschobene Kollimatorbleche können Inhomogenitäten der Empfindlichkeit hervorrufen.

Die Abbildungsfunktion eines Parallellochkollimators sei im folgenden kurz erläutert. Wegen der parallelen Löcher werden idealerweise auch nur senkrecht zum Kollimator, parallel in der Richtung der Löcher fliegende Quanten hindurchgelassen. Hinter dem Kollimator entsteht also eine Flußverteilung der Quanten, als sei das Objekt durch Parallelprojektion auf dem Kollimator abgebildet worden. Das Bild hinter dem Kollimator ist so groß wie das Objekt vor dem Kollimator. Das Gesichtsfeld des Kollimators ist begrenzt durch den massiven Rand des Kollimators, so daß es einen praktisch konstanten Durchmesser unabhängig vom Abstand vom Kollimator aufweist.

Kollimatoren

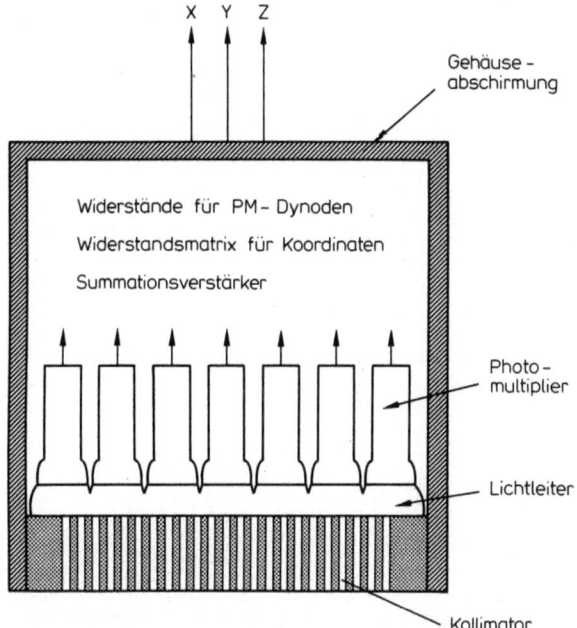

Abb. 4.1. Aufbau des Bilddetektors einer Anger-Kamera im Schnitt. Der Kollimator erzeugt ein Bild der Aktivität, das im Szintillationskristall nachgewiesen und durch Photomultiplier und folgende Elektronik in ein Bild umgesetzt wird

Diese Überlegung muß etwas modifiziert werden, weil die Bohrungen eine gewisse Größe und Länge haben. Daher können auch Quanten durch die Bohrungen gelangen, deren Flugrichtung gegen die Bohrungsachse eine kleine Divergenz aufweist. Vor allem gibt es eine maximale Divergenz, die einen Durchlaß gerade noch erlaubt. Diese maximal noch mögliche Abweichung ist in Abb. 4.2 für eine Punktquelle vor einem Parallellochkollimator angedeutet. Das Strahlenbündel, innerhalb dessen Quanten durch den Kollimator gelangen, wird durch die in Abb. 4.2 angedeuteten Linien maximaler Divergenz begrenzt. Innerhalb des Bündels gelingt es den Quanten längs der Senkrechten am besten, den Kollimator zu durchfliegen. Zum Rand des Bündels hin tritt laufend eine abnehmende Durchlässigkeit durch die Abschattung der Bohrungen auf. Daher wird ein Schnitt durch die Flußverteilung der Quanten hinter dem Kollimator eine Häufigkeitsverteilung gemäß einer Glockenkurve liefern. Dieser Schnitt wird für eine Linienquelle „Linienbildfunktion" („linespread-function", LSF) genannt.

Die Halbwertbreite dieser LSF ist ein Maß für das Ortsauflösungsvermögen des Kollimators. Ein gutes Auflösungsvermögen führt zu einer LSF mit kleiner Halbwertbreite. Offensichtlich hängt nun die Halbwertbreite mit der Divergenz des Strahlenbündels zusammen. Zu einem schmalen Bündel gehört auch eine kleine Halbwertbreite. Die Divergenz selbst hängt von dem Verhältnis von Bohrungsdurchmesser zu Bohrungslänge ab. Wenn dieses Verhältnis klein ist – kleiner Durchmesser und/oder große Bohrungslänge –, dann ist die Divergenz klein und das Auflösungsvermögen groß.

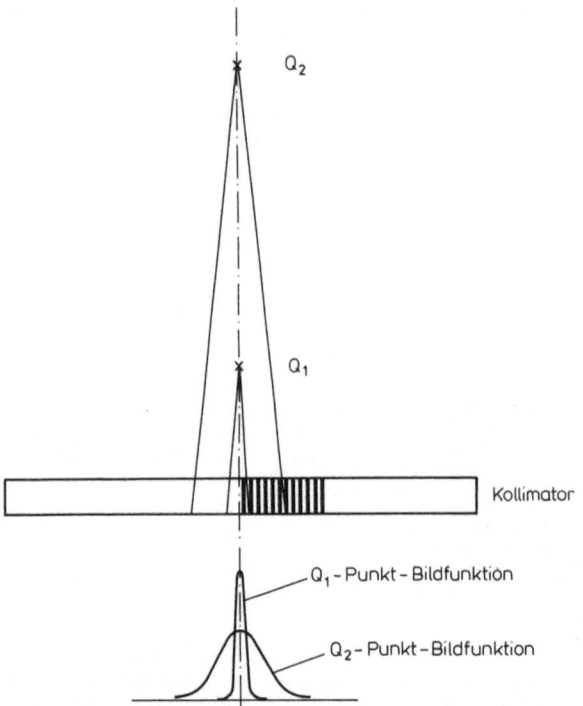

Abb. 4.2. Abbildung einer Punktquelle (Q_1, Q_2) vor einem Parallellochkollimator einer Szintillationskamera. Eingezeichnet sind die Flugbahnen von gegenüber der Kollimatorachse divergierenden γ-Quanten, die gerade noch durch den Kollimator gelangen können. Die entstehenden Bilder weisen Querschnitte auf, die mit wachsendem Abstand von der Kollimatoroberfläche einen immer größeren Durchmesser haben

Solche Kollimatoren haben, wie beim Scanner, eine geringe Empfindlichkeit. Sie werden für statische Szintigramme benutzt, wo es auf die gute Auflösung mehr ankommt als auf eine kurze Untersuchungszeit. Für dynamische Untersuchungen benötigt man in kurzer Zeit viele Bildsignale unter Verzicht auf eine gute Ortsauflösung. Hierfür verwendet man Kollimatoren mit wenigen großen und/oder kurzen Bohrungen, die also eine große Divergenz aufweisen und damit eine große Halbwertbreite der LSF.

Aus Abb. 4.2 läßt sich ableiten, daß das Bild einer Quelle mit größerem Abstand vom Kollimator einen größeren Durchmesser haben wird. Da die Divergenz ein unveränderbares Konstruktionsmerkmal eines Kollimators ist, wird der Quellpunkt des Strahlenbündels nur weiter entfernt und damit die Halbwertbreite der LSF proportional ansteigen. Aufgrund dieser Tatsache haben alle Kollimatoren mit wachsendem Abstand von der Kollimatoroberfäche eine abnehmende Abbildungsqualität. Die Abnahme ist um so größer, je schlechter das Auflösungsvermögen direkt vor der Kollimatoroberfläche ist. In der Szintigraphie muß daher der Patient immer so nahe wie möglich vor dem Kollimator positioniert werden! In 10 cm Abstand hat man häufig nur noch die halbe örtliche Trennschärfe.

Aus Abb. 4.2 folgt weiterhin, daß der Anteil der von der Quelle emittierten und in der Kamera nachgewiesenen Quanten so lange konstant bleibt, wie das Strahlenbündel vom Detektor ganz erfaßt wird. Denn der Anteil der Quanten innerhalb des Bündels, der vom Kollimator absorbiert oder der hindurchgelassen wird, ist bei Abständen größer als 5 cm immer konstant. Es ändert sich also mit zunehmendem Abstand lediglich die Bildqualität, nicht jedoch die Zählrate des Bildes. Das überall sonst gültige Abstandsquadratgesetz ist in diesem Sinne bei der Anger-Kamera ungültig!

Die Konsequenz für die Praxis ist, daß eine Kontamination im Gesichtsfeld des Kollimators – an den Wänden bei sitzender Positionierung des Patienten oder auf dem Fußboden bei liegender Positionierung – zu einem beträchtlichen Untergrund führt, weil die Aktivität praktisch in voller Stärke registriert werden kann. Bei Untersuchungen an sitzenden Patienten wird daher jeder andere Patient stören, der durch das Gesichtsfeld der Kamera läuft, auch bei Abständen von mehreren Metern! Vor allem bei Funktionsstudien ist darauf zu achten, daß die Kamera nicht auf die Tür bzw. auf den Flur vor dem Untersuchungsraum gerichtet ist!

Andere Kollimatortypen als der hier besprochene sind leicht divergierende Kollimatoren (für Ganzkörper- und Lungenuntersuchungen) oder konvergierende (für Herz und Hirn). Für tomographische Untersuchungen und für Großfeldkameras zur Untersuchung am Herzen sind Parallellochkollimatoren mit gegen die Oberfläche geneigten Bohrungen („slant hole") gebräuchlich. Für Schilddrüsen- und Ganzkörperuntersuchungen benutzt man z.T. einen Pinhole-Kollimator, der nach dem Camera-obscura-Prinzip das Bild umdreht und je nach Abstand das Objekt auf dem Kristall vergrößert oder verkleinert abbildet.

4.1.2 Szintillationskristall, Lichtleiter, Photomultiplier

Der Szintillationskristall absorbiert die γ-Quanten, die den Kollimator durchflogen haben. Jeder Szintillationsblitz soll den Absorptionsort eines Quants markieren. Damit diese Zuordnung eindeutig ist, darf das Licht nicht an mehreren Orten entstehen, d.h. ein γ-Quant darf nur einmal absorbiert werden. In dicken Kristallen kommen Mehrfachabsorptionen vor, falls die erste Absorption nur eine Teilabsorption, also ein Compton-Effekt, war. Da das gestreute Quant eine kleinere Energie besitzt, wird es um so leichter im Kristall ein zweites Mal, aber an anderem Ort, absorbiert werden. Diese Fälle werden durch den dünnen Kristall nahezu unterbunden.

Seitdem die Nuklearmedizin fast ausschließlich mit niederenergetischen Strahlern arbeitet – γ-Energie kleiner als 160 keV (^{123}J) –, für die die Photoabsorption sowieso nahe an 100% liegt, hat man die Kristalldicke von 12 mm bis zu 6 mm erniedrigt. Solche Anger-Kameras haben ein verbessertes Ortsauflösungsvermögen, sind jedoch für ^{131}J (364,5 keV) überhaupt nicht zu verwenden. Standardmäßig liegt die Dicke des Kristalles heute bei 9 mm, als Kompromiß zwischen Hochenergieempfindlichkeit und Ortsauflösungsvermögen. Erwähnt werden muß die enorme Anfälligkeit des Kristalles gegen starke Temperaturschwankungen. Da der Kristall ein anderes Ausdehnungsverhalten als das Quarzglas aufweist, reißt der Kristall bei größeren Temperaturgradienten als 4–6° C pro Stunde.

Ein geöffnetes Fenster des Untersuchungsraumes oder Durchzug haben schon manchen Kristall zerstört. Die Sprünge des Kristalles sind wie Fäden eines Spinnennetzes im Szintiphoto zu sehen.

Das Licht aus dem Kristall sollte möglichst ohne Verlust, außerdem symmetrisch um den Absorptionsort herum in die PM gelangen. Manche Hersteller benutzen zwischen Quarzglasfenster des Kristalls und den PM (Abb. 4.1) spezielle Lichtleiter, andere kitten die PM direkt auf das Quarzglasfenster. Früher wurden auschließlich PM mit runden Photokathoden benutzt, die sich leicht einzeln auswechseln lassen. Heute kommen auch hexagonale PM zum Einsatz, wodurch der größtmögliche Anteil der gesamten Fläche des Kristalles mit Photokathoden belegt ist, so daß nur wenig Licht verlorengehen kann.

4.1.3 Widerstandsmatrix

Die Abb. 4.3 zeigt, daß die PM den Kristall in einer regelmäßigen Anordnung abdecken. Dem Zentrum jeder Photokathode läßt sich eine geometrische x- und y-Koordinate zuordnen, wobei der Koordinatenursprung im Zentrum des Kristalles zu denken ist. Angers Idee war nun, mittels geeigneter Widerstände die Impulse eines PM so zu manipulieren, daß sowohl die notwendige Energieanalyse möglich ist als auch erkannt werden kann, vor welchem PM der Szintillationsblitz entstand. Für die Abbildung werden positive als auch negative Orts-

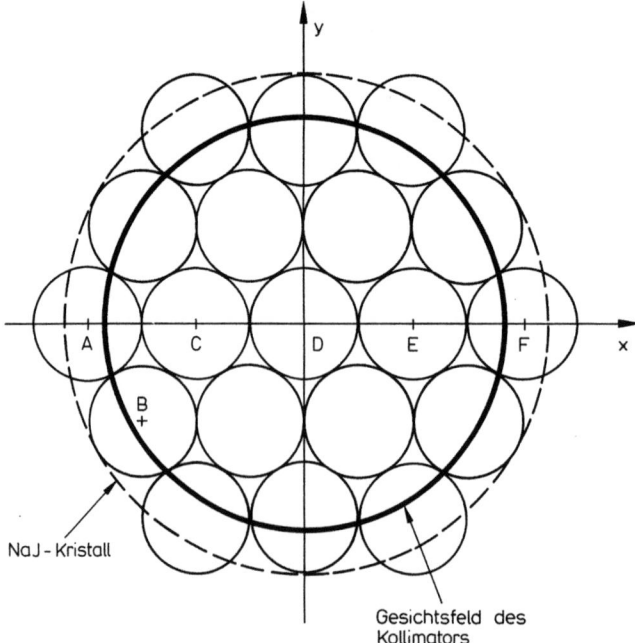

Abb. 4.3. Aufsicht auf einen Szintillationskristall und Photomultiplier, die den Kristall regelmäßig überdecken. Einige Koordinaten von Photomultipliern sind markiert, um die Erzeugung der Ortskoordinaten zu erklären (Abb. 4.5 und 4.6)

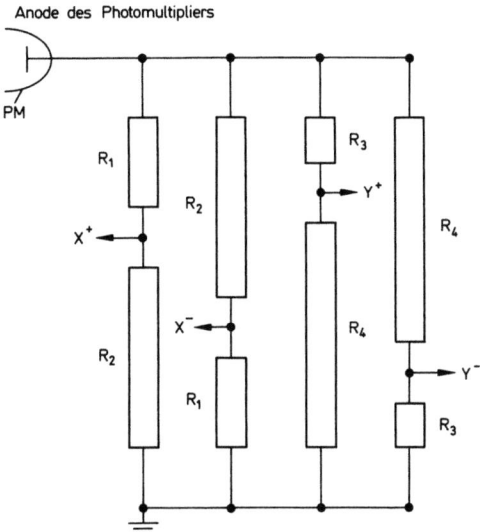

Abb. 4.4. Widerstandsnetzwerk am Ausgang eines Photomultipliers (*PM*). X- und Y-Signal werden durch 2 komplementäre Signale X^+ und X^- bzw. Y^+ und Y^- erzeugt. Die Widerstandsverhältnisse sind vom geometrischen Ort des betreffenden Photomultipliers abhängig

signale benötigt, je nach Absorptionsort. Die PM erzeugen jedoch nur unipolare Signale. Diese sind der Ausgangspunkt für die folgenden Überlegungen.

Gemäß Abb. 4.4 sind an jeden PM 4 Reihenschaltungen von Widerständen angekoppelt. Die weiter zu verarbeitenden Signale werden gleichzeitig jeweils zwischen 2 Widerständen abgenommen, so daß in Abb. 4.4 alle Ausgangssignale X^+, X^-, Y^+, Y^- kleiner sind als der an der Anode des PM gelieferte Impuls. Die Größe der Widerstände, z. B. gemessen in kΩ, ist in Abb. 4.4 durch ihre geometrische Länge in der zeichnerischen Darstellung versinnbildlicht. Nach dem Ohmschen Gesetz ist die Amplitude des abgenommenen Signals klein, falls der Widerstand gegen Masse klein und der Widerstand gegen die Anode des PM groß ist, und umgekehrt. Der genial einfache Gedanke war, die funktionell jeweils zusammengehörenden Signale X^+ und X^- wie auch Y^+ und Y^- komplementär zu erzeugen, was in Abb. 4.4 durch die komplementären Längen der gezeichneten Widerstände angedeutet ist. Zu einem großen X^+-Signal gehört ein kleines X^--Signal etc.

Wichtig ist nun, daß die Widerstandsverhältnisse und damit die Signalgrößen ortsabhängig sind. So ist z. B. systematisch das X^+-Signal für die negativste x-Koordinate von der Amplitude 0 stetig ansteigend bis zum Maximalwert bei der positivsten x-Koordinate, wohingegen das X^--Signal in gleicher Richtung auf 0 fällt. In Abb. 4.5 wird dies angedeutet. Da die PM eine regelmäßige Anordnung aufweisen, treten nur bestimmte Widerstandsverhältnisse auf, wobei also alle PM mit gleicher x-Koordinate auch das gleiche Widerstandsverhältnis zur Erzeugung von X^+ und X^- aufweisen. Sie unterscheiden sich dann nur durch die individuellen Widerstandsverhältnisse für die Y^+- und Y^--Signale.

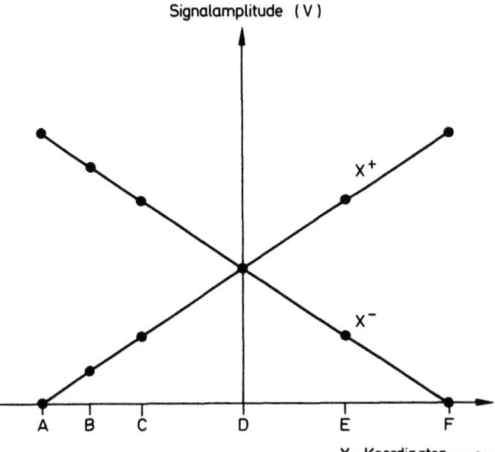

Abb. 4.5. Je nach Widerstandsverhältnis R_1/R_2 wird von der Gesamtamplitude eines PM nur ein Anteil abgenommen, der für das X^+-Signal von 0 bis auf einen Maximalwert ansteigt, und für das X^--Signal komplementär verläuft. Gekennzeichnet sind die Amplituden von solchen Signalen, die zentral vor den Photokathoden der in Abb. 4.3 markierten Photomultiplier entstehen

4.1.4 Erzeugung von Ortssignalen

Weiter unten wird erklärt, warum X^+ und X^- gleichmäßig und kontinuierlich wie in Abb. 4.5 auftreten, obwohl die Widerstandsmatrix von jedem Photomultiplier nur diskrete Werte zuläßt. Zunächst wird aus Abb. 4.5 ersichtlich, daß wegen der Komplementarität die Summe $X^+ + X^-$ ortsunabhängig ist (Abb. 4.6). Sie eignet sich also zur Energieanalyse. Dagegen ist die Differenz $X^+ - X^-$ extrem ortsabhängig und für negative x-Koordinaten ebenfalls negativ (Abb. 4.6). Die „Rechnungen" müssen elektronisch durchgeführt werden.

Die Abb. 4.7 zeigt dafür das Blockschaltbild. Die gleichartigen Signale aller Photomultiplierwiderstandsmatrizen werden Summationsverstärkern zugeleitet, was in Abb. 4.7 nur für X^+ und X^- angedeutet ist. N ist die Anzahl der PM, die bei Großfeldkameras heute bis 91 gesteigert wurde. Somit ist ersichtlich, daß das Licht eines benachbarten PM zur Ortsinformation auch beiträgt, weil es mitgesammelt wird. Für die Absorptionsorte zwischen 2 Mitttelpunkten von 2 PM führen dann 2 der Eingänge in den Summationsverstärker eine wesentliche Signalamplitude. Nach der Summation entsteht daraus ein X^+-Signal, das dem geometrischen Ort zwischen beiden PM entspricht. Somit sind die monotonen Geraden in Abb. 4.5 im Prinzip erklärt als Amplitude des Summensignals aller X^+, X^--Einzelamplituden der PM, aufgetragen über der x-Koordinate des Absorptionsortes.

In Abb. 4.6 werden die Rechenoperationen $X^+ - X^-$ und $X^+ + X^-$ gezeigt, die für die Y-Signale genau gleichartig ablaufen. Die Ausgangssignale für die Ortskoordinate heißen selbstverständlich X und Y. Das Energiesignal hat die übliche Verteilung eines Impulshöhenspektrums (Abb. 2.2). Durch einen Einkanaldiskriminator muß man prüfen, ob die erzeugten Ortssignale X und Y zu einem Pho-

Erzeugung von Ortssignalen

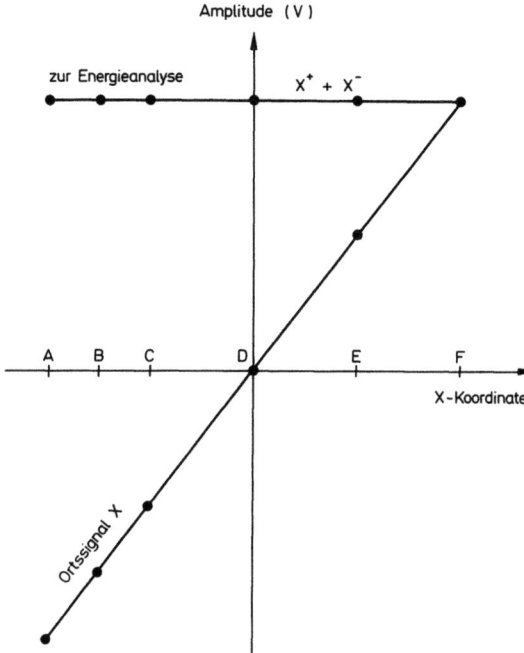

Abb. 4.6. Nach der ersten Verarbeitungsstufe entstehen gleichzeitig ortsunabhängige Signale für die Energieanalyse und ortsabhängige Koordinatensignale (Markierungen wie in Abb. 4.3)

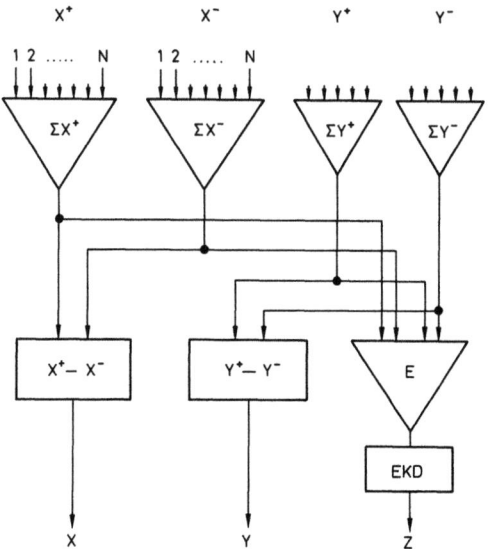

Abb. 4.7. Blockschaltbild der Elektronik. Die gleichartigen Ausgänge aller Photomultiplier werden parallel summiert. Nach jedem Summenverstärker entstehen Signale, wie in Abb. 4.5 dargestellt ist. Die zusammengehörenden Signale werden voneinander subtrahiert für die Ortssignale und parallel dazu addiert zur Erzeugung des Energiespektrums und Analyse durch den *EKD*. Das entstandene Z-Signal wird gemäß den Koordinatensignalen *X* und *Y* abgespeichert bzw. abgebildet

toeffekt gehören, das Energiesignal also im Photopeak liegt. Der Ausgang des EKD wird meistens Z-Signal genannt. Es hat eine Triggerfunktion (Auslöser): Es teilt dem Oszillographen oder der EDV-Anlage mit, daß die gleichzeitig mit Z auftretenden Ortssignale X und Y gültig sind, daß diese also abgebildet oder gespeichert werden sollen.

Die X- und Y-Signale müssen vor der Abbildung noch bearbeitet werden. Sie werden zum einen verlängert, so daß sie nach Erreichen ihres Impulsmaximums für ca. 2 µs konstant sind. Innerhalb dieser Zeit steuert das Z-Signal die Verarbeitung, jedes Ortssignal ist dann während der Zeitdauer von Z eindeutig. Außerdem ist bei manchen Kameras eine Korrektur nötig, die die bei verschiedenen γ-Energien auch verschieden großen Ortssignale bei gleichem Absorptionsort auf eine konstante Abbildungsgröße bringt.

4.2 Szintiphoto

X- und Y-Signale werden den paarigen Ablenkelektroden eines Oszillographen für die horizontale und vertikale Ablenkung zugeführt. Jedoch werden nur solche Ortssignale abgebildet, bei denen das gleichzeitig auftretende Z-Signal den Oszillographen hell steuert. Der Lichtpunkt wird dann ortsgetreu zum Absorptionsort im Szintillationskristall der Kamera hell gesteuert. Durch eine dauernd geöffnete Polaroidkamera oder mittels Röntgenfilmbelichtungsgerät werden die Signale on-line photographisch gespeichert. Wenn die Flächendichte der Signale zu gering ist, erscheint das Szintigramm unterbelichtet. Man muß dann die Intensität nachregeln, wobei entweder die Helligkeit eines Lichtpunktes oder die Leuchtdauer (Länge des Z-Signals) verändert wird. Bei gleicher Impulsvorwahl werden große Organe schwächer belichtet als kleine Organe.

Die EDV-Speicherung bringt den Vorteil, diese bildwirksamen Manipulationen nach erfolgter Untersuchung beliebig auszuführen, ohne die Originalinformation zu vernichten. Der Nachteil des Polaroidfotos ist, daß jeder on-line entstandene Lichtblitz zugleich unwiederholbar verloren ist.

4.3 EDV

Die Speicherung der Daten in einer EDV-Anlage verfolgt mehrere Ziele: Bildbearbeitung, Erstellung von Funktionskurven, Berechnung dynamischer Parameter aus Funktionskurven, Qualitätskontrolle, Protokollausgabe.

Die X,Y-Signale müssen zunächst computergerecht umgeformt werden. Wenn das Z-Signal auftritt, verwandeln Analog-Digital-Converter (ADC) die Analogsignale in kurzer Zeit ($<2\,\mu s$) in Zahlen um. Die Auflösung für die Impulse jeder Koordinatenachse kann zwischen 32 und 512 „Kanälen" liegen. Entsprechend den beiden X,Y-Kanälen wird in einer rechteckigen, i. allg. quadratischen Speichermatrix zu den in dieser Speicherzelle schon abgelegten Z-Signalen ein Ereignis dazugezählt. Der maximale Speicherinhalt („Speichertiefe") pro Zelle ist entweder 255 (byte-mode = 2^8-1) oder 65 535 (word-mode = $2^{16}-1$).

Für die Bildbearbeitung sind folgende Operationen gebräuchlich: Glätten („smoothing"), Kontrastanhebung durch Untergrundabzug, Farbdarstellung, Uniformitätskorrektur. Zum letzten Komplex werden im nächsten Abschnitt Erläuterungen gegeben.

Für Funktionsuntersuchungen werden im Computerbild Flächen („regions of interest", ROI) markiert, aus deren integriertem Impulsinhalt eine Kurve erstellt und damit das zeitliche Verhalten anschaulich gemacht wird. Die Originalinformation muß dazu in mehreren, sich meist zeitlich anschließenden, gleichlang aufgenommenen Bildern vorliegen (dynamische Untersuchung). Aus den Kurven werden einfache Daten – wie z. B. Kurvenmaximum, größte Steilheit, Zeitdifferenzen – oder nach mathematischen Algorithmen spezielle Werte abgeleitet – wie z. B. Fourier-Analyse für Herzdiagnostik, Exponentialfit für Auswasch-und Durchblutungsdiagnostik in Lunge, Leber, Niere, Hirn. Ein neues Feld in der Funktionsdiagnostik eröffnet sich durch die morphologische Darstellung von solchen mathematischen Parametern, aus denen also die örtliche Verteilung des funktionellen Verhaltens ersichtlich wird („functional imaging").

5 Qualitätskontrolle

Unter Qualitätskontrolle versteht man sowohl die quantitative Messung von technischen Daten und ihren Vergleich mit den ursprünglichen Kenndaten des Gerätes (z. B. auch vor und nach einem Service durch den Kundendienst) als auch qualitative Tests mit bildlicher Darstellung, die einen Hinweis auf die technischen Daten erlauben.

Für die exakte Messung sind aufwendige Meßverfahren notwendig, die ohne EDV-Anlage mit zusätzlicher elektronischer Ausrüstung gar nicht durchgeführt werden können. Die Daten sind allerdings zweifelsfrei, v.a. unabhängig vom Betrachter oder von der Art der Dokumentation.

Die qualitativen Tests sind meistens bildhafte Tests, die insofern recht anschaulich sind. Hierfür müssen Phantome gemessen und abgebildet werden. Jedoch haben sie den Nachteil, daß der Betrachter sein Urteil anhand von Vergleichen mit anderen Bildern fällen muß. Die Ergebnisse sind nicht unwillkürlich. Sie hängen davon ab,

ob der Beurteilende geübt und facherfahren ist,
ob er das Phantom kennt,
wie viele Ereignisse im Bild aufsummiert wurden und damit also von der Statistik des Bildes,
welches Ausgabemedium benutzt wird (Polaroid, Röntgenfilm, Computerausdruck mit oder ohne Bildbearbeitung).

Hier soll nur aufgeführt werden, welche Parameter wichtig sind und wovon sie beeinflußt werden. Es werden ausschließlich Kameraeigenschaften diskutiert, da der Scanner bezüglich Konstanz der Eigenschaften wesentlich unanfälliger ist.

5.1 Homogenität

Darunter wird die Eigenschaft verstanden, an jedem Ort die Aktivität mit derselben Empfindlichkeit abzubilden. Diese Bedingung läßt sich bei einer Anger-Kamera im Prinzip nicht ideal erfüllen. Von einer Szintillation zwischen 2 Photomultipliern (PM) wird das Licht schlechter gesammelt als von einer Szintillation direkt vor einem PM. Daher ist das Energiesignal zwischen 2 PM kleiner als vor einem PM. Wenn im EKD nur ein festes Fenster für den gesamten Kristall wählbar ist, wie das i. allg. der Fall ist, dann gehen einige der Signale verloren, wenn die Absorptionsorte zwischen den PM liegen. Hier schneidet die untere Fenstergrenze des EKD mehr Signale des Gauss-förmigen Photopeaks vom Nachweis aus als von den größeren Signalen vor einem Photomultiplier. Ein homogen mit Aktivität gefülltes Flächenphantom wird daher „idealerweise" so abgebildet, daß die PM alle einzeln sichtbar sind, weil die Aktivität dort mit erhöhter Wahrscheinlichkeit nachgewiesen wird. Solch ein Bild wird man als extrem inhomogen empfinden.

Mehrere Methoden sind gebräuchlich, um diesen Mißstand zu beheben. Es gibt Hersteller, die einen Lichtleiter verwenden und diesen direkt vor den Photomultipliern durch lichtabsorbierende Flächen so einrichten, daß die Lichtsammlung für alle Flächenbereiche des Szintillationskristalles konstant ist. Andere Hersteller fordern, daß beim Homogenitätsabgleich der Kamera die Verstärkung der einzelnen Photomultiplier so verändert wird, daß verschieden große Anteile des Photopeaks vom Fenster des EKD erfaßt werden. Diese Geräte sehen dann nur für das verwendete Flachphantom (bzw. die Punktquelle ohne Kollimator) und bei der gegebenen Fenstereinstellung homogen aus. Wird die Aktivität aus einem Streumedium gemessen, wozu auch der Patient zählt, tritt eine Streustrahlung auf, die im Compton-Kontinuum des γ-Spektrums nachgewiesen wird. Eine durch veränderte PM-Verstärkung homogenisierte Kamera wird dann an den Stellen eine erhöhte Streustrahlung mitmessen, wo die Einzelverstärkung eines PM relativ zum Fenster zu hoch ist. Wird das Energiefenster beim Eichen durch die Assistentin verschoben, so ist es bei ungünstiger — z. B. asymmetrischer — Lage des Fensters möglich, daß der vom Fenster erfaßte Anteil des Photopeaks überall verschieden ist, wodurch beträchtliche Inhomogenitäten im Bild auftreten. Solche Kameras haben für andere γ-Energien eine starke Inhomogenität. Die klinische Praxis ist von der Inhomogenität besonders bei solchen Untersuchungen betroffen, bei denen Organe normalerweise eine großflächige, relativ gleichmäßige Speicherung zeigen (Leber, Lunge, Hirn). Inhomogene Geräte ergeben kalte Bereiche, die leicht als nichtspeichernde Metastasen diagnostiziert werden können. Man muß den Patienten im Zweifelsfalle verschieben zur Prüfung, ob die Inhomogenität vom Patienten oder von der Kamera verursacht wird.

Die Homogenität sollte regelmäßig mit einem Flachphantom untersucht werden. Wegen der Schwierigkeiten, bei einer anderen Energie eine reproduzierbare Fenstereinstellung zu erzielen, wird die Benutzung eines mit ^{99m}Tc gefüllten Volumenphantoms empfohlen. Für die Routine ist solch ein Phantom leider etwas unpraktikabel, da es regelmäßig mit Aktivität gefüllt und homogen durchgemischt werden muß. In der klinischen Praxis erscheint es ausreichend, das Bild dieses homogenen Flachphantoms zu beurteilen. Zur quantitativen Beurteilung müssen die Bilder in der EDV-Anlage gespeichert und durch ein Programm ausgewertet werden.

In der neuesten Generation der Szintillationskameras werden die Energieverstärkungen an jedem Ort des Szintillationskristalles in einer hochauflösenden Matrix gespeichert. Während der Untersuchung wird jedes auftretende Signal on-line entsprechend seinem Nachweisort korrigiert, bzw. es werden individuell die Grenzen des Fensters LL und UL angepaßt. Da die Homogenität auch von einer Nichtlinearität der Abbildung beeinflußt wird, wie im nächsten Abschnitt gezeigt wird, wird bei der Korrektur durch eine im Computer gespeicherte Matrix außerdem die Nichtlinearität der Kamera korrigiert, d.h. nachgewiesene Signale werden zusätzlich etwas verschoben. Die danach verbleibende Restinhomogenität ist ausschließlich durch die Inhomogenität des Kollimators bedingt. Diese Restinhomogenität liegt unterhalb 10%. Sie kann durch die klassische Korrektur behoben werden, indem man das gesamte Bild mit einer Matrix von Korrekturfaktoren multipliziert. Dadurch werden Bereiche, die eine verringerte Empfindlichkeit aufweisen, relativ angehoben.

5.2 Linearität

Die Linearität einer Kamera wird durch Linienphantome untersucht. Gebräuchlich sind hier parallele Linien mit variablem Abstand oder Schlauchphantome, die ein rechtwinkliges Netz von Aktivitätslinien darstellen. Sowohl die Inhomogenität als auch die Linearität lassen sich simultan mit Lochphantomen prüfen. Hierbei wird statt des Kollimators eine Bleiblende verwendet, die den gesamten Kristall abdeckt. Diese Blende enthält in regelmäßigem Abstand Bohrungen, die insgesamt ein rechteckiges Rasternetz aus Punkten bilden. In größerem Abstand wird eine Technetiumquelle befestigt, so daß die Löcher der Bleiblende in der Kamera abgebildet werden. Ein weiteres Phantom ist das Bleistreifenphantom, das im nächsten Abschnitt besprochen wird. Hier werden ebenfalls parallele Linien mit variablem Abstand abgebildet.

Durch die Nichtlinearität werden im Szintillationskristall regelrecht auftretende Szintillationen verschoben abgebildet, so daß die Linienstruktur an manchen Orten nichtparallel oder verbogen aussieht. Wichtig ist hierbei, daß durch die Verschiebung an manchen Stellen eine Häufung von Signalen bewirkt wird, an dazwischenliegenden Stellen eine Verarmung. Die Nichtlinearität einer Anger-Kamera führt daher automatisch zu einer Inhomogenität. Mit einer Flächenquelle kann man diese Art der Inhomogenität bezüglich ihrer Ursache natürlich nicht untersuchen. Die Nichtlinearität einer Kamera führt also zu Verzerrungen. Im allgemeinen sind diese jedoch für die klinische Praxis nicht sehr relevant, da die relative Lage von Organbereichen in jedem Falle erhalten bleibt. Die durch die Nichtlinearität erzeugte Inhomogenität ist dagegen von größerer Bedeutung. Die einzige Möglichkeit, die Nichtlinearität zu beseitigen, besteht in der On-line-Korrektur der auftretenden Signale (s.o.).

5.3 Ortsauflösungsvermögen

Das Ortsauflösungsvermögen setzt sich zusammen aus dem Auflösungsvermögen des Kristalles mit Photomultipliern („intrinsic resolution") und dem Auflösungsvermögen des Kollimators. Ein Maß für das Auflösungsvermögen ist die Halbwertbreite der Linienbildfunktion. Wie schon im Abschnitt über Kollimatoren erklärt wurde, steigt diese Halbwertbreite mit wachsendem Abstand des Objektes vom Kollimator an. Daher ist das gute Ortsauflösungsvermögen der Kamera ohne Kollimator nur im Nahbereich entscheidend, bei größeren Abständen überwiegt das Auflösungsvermögen des Kollimators. Mit einem schlechten Kollimator kann man die guten Eigenschaften des Szintillationskristalles wirkungslos machen!

Mit einem Bleistreifenphantom kann man die Eigenauflösung (intrinsic resolution) der Kamera testen. Das Bleistreifenphantom enthält in mehreren Sektoren parallele, jeweils gleichbreite Streifen und Zwischenräume, deren Abstand von Sektor zu Sektor variiert. Dieses Phantom wird direkt auf den Kristall gelegt, eine Technetiumquelle wird in größerem Abstand vor der Kamera positioniert. Die Strahlung entwirft auf dem Kristall gewissermaßen das Schattenbild des Bleistreifenphantoms. Die Aufnahmen gestatten keine Aussage über die Systemauflösung der Kamera mit Kollimator.

Für die Gesamtauflösung eines Systemes (Systemauflösung) müssen Linienquellen in verschiedenem Abstand vor dem Kollimator und u. U. auch im Streumedium untersucht werden.

5.4 Zählverluste

Bei hohen Präparatstärken treten so hohe Zählraten auf, daß die Kapazität des Zählers überschritten wird. Dabei gehen Signale verloren, die zu dicht aufeinander folgen.

Bei der Szintillationskamera kommen zu diesen Effekten zusätzlich Bildveränderungen, da Einzelsignale zufällig gleichzeitig auftreten können. Hierbei können solche Summationen abgebildet werden, bei denen die Einzelsignale für einen Nachweis zu klein wären und lediglich die Summe in das Fenster des EKD fällt. Die erzeugten Adressen liegen zwischen den Absorptionsorten der beiden Einzelsignale und sind daher sozusagen Phantomadressen, da es keine zugehörige Aktivität gibt. In der klinischen Praxis können diese Bildveränderungen auftreten, falls die Herzdiagnostik („first pass") mit einer älteren Kamera durchgeführt wird. Die bisher beschriebenen Verfahren zur Berechnung von Zählverlusten, Totzeit etc. werden in Luft durchgeführt. Sie sind daher nicht geeignet, Aussagen über solche Bildveränderungen bei Messungen aus einem Streumedium zu machen.

6 Entwicklungstendenzen

Der Gesichtsfelddurchmesser der Kameras betrug anfangs maximal ca. 30 cm. Großfeldkameras mit 40 cm Gesichtsfelddurchmesser stellten sich dann als wesentlich vorteilhafter für den klinischen Einsatz haraus. Um die Qualität der Abbildung beizubehalten (Homogenität und örtliches Auflösungsvermögen), mußte die Anzahl der Photomultiplier (PM) von 19 auf 37 erhöht werden. Heute dürfte solch eine Großfeldkamera ein zeitentsprechender Standard sein. Durch bessere PM wurde die Eigenauflösung der Kameras innerhalb von 10 Jahren von 10 mm auf weniger als die Hälfte verringert.

Für die Verbesserung der Kameras sind verschiedene Wege beschritten worden:

1. Vergrößerung des Gesichtsfeldes auf ca. 50 cm Durchmesser. Solche Kameras sind für die Skelettszintigraphie vorteilhaft, hingegen für kleine Organe (Herz, Hirn) überdimensioniert. Falls hier weitere Steigerungen möglich sind, müßte man an rechteckige Kristalle denken. Ein so großes Gesichtsfeld bringt den Nachteil mit sich, daß von der applizierten Aktivität ein großer Anteil erfaßt wird und die Kamera daher sehr hohe Zählraten verarbeiten muß.

2. Einbau von PM mit kleiner Photokathode (5 cm Durchmesser), wodurch die Anzahl steigt. Seriengeräte mit bis zu 91 PM sind geplant. Dadurch wird eine bessere Eigenauflösung der Kameras erreicht. Hingegen dürfte ein Homogenitätsabgleich für so viele PM einigen Zeitaufwand erfordern. Eine weitere Steigerung erscheint hier nur sinnvoll, wenn die Verstärkungskonstante der einzelnen PM durch automatischen Selbstabgleich erreicht wird (s. Absatz 4).

Zur Zeit scheint jedoch eine größere Steigerung der Eigenauflösung wenig sinnvoll, weil die Systemauflösung für klinische Bereiche oberhalb 5 cm Kollimatorabstand doch wesentlich vom Kollimator abhängt. Daher müßte eine Verbesserung der Eigenauflösung der Kamera mit einer Verbesserung der Kollimatorauflösung einhergehen. Das scheint jedoch ohne starke Empfindlichkeitseinbuße nicht möglich. Es fehlt ein preiswerter Werkstoff größerer Dichte als Blei, der eine bessere γ-Absorption zeigt und daher feinere Septen und Bohrungen gestatten würde.

3. Die Kameras sind wesentlich schneller geworden, können also höhere Zählraten ohne Verlust registrieren. Hier scheinen für viele Geräte noch Verbesserungsmöglichkeiten sinnvoll oder sogar notwendig. Das gilt insbesondere für den zunehmenden Einsatz bei Funktionsstudien.

4. Der Ausgleich der Inhomogenität ist äußerst notwendig. Der klassische Homogenitätsausgleich durch Multiplikation eines fertigen Bildes mit einer Computerkorrekturmatrix ist falsch und kann mehr Artefakte im korrigierten Bild erzeugen, als im unkorrigierten vorhanden waren. Seit Anfang der 80er Jahre werden digitale Bausteine, vor allen Dingen Halbleiterspeicher, zunehmend in der Kameratechnik verwendet. Dadurch wird es möglich, Korrekturmatrizen in der Kamera zu speichern, womit jedes eintreffende Szintillationssignal on-line korrigiert werden kann. Die Anzahl der Szintillationskameras mit einer physikalisch sinnvollen Korrektur nimmt laufend zu. Allgemein wird zunächst eine

Energiekorrektur durchgeführt, wobei die Grenzen des Energiefensters des EKD dem ungefähren Absorptionsort des Szintillationssignales entsprechend an die dort vorhandene Energieverstärkung angepaßt werden. Nachdem die Gültigkeit des gemessenen Signales geprüft wurde, wird aus der Korrekturmatrix für die Nichtlinearität des Kamerakopfes die notwendige Korrektur der Adressenimpulse für die x- und y-Koordinate festgestellt. Das Z-Signal des EKD wird an der nunmehr korrigierten Adresse abgespeichert bzw. im Analogbild auf dem Display angezeigt. Manche Hersteller digitalisieren dazu die Originalinformation und korrigieren die Signale digital, andere verwenden die ursprünglichen Analogsignale und korrigieren diese. In beiden Fällen werden jedoch digitale Korrekturmatrizen verwendet.

Bei manchen der Geräte kann der Benutzer selbst solche Korrekturmatrizen durch genormte Meßbedingungen nachladen, bei anderen Herstellern werden im Herstellerwerk neue Speicher eingebrannt, die aufgrund der Meßdaten des Benutzers konfiguriert werden müssen. Mögliche Änderungen der Verstärkung der Photomultiplier, Einflüsse des Magnetfeldes der Erde etc. werden durch selbststabilisierende Schaltungen weitgehend unterbunden. Bei manchen Herstellern müssen dazu Konstanzprüfungen in Abständen vorgenommen werden, bei anderen Geräten wird durch zugeführtes Licht aus einer Konstantlichtquelle die Verstärkung der PM einzeln korrigiert. Bei manchen Geräten wird diese Korrektur während einer Messung in Abständen von 1 ms vorgenommen.

Diese Technik ist besonders wichtig für die Emissionscomputertomographie (ECT, SPECT), bei der sich der Kameradetektor um den Patienten dreht. Die magnetischen Feldlinien des Erdfeldes durchsetzen dabei die PM des Detektors laufend in anderer Richtung. Durch Veränderung der Elektronenfokussierung innerhalb jedes PM werden dadurch Verstärkungsänderungen bis zu 6% hervorgerufen, die im berechneten ECT-Querschnitt der Aktivitätsverteilung katastrophale Artefakte hervorrufen können.

5. Ein neues Feld für die Kameraszintigraphie sind die Emissionstomographieuntersuchungen (s. Absatz 4). Die Geräte sind so eingerichtet, daß sowohl normale szintigraphische Untersuchungen als auch ECT-Untersuchungen mit demselben Gerät möglich sind. Die Art der Aufhängung des Bilddetektors hat sich daher für eine Reihe von Geräten verändert, da der Detektor in einem Joch bewegt wird oder an einer Gantry wie bei einem Betatron. Für diese Untersuchungsart sind Kollimatoren wichtig, die auch in großer Organtiefe noch eine gute Auflösung zeigen.

6. Für die Positronenemissionstomographie werden bevorzugt ringförmige Vielkristallsysteme verwendet, etwa analog dem Detektorsystem in einem Röntgen-CT-Scanner. Hier wurde das NaJ abgelöst von BGO-Szintillationsdetektoren (BGO: Wismut-Germanium-Oxid: $Bi_4Ge_3O_{12}$). Diese glasige Substanz hat ein sehr hohes Absorptionsvermögen für γ-Quanten wegen des großen Gehaltes an Wismut. Da jedoch die Lichtausbeute schlecht ist, ergibt sich ein schlechteres Energieauflösungsvermögen als bei NaJ, so daß diese Substanz für einen Einkristall in einer Szintillationskamera nicht verwendbar scheint.

7. Der Einsatz von Halbleiterdetektoren anstatt eines Szintillationskristalles in einer Kamera erscheint zur Zeit äußerst ungewiß. Abgesehen vom großen

technischen Aufwand – Kühlung, aufwendige Elektronik – gelang es bisher nicht, größere Flächen als $7 \times 7\,cm^2$ herzustellen.

8. Bildverstärkerkameras wurden seit vielen Jahren vereinzelt produziert, konnten sich bisher jedoch keinen großen Marktanteil erwerben. Das gleiche gilt für Vielkristallkameras (Autofluoroskop). Dieses letztere Gerät wird lediglich in der Herzdiagnostik verwendet.

Literatur

1. Anger HO (1958) Scintillation camera. Rev Sci Instrum 29 : 27

Zusammenfassungen

2. Hermann HJ (1982) Nuklearmedizin. Urban & Schwarzenberg, München, S 35-124
3. Lange D (1980) Physikalische Grundlagen und Technik. In: Feine U, Winkel K zum (Hrsg) Nuklearmedizin – Szintigraphische Diagnostik, Abschn B. Thieme, Stuttgart, S 20-70

7 Strahlenschutz bei nuklearmedizinischen Untersuchungen

Strahlenschutzaspekte in der Nuklearmedizin unterscheiden sich in wesentlichen Punkten von denen in den anderen radiologischen Disziplinen: Die Strahlung wird von einem Dauerstrahler – dem Nuklid – emittiert. Sie ist also nicht nach Belieben abschaltbar. Die Quellen der Strahlung sind mobil, weil die Aktivität teilweise im Patienten verbleibt und folglich auch aus dem Untersuchungsbereich heraustransportiert wird. Ein fachspezifisches Risiko ergibt sich darüber hinaus durch die Tatsache, daß die Aktivitäten injiziert werden müssen. Es handelt sich also immer um „offene radioaktive Stoffe", die leicht unbeabsichtigt verschleppt werden können. Als Folge davon sind Kontaminationen und die Inkorporation durch das Personal besonders zu fürchten. Hohe Organdosen können resultieren, die im übrigen schlecht feststellbar sind, weil sie von der Filmplakette nicht registriert werden.

7.1 Definition des Kontrollbereiches

Nach der Strahlenschutzverordnung liegt ein Kontrollbereich vor, wenn die *Möglichkeit* besteht, daß die in 40 Arbeitsstunden pro Woche aufgenommene Personendosis 3/10 des Grenzwertes – zur Zeit also 15 mSv (1,5 rem) – überschreitet, und zwar durch Bestrahlung von außen *oder durch Inkorporation*. Wegen der Inkorporationsmöglichkeit sind alle Räume Kontrollbereiche, in denen mit offenen Radionukliden zur In-vivo-Diagnostik umgegangen wird, auch wenn die Ganzkörperdosen des Personals i. allg. 5 mSv (500 mrem) selten überschreiten. Zum Kontrollbereich gehören sowohl das Labor, in dem präpariert oder markiert wird, als auch der Applikationsraum und alle Untersuchungsräume, in denen bei dynamischen Untersuchungen die Aktivität vor der Kamera appliziert werden muß.

Die Kontrollbereichsräume müssen mit dekontaminierbaren Fußböden und mit geeigneten Überwachungsgeräten zur Kontrolle von Kontaminationen ausgestattet sein. Am besten eignen sich dafür großflächige, tragbare Xenonproportionalzählrohre, die keine Zählgaszufuhr benötigen. Durch sie wird auch die niederenergetische γ-Strahlung des ^{125}J mit hoher Effizienz nachgewiesen.

7.2 Personalüberwachung

Im nuklearmedizinischen Kontrollbereich muß außer dem allgemeinen amtlichen Personendosimeter (Filmplakette) noch ein direkt ablesbares Dosimeter (z. B. Stabdosimeter) getragen werden. In Zweifelsfällen sind damit hohe Dosisleistungen aufzudecken, so daß zu lange Expositionszeiten vermeidbar sind. Bei Präparationen mit hohen Aktivitäten (^{99m}Tc-Kits) sollten TLD-Fingerringdosimeter oder zumindest Filmplaketten am Handgelenk getragen werden. Bei dieser Tätigkeit sind die Teilkörperdosen an der Hand sehr viel größer als die Ganzkörperdosen. Nach den Vorschriften muß diese Teilkörperdosis beurteilt oder sogar berechnet werden, wenn die auf dem Personendosimeter gemessene Dosis oberhalb gewisser Überprüfungsschwellen liegt. Dabei gelten je nach Dauer des Bezugszeitraumes andere Schwellwerte, die als Bruchteil der Jahresgrenzwerte in Tabelle 7.1 aufgelistet sind. Um die durch externe Belastungen entstehenden

Tabelle 7.1. Überprüfungsschwellen für verschiedene Bezugszeiträume

Bezugszeitraum	Personendosis (als Bruchteil des Jahresgrenzwertes)
Vergangener Monat	1/10
Vergangene 3 Monate	3/20
Vergangene 12 Monate	3/10

Tabelle 7.2. Wichtige Nuklide für die Inkorporationsüberwachung der Beschäftigten

Nuklid	Grenzwert der täglich manipulierten Aktivität ohne Überwachung		JAZ für 0,3 Sv (30 rem) Schilddrüsenbelastung	
	Bq	(Ci)	Bq	(Ci)
^{99m}Tc	$13 \cdot 10^9$	$(350 \cdot 10^{-3})$	$3,3 \cdot 10^9$	$(88 \cdot 10^{-3})$
^{123}J	$300 \cdot 10^6$	$(8 \cdot 10^{-3})$	$56 \cdot 10^6$	$(1,5 \cdot 10^{-3})$
^{125}J	$7 \cdot 10^6$	$(0,19 \cdot 10^{-3})$	$1,4 \cdot 10^6$	$(38 \cdot 10^{-6})$
^{131}J	$8,1 \cdot 10^6$	$(0,22 \cdot 10^{-3})$	$0,56 \cdot 10^6$	$(15 \cdot 10^{-6})$

Personen- oder Teilkörperdosen des Personals so gering wie möglich zu halten, müssen besondere Arbeitsregeln beachtet werden (Abschn. 7.5 und 7.6).

Für die Inkorporationsüberwachung sind besonders ^{99m}Tc und die Isotope des Jods von Bedeutung. Bei Inkorporation wird ein wesentlicher Teil der Aktivität in der Schilddrüse gespeichert, die daher als kritisches Organ mit der höchsten Belastung anzusehen ist. Daher wird für diese Nuklide sinnvollerweise die Aktivität in der Schilddrüse gemessen. Die Überwachungszeiträume müssen sich nach der Halbwertzeit des Nuklids richten. Falls eine Inkorporation nachweisbar ist, muß die Belastung konservativ abgeschätzt werden, d. h. als sei die Aktivität direkt nach der letzten Überwachung inkorporiert worden. Die Intervalle der Überwachungsmessungen dürfen daher 2–3 effektive Halbwertzeiten des Nuklides nicht überschreiten. Diese Bedingung schließt ^{99m}Tc und ^{123}J von der regelmäßigen messenden Überwachung der Schilddrüse aus. In Tabelle 7.2 werden die kritischen Nuklide mit einigen anderen wichtigen Daten angeführt. Die Spalte 2 enthält die Grenzwerte der täglich manipulierten Aktivität, bei deren Überschreitung eine Inkorporationsüberwachung vorgeschrieben ist. Spalte 3 enthält die Jahresaktivitätszufuhr (JAZ), die zum Grenzwert der Schilddrüsendosis von 0,3 Sv (30 rem) führt. Bei gleichmäßiger, arbeitstäglicher Inkorporation ergeben sich bei 250 Arbeitstagen pro Jahr die Werte in Spalte 4. Durch solche regelmäßigen Inkorporationen würde sich in der Schilddrüse ein konstanter Aktivitätspegel einstellen, bei dem die tägliche Zufuhr gerade den radioaktiven Zerfall kompensiert (Spalte 5).

Zur Kontrolle des ^{131}J-Gehaltes der Schilddrüse kann man den Hals der Person direkt vor die Bohrung des Kollimators eines Schilddrüsenmeßstandes bringen. Bei 1 min Meßzeit liegt die Nachweisempfindlichkeit bei ca. 10 nCi mit einem statistischen Fehler von 30%. Man kann somit die ^{131}J-Inkorporation auf oder unter dem 10%-Niveau des Grenzwertes kontrollieren. Die Inkorporationsüberwachung für ^{125}J läßt sich ähnlich durchführen, sie sollte jedoch durch eine Kontrolle des Arbeitsplatzes (Wischproben) ergänzt werden. Wegen der geringen Aktivitäten, die üblicherweise in den RIA-Kits verwendet werden, ist hier das Inkorporationsrisiko relativ gering.

Die Kontrolle der Inkorporation der kurzlebigen Nuklide ^{99m}Tc und ^{123}J wird sinnvollerweise auf den Kontaminationspfad verlagert, indem das Arbeitsgerät und die Hände häufig auf Kontamination überprüft werden.

Bei gleichmäßiger Inkorporation arbeitstägliche Aktivitätszufuhr		Erreichte Schilddrüsenaktivität im Gleichgewicht	
Bq	(Ci)	Bq	(Ci)
$13 \cdot 10^6$	$(350 \cdot 10^{-6})$		
$0,22 \cdot 10^6$	$(6 \cdot 10^{-6})$		
$5,6 \cdot 10^3$	$(150 \cdot 10^{-9})$	$0,5 \cdot 10^6$	$(13 \cdot 10^{-6})$
$2,2 \cdot 10^3$	$(60 \cdot 10^{-9})$	$26 \cdot 10^3$	$(690 \cdot 10^{-9})$

7.3 Arbeitsplatzüberwachung

In Räumen, in denen mit höheren Aktivitäten hantiert wird (beim Präparieren, Abfüllen etc.), sollte ein tragbarer Kontaminationsmonitor mit akustischer Impulsanzeige ortsfest angebracht sein. Mit etwas Aufmerksamkeit kann so die disziplinierte Arbeitsmethodik im Labor kontrolliert werden. Ortsdosen registriert man am einfachsten mit einer kontaminationsgeschützt aufgehängten Filmplakette.

Arbeitsflächen werden mit einem großflächigen Xenonkontaminationsmonitor überprüft. Parallel dazu, bei hohen Ortsdosisleistungen jedoch ausschließlich, sollten Wischproben genommen werden. Die dafür benutzten Tupfer werden in einem Reagenzglas im Bohrloch mit sehr guter Empfindlichkeit gemessen. Bei 10 min Meßzeit sind in einem kontaminationsfreien Bohrlochkristall leicht 10–30 pCi ^{131}J nachzuweisen. Jedes Wischläppchen (Zellstoff mit Dekontaminationsflüssigkeit getränkt) wird nur einmal benutzt. Jede kontaminierte Fläche wird mehrmals gewischt, bis am letzten Tupfer keine Aktivität mehr nachweisbar ist. Damit ist die wesentliche Gefahr einer unkontrollierten Inkorporation und weiterer Verschleppung gebannt. Die Oberflächenrestaktivität spielt zumeist nur eine untergeordnete Rolle bezüglich der externen Strahlenbelastung für das Personal.

Kontaminierte Flächen, besonders auf dem Fußboden, müssen mindestens bis zur Dekontamination durch Plastikfolie abgedeckt werden. Die Folie wird an den Rändern abgeklebt und gekennzeichnet (mit Nuklid, Datum, evtl. zuständigem Mitarbeiter).

7.4 Arbeitsregeln

Sauberkeit ist oberster Gesichtspunkt, um der Gefahr der Verschleppung und der Inkorporation von Aktivität vorzubeugen. Die Arbeitsmethoden sind daher im muklearmedizinischen Bereich vergleichbar mit denen im infektiösen Bereich.

Arbeitsflächen werden mit saugfähigem Material abgedeckt. Kontaminiertes Material wird sofort in den radioaktiven Abfall – evt. nach Halbwertzeit sortieren! – gegeben und durch neues Material ersetzt. Vor der Weiterarbeit muß die Ursache der Kontamination festgestellt und beseitigt werden.

Beim Arbeiten werden dünne, wasserdichte (!) Plastik- oder Gummihandschuhe getragen. Hier gilt der gleiche Ablauf: Prüfen – kontaminierte Handschuhe verwerfen und ersetzen – vor der Weiterarbeit die Quelle der Kontamination feststellen und beseitigen. Es hat keinen Sinn, mit einem frischen Handschuh gleich in der alten Unsauberkeit weiterzuarbeiten!

Kontaminationen treten leicht durch verspritzende Aktivität aus Gefäßen mit Überdruck auf. Diese Gefahr besteht z. B. bei Plastikspritzen, wenn dünne Kanülen verwendet werden. Manche der Spritzen sind nicht ganz rund, so daß Flüssigkeit nach hinten an den applizierenden Arzt gespritzt werden kann. Eluatflaschen sollten zuerst mit einer Belüftungskanüle versehen werden, ehe die lange Kanüle zur Entnahme der Aktivität eingestochen wird. Andernfalls tritt unweigerlich ein Tropfen aus der Entnahmekanüle aus. Aus diesem Grund sollte man bei der Entnahme von Aktivität die Kanüle des Präparatfläschchens möglichst nicht berühren, erfahrungsgemäß ist dort immer verschleppbare Aktivität vorhanden.

Zum Schutz der Meßgeräte, z. B. beim Kalibrieren der Spritze, sollte man die Einstellknöpfe nicht mit der Hand berühren, die durch einen Plastikhandschuh geschützt ist. Dieser kann immer kontaminiert sein.

Im Kontrollbereich sind folgende Handlungen des Personals verboten: Nahrungsaufnahme, Ablegen oder Aufbewahren von Nahrungsmitteln im Kontrollbereich, Rauchen, Auftragen von (Gesichts-)Kosmetika. Unverträglich mit dem Inkorporationsrisiko ist jeder Lippenkontakt mit Arbeitsgeräten (Pipetten, Bleistiftenden, Fingerspitzen anfeuchten beim Papierumblättern etc.)

Eine seit Generationen geübte Sitte ist es, auf die Begrüßung durch Handschlag zu verzichten.

Häufige Kontrollen der Hände sind sinnvoll. Seifenspender mit Flüssigseife sind Standard, dazu Papiereinweghandtücher. Bei Kontamination auf der Haut muß so lange gewaschen oder auch leicht gebürstet werden, bis keine weitere Aktivitätsverminderung der Haut mehr feststellbar ist. Grobe Maßnahmen, die zur Verletzung der Haut und Inkorporation über die Blutbahn führen, sind verboten. Wegen dieses Inkorporationsweges dürfen im Kontrollbereich keine Personen tätig werden, die an Hautekzemen oder offenen Wunden leiden.

Vor dem Verlassen der Kontrollbereiches und vor der Essenpause ist die Arbeitskleidung zu wechseln. Die Arbeitskleidung darf nur innerhalb des Kontrollbereiches getragen werden.

7.5 Strahlenschutzmaßnahmen

Die Strahlenschutzmaßnahmen dienen sowohl der Verhinderung der Kontamination/Inkorporation als auch der Verminderung der externen Strahlendosis. Zu der ersten Art gehören außer allen schon beschriebenen Arbeitsregeln der Kontaminationsschutz von Kontaminationsmonitoren. Diese sollten immer durch eine Plastikfolie oder einen Plastiküberschuh geschützt werden. Nach Kontamination kann der Schutz ersetzt werden. Der Monitor selbst ist daher immer mit maximaler Empfindlichkeit benutzbar. Ein kontaminierter Monitor ist nutzlos!

Dem externen Strahlenschutz dient das Arbeiten am Bleipacktisch, in der Bleiburg und die Benutzung von Zangen und anderen Hilfsmitteln, die den Abstand zum Präparat vergrößern. Beim Spritzen der Aktivität, besonders für Knochen-, Herz- und Durchblutungsuntersuchungen, muß die Spritze in einer Abschirmung benutzt werden, da andernfalls sehr hohe Fingerdosen resultieren. Wegen der relativ niedrigen Energie des ^{99m}Tc und der geringen Halbwertdicke von Blei ($d_{1/2} = 0.25$ mm) kann man die Fingerdosis mit 1,5 mm dicker Abschirmung schon nahezu auf 1% gegenüber der unabgeschirmten Spritze herabdrücken.

7.6 Abfallentsorgung

Auf Antrag kann die Aufsichtsbehörde genehmigen, daß Abfall wie normaler Klinikabfall entsorgt wird. Im Falle der Genehmigung gelten dann die üblichen

Vorschriften des Abfallbeseitigungsgesetzes (z. B. für infektiöses Material). Voraussetzung ist, daß die Restaktivität weniger als 10^{-4} der Freigrenze pro g beträgt. In der Regel muß der Abfall 10 Halbwertzeiten gelagert und Buch über die eingelagerten Aktivitäten geführt werden. Abfall sollte nach Halbwertzeiten sortiert werden, so daß lange lagernde Volumina klein bleiben. Eine ^{131}J-Spritze kann dabei die Abgabe einer ^{99m}Tc-Charge auf Wochen vereiteln. Es ist daher ratsam, ^{131}J-Aktivitäten in andersfarbigen Spritzen aufzuziehen, damit eine bessere Unterscheidung möglich ist. Das Aktivitätsinventar läßt sich vor dem Ablagern besser messen als vor der Abgabe. Zu diesem Zeitunkt kann ohne größeren Aufwand nur festgestellt werden, ob keine langlebigen Nuklide im Abfall enthalten sind.

Aktivitäten mit Halbwertzeiten oberhalb 100 Tage müssen an die Landessammelstellen abgeführt werden. Eine Alternative dazu ist die häufig angebotene, jedoch nicht billige Möglichkeit, radioaktive Abfälle über die Zulieferfirma oder andere damit befaßte Unternehmen zu entsorgen.

Literatur

1. Strahlenschutzregeln für den Umgang mit offenen radioaktiven Stoffen in der Medizin. DIN 6843. Beuth-Vertrieb GmbH, Berlin 30 und Köln
2. Nuklearmedizinische Betriebe. Regeln für die Errichtung und Ausstattung. DIN 6844. Beuth-Vertrieb GmbH, Berlin 30 und Köln
3. Sicherheitskennzeichnung im Strahlenschutz. DIN 25430. Beuth-Vertrieb GmbH, Berlin 30 und Köln
4. Richtlinie für die physikalische Strahlenschutzkontrolle (§§ 62 und 63 StrlSchV). GMBl 1979, S. 348
5. Verordnung über den Schutz vor Schäden durch ionisierende Strahlen (Strahlenschutzverordnung – StrlSchV). BGBl I 1976, S. 2905; BGBl I 1977, S. 184, 269; BGBl I 1977, S. 2537; BGBl I 1979, S. 1509
6. Richtlinie für den Strahlenschutz bei Verwendung radioaktiver Stoffe und beim Betrieb von Anlagen zur Erzeugung ionisierender Strahlen und Bestrahlungseinrichtungen mit radioaktiven Quellen in der Medizin (Richtlinie Strahlenschutz in der Medizin). GMBl 1979, S. 638

Teil III. Physik der Bildgebung mit Ultraschall

J. HEINZERLING

1 Überblick und historische Entwicklung

Im Vergleich zur Röntgentechnik hat sich die Ultraschalldiagnostik, deren technische Grundvoraussetzungen schon lange vorhanden waren, spät entwickelt; ihre Vervollkommnung in den letzten Jahren allerdings war erst durch die Entwicklung leistungsfähiger und preisgünstiger Halbleiterbauelemente für die Signalverarbeitung und -speicherung möglich.

Ausgehend von der bereits im 1. Weltktrieg in England entwickelten, im 2. Weltkrieg technisch verbesserten Ultraschallunterseebootortung wurden in den 50er Jahren Versuche zur Darstellung des Körperinneren mit Ultraschall gemacht, zunächst im Durchschall-(Transmissions-)verfahren und in Immersionstechnik, d.h. mit Patienten, die zu diesem Zweck in ein Wasserbad eingebracht wurden.

In den 60er Jahren wurde der — insbesondere in den USA zu großer Verbreitung gelangte — statische B-Scanner (Compoundscanner) entwickelt. In Deutschland verbreitete sich ab 1969, zunächst in der Gynäkologie angewandt, das Real-time-Verfahren in Form des mechanischen Parallelscanners (Vidoson), der jedoch etwa ab 1978 von den durch die Einführung der elektronischen Fokussierung technisch weit überlegenen Real-time-Linearscannern schnell verdrängt wurde. In den USA, wo aufgrund einer anderen Ausbildungs- und Anwendungsstruktur der statische B-Scanner weiterhin hohe Bedeutung hat, wird die Real-time-Technik vorwiegend in der Form des Sektorscanners angewandt. Dieses System konkurriert auch in Europa zunehmend mit dem Linearscanner.

Spezielle Anwendungen führten zur entsprechend spezialisierten Gerätekonzeption: dem Time-motion-System für die Herz-, und dem Doppler-System für die Gefäßdiagnostik. Seinen höchsten technischen Entwicklungsstand hat das Ultraschallgerät heute wohl in der Gestalt des Phased-array-Sektorscanners mit simultaner Time-motion-Darstellung und integrierter Impuls-Doppler-Messung für die Herzdiagnostik erreicht.

In der Zukunft wird man neue Impulse für die Diagnostik durch die Ultraschallgewebedifferenzierung sowie die rekonstruktive Bilderzeugung erwarten dürfen.

2 Ultraschallausbreitung

2.1 Die Kenngrößen des Schallfeldes

Ultraschallwellen sind mechanische Schwingungen eines gasförmigen, flüssigen oder festen Mediums oberhalb der Hörbarkeitsgrenze von 20 000 Hz. Im Gegensatz zu elektromagnetischen Wellen sind Schallwellen in flüssigen Medien oder Gasen stets Longitudinalwellen, d. h. die Schwingungsrichtung und die Ausbreitungsrichtung stimmen überein. Während im ungestörten homogenen Medium die Partikel (Moleküle) — vereinfacht betrachtet — äquidistant verteilt sind, wird bei Anregung einer akustischen Welle das Medium periodisch komprimiert und expandiert. Da aufgrund der elastischen Eigenschaften dieser Zustand sich im Medium fortpflanzt (Abb. 2.1) entstehen jeweils im Abstand der Wellenlänge λ Zonen gleichen Schwingungszustandes, z. B. maximaler Kompression, die mit der Schallgeschwindigkeit durch das Medium laufen. Da die Schwingungen durch die elastischen Rückstellkräfte übertragen werden, denen dynamisch die Massenträgheit der Partikel entgegenwirkt, ist die Schallgeschwindigkeit c vom Kompressionsbeiwert k und der Dichte ρ abhängig [1]:

$$c = \sqrt{k/\rho}. \tag{1}$$

Für dispersionsfreie Medien, in denen die Schallgeschwindigkeit nicht von der Frequenz f der Welle abhängt, diese Voraussetzung ist für die Ultraschalldiagnostik erfüllt, gilt:

$$\lambda = c/f. \tag{2}$$

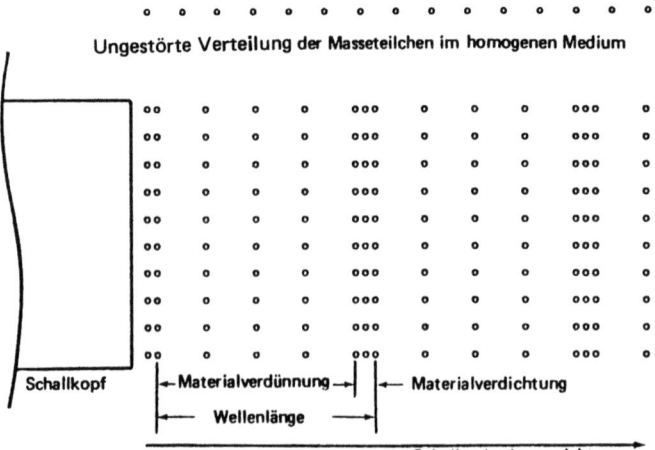

Abb. 2.1. Für Ultraschall in weichem Gewebe und in Körperflüssigkeit erfolgt die Auslenkung der schwingenden Teilchen parallel zur Schallausbreitungsrichtung

Die Kenngrößen des Schallfeldes

In der Diagnostik werden Frequenzen von 2,2–10 MHz verwendet. Bei einer mittleren Schallgeschwindigkeit von c=1540 m/s entspricht das also Wellenlängen von 0,7–0,15 mm.

Die Intensität I, d.h. die akustische Energie, die pro Zeiteinheit (Sekunde) durch die Flächeneinheit (hier üblicherweise cm^2) tritt, hängt von der Amplitude (der Maximalauslenkung aus der Ruhelage) A_0 und der Frequenz f ab.

$$\text{Intensität } I = \frac{\text{Energie}}{\text{Zeit} \cdot \text{Fläche}} \left[\frac{\text{Watt}}{\text{cm}^2}\right], \tag{3}$$

$$I = 2 A_0^2 \pi^2 \rho c f^2. \tag{4}$$

Die hier definierte Intensität gilt für kontinuierliche Beschallung („continuous wave", cw).

Da in der Diagnostik meist extrem kurze Schallimpulse benutzt werden, die außerdem fokussiert werden, haben sich spezielle Intensitätsdefinitionen des AIUM (*A*merican *I*nstitute of *U*ltrasound in *M*edicine) eingebürgert [2]:

a) I_{sata} („*s*patial *a*verage", „*t*ime *a*verage") ist der räumliche und zeitliche Mittelwert der Intensität. Er wird normalerweise am Schallkopf gemessen, entspricht also der mittleren akustischen Ausgangsleistung des Schallkopfes, dividiert durch die abstrahlende Fläche. Bei Impulsbetrieb ist während des Schallimpulses die Intensität nach Gl. (3) und (4) im Verhältnis des zeitlichen Impulsabstands zur Impulslänge größer als I_{sata}, bei Diagnosegeräten etwa um einen Faktor 1000.

b) I_{spta} („*s*patial *p*eak", „*t*ime *a*verage") wird an der Stelle stärkster Bündelung des Schalls, also im Fokus, gemessen. es ist die größtmögliche Intensität, die der Schallkopf zeitlich gemittelt im verlustfreien Medium (Wassertank) erzeugt.

I_{spta} ist der für die Betrachtung von Schädigungen von Gewebe durch Schallabsorption maßgebliche Wert.

c) I_{sptp} („*s*patial *p*eak", „*t*ime *p*eak") ist die im Fokus des Schallkopfes während der Impulsdauer gemessene Spitzenintensität. Diese Intensität ist für Kavitationseffekte bei sehr hohen Impulsleistungen maßgeblich; Gl. (3) und (4) bleiben gültig.

Gelegentlich wird noch im Zusammenhang mit Schädigungsdiskussionen eine Impulsspitzenintensität, d.h. eine Momentanintensität im Zeitpunkt der Schwingungsamplitude, definiert, die dann größer als I_{sptp} ist.

Eine derartige Definition entspricht jedoch keiner Intensität im physikalischen Sinn und sollte, da sie zu Fehldeutungen verleitet, vermieden werden.

Die Amplitude des Schalldrucks, der auf die beschallte Fläche ausgeübt wird, beträgt:

$$P_0 = 2 c \rho \pi f A_0. \tag{5}$$

Die tatsächlich auftretenden Amplituden A_0 bei diagnostischen Intensitäten sind außerordentlich klein. Im Körper erzeugen Ultraschallgeräte eine Impulsintensität von maximal etwa 10 W/cm^2. Nach Gl. (4) entspricht das bei 3 MHz einer Amplitude von 0,02 µm in Wasser oder Weichteilen bzw. einer Dehnung des Materials um maximal 0,024% (Änderung von ρ).

Eine wesentliche Kenngröße ist die akustische Impedanz W des Mediums, auch Wellenwiderstand genannt.

Tabelle 2.1. Schallgeschwindigkeit c, Dichte ρ und akustische Impedanz W verschiedener Substanzen im Körper

Substanz	c [m · s^{-1}]	ρ [kg · m^{-3}]	W [kg · m^{-2} · s^{-1}]
Wasser (37°C)	1540	0,993 · 10^3	1,53 · 10^6
Fett	1400	0,97 · 10^3	1,36 · 10^6
Muskel	1568	1,04 · 10^3	1,63 · 10^6
Knochen	3600	1,7 · 10^3	6,12 · 10^6
Knochenmark	1700	0,97 · 10^3	1,65 · 10^6
Blut	1570	1,02 · 10^3	1,61 · 10^6
Luft	340	1,2	4,08

Der Wellenwiderstand ist ein Maß für den Schalldruck, der zur Erzeugung einer bestimmten Geschwindigkeitsamplitude der ausgelenkten Partikel des Mediums aufgewandt werden muß. Er beschreibt also gewissermaßen den Widerstand, den das Medium der Welle entgegensetzt.

Für ein homogenes Medium gilt:

$$W = c \cdot \rho . \tag{6}$$

Die im menschlichen Körper auftretenden Werte der Schallgeschwindigkeit und der akustischen Impedanz sind in Tabelle 2.1 aufgelistet.

2.2 Verhalten an Grenzflächen und Inhomogenitäten

Trifft die akustische Welle auf eine Grenzfläche zu einem Medium mit anderem Wellenwiderstand (z.B. Organgrenzen), so wird sie nur teilweise in das neue Medium eintreten (Abb. 2.2), ein Teil der Intensität wird reflektiert. Ist I_0 die Intensität der einfallenden Welle und I_R die reflektierte Intensität, so gilt bei senkrechtem Auftreffen auf die Grenzfläche:

$$\frac{I_R}{I_0} = \left(\frac{W_1 + W_2}{W_1 + W_2}\right)^2 . \tag{7}$$

Sind W_1 und W_2 annähernd gleich groß, wie es im Weichteilbereich des Körpers der Fall ist (Unterschiede zwischen 2-20%), so gilt mit $W_1 - W_2 = \Delta W$:

$$\frac{I_R}{I_0} = \frac{\Delta W^2}{4 W_2} ; \tag{8}$$

d.h. bei 10% Impedanzänderung werden nur ca. 0,25% der Intensität reflektiert, die Welle erleidet nur einen geringen Intensitätsverlust beim Übergang ins neue Medium.

Wegen der großen Impedanzunterschiede von Knochen, Luft und Wasser bzw. Weichteilen wird an Übergängen von Gewebe zu Luft bzw. zu Knochen der Ultraschall praktisch total reflektiert.

Trifft die Schallwelle nicht senkrecht auf die Grenzfläche zweier Medien mit unterschiedlichen Schallgeschwindigkeiten, so tritt zusätzlich zur partiellen

Verhalten an Grenzflächen und Inhomogenitäten

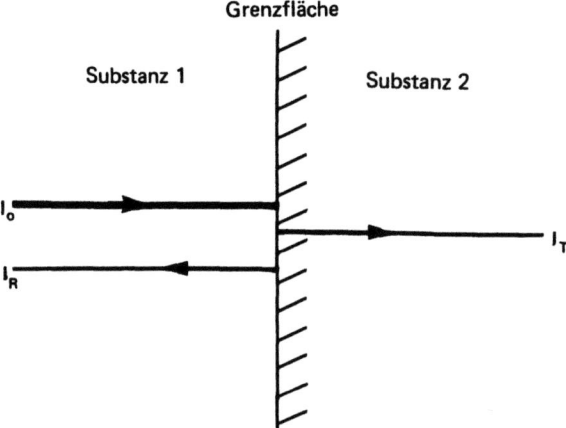

Abb. 2.2. Grenzfläche zwischen 2 verschiedenen Substanzen – senkrechter Einfall der Ultraschallwelle. J_0 Einfallender Strahl, J_R reflektierter Strahl, J_T durchgelassener Strahl

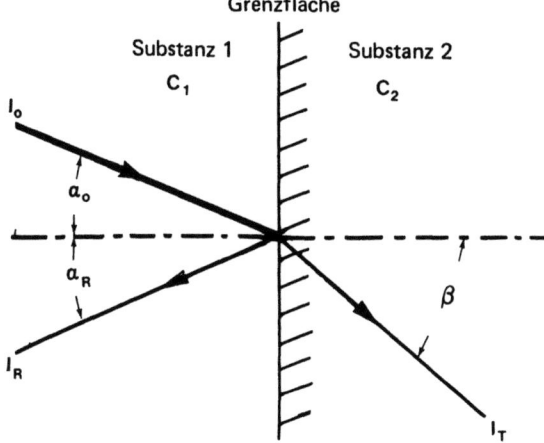

Abb. 2.3. Einfall der Ultraschallwelle unter einem Winkel $\alpha_0 > 0°$. Einfallwinkel α_0, Reflexionswinkel α_R, α_0/β Brechungskoeffizient, J_0, J_R, J_T Bezeichnungen wie in Abb. 2.2

Reflexion eine Brechung der in das neue Medium eintretenden Welle ein (Abb. 2.3). Ist α_0 der Einfallswinkel der Welle aus dem Medium 1 mit der Schallgeschwindigkeit c_1, c_2 die Schallgeschwindigkeit im neuen Medium 2, so gilt das gleiche Brechungsgesetz wie in der Optik:

$$\frac{\sin \alpha_0}{\sin \beta} = \frac{c_1}{c_2}, \qquad (9)$$

mit $\alpha_0 = \alpha_R$.

Ist

$$c_2 \sin \alpha_0 > c_1, \qquad (10)$$

so tritt Totalreflexion an der Grenzfläche auf, die Welle vermag nicht in das Medium 2 einzudringen.

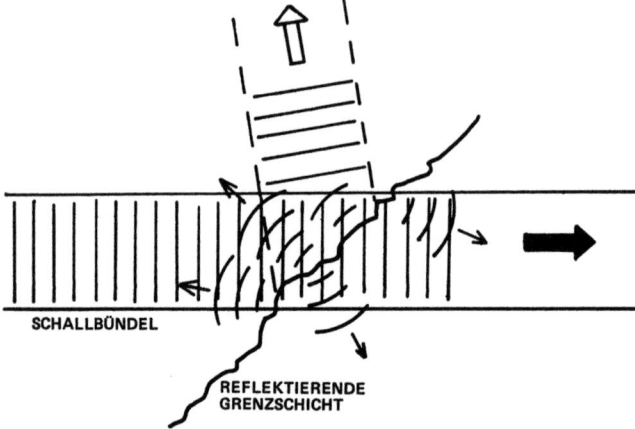

Abb. 2.4. Geometrische Veranschaulichung der Streuung der Schallwellen an einer rauhen Oberfläche

Da die Unterschiede der Schallgeschwindigkeit im Gewebe gering sind, treten Brechungseffekte in der Ultraschalldiagnostik nicht sehr häufig wahrnehmbar auf. Ebenso wie auch Mehrfachreflexionen können sie jedoch die Ursache auffälliger Artefakte sein. Da in der Ultraschalldiagnostik in der Regel der gleiche Schallkopf als Sender wie auch als Empfänger benutzt wird, kehren reflektierte Wellenanteile i. allg. nur bei senkrechtem Einfall auf eine Grenzfläche wieder zum Empfänger zurück.

Allerdings sind Organkonturen normalerweise keine spiegelartig reflektierenden Grenzflächen, sondern es erfolgt an diesen in hohem Maß Streuung (Abb. 2.4), die in erheblichem Umfang auch im Gewebe (z. B. Leber, Pankreas) auftritt, wo Inhomogenitäten in der Größenordnung der Wellenlänge vorliegen. Der Bildkontrast der heutigen Ultraschallgeräte entsteht im wesentlichen durch Streuechos.

2.3 Dämpfung

Bei der Ausbreitung erleidet die Schallwelle auch in einem homogenen Medium einen Intensitätsverlust. In einer Tiefe x in einem homogenen Medium beträgt die Intensität einer ebenen Welle:

$$I = I_0 \cdot e^{-ax}. \tag{11}$$

I_0 ist die Intensität am Ausgangspunkt (x=0), a der Dämpfungskoeffizient.

Im Gewebe sezt sich die Dämpfung aus dem Streuanteil sowie aus dem Absorptionsanteil zusammen. Beide Anteile wachsen mit zunehmender Frequenz. Ursache der Absorption ist einerseits die innere Reibung des Mediums, andererseits die Wärmeleitung, die zu einem irreversiblen Energieaustausch zwischen den durch Kompression erwärmten bzw. durch Dehnung abgekühlten Bereichen führt. Die letztlich zur Erwärmung des Mediums aufgewandte Energie wird der Schallwelle entzogen.

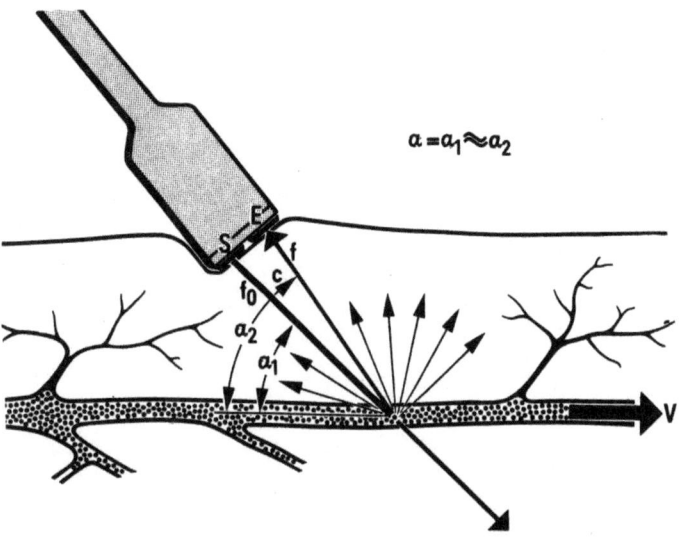

Abb. 2.5. Doppler-Effekt. Rückstreuung des Ultraschalls an den Blutteilchen ermöglicht die Bestimmung der Strömungsgeschwindigkeiten in Arterien und Venen. *S* Sendekristall, *E* Empfangskristall, *c* Schallgeschwindigkeit, f_0 Frequenz des abgestrahlten, *f* Frequenz des empfangenen Schallsignals, α_1 Einfallswinkel, α_2 Ausfallswinkel der Schallsignale, bezogen auf Strömungsrichtung, *V* Strömungsgeschwindigkeit

Benutzt man die in der Akustik übliche Dezibelnotation, so läßt sich die Dämpfung im Gewebe einfach darstellen.

In der dB-Schreibweise werden Intensitäten relativ zueinander angegeben. Bezogen auf die Referenzintensität I_0 gilt:

$$\text{Dämpfung in dB} = 10 \cdot \log\left(\frac{I_0}{I}\right). \tag{12}$$

Bei den üblichen Echomeßverfahren (d. h. Berücksichtigung von Hin- und Rückweg) erhält man für Gewebe die einfache Faustformel:

$$\text{Dämpfung [dB]} = \text{Tiefe [cm]} \cdot \text{Frequenz [MHz]}. \tag{13}$$

In Wasser ist die Dämpfung etwa 500mal kleiner als in Luft und im Vergleich zu Gewebe vernachlässigbar. In Gewebe ermittelt man aus Gl. (13) eine Dämpfung von 3 dB/cm bei 3 MHz. Das entspricht einer Halbierung der Intensität pro Zentimeter Tiefe.

Die Dämpfung begrenzt die anwendbaren Frequenzen nach oben. Je nach erforderlicher Eindringtiefe wird im Abdomen (ca. 20 cm) meist 2,8–3,5 MHz, bei Kinder (ca. 12 cm) 5 MHz angewandt. Für oberflächennahe Organe (Schilddrüse, Gefäßdiagnostik) wird bis ca. 7,5 MHz verwendet.

2.4 Doppler-Effekt

Bewegen sich Schallquelle und -empfänger gegeneinander mit der Relativgeschwindigkeit v oder wird die Ultraschallwelle von einem bewegten Objekt zurückgestreut bzw. reflektiert, so tritt eine Verschiebung Δ f der Sendefrequenz f auf, d. h. das empfangene Signal hat die Frequenz f' = f + Δ f. Hat die Relativbewegung eine Komponente in Richtung zum Sender, so ist f' größer als f; entfernt sich das Objekt oder der Empfänger vom Sender, so ist f' kleiner als f (Doppler-Effekt). Ist die Geschwindigkeit v klein gegen die Schallgeschwindigkeit c, so gilt bei Messung in Reflexion, d. h. ortsfestem Sender und Empfänger an gleicher Stelle:

$$\Delta f = 2 \cdot \frac{v}{c} \cdot \cos \alpha \cdot f. \tag{14}$$

α ist dabei der Winkel zwischen dem Schallbündel und der Bewegungsrichtung des reflektierenden Objektes (Abb. 2.5). Der Doppler-Effekt dient auch in der Ultraschalldiagnostik zur Messung von Strömungsgeschwindigkeiten, z. B. in der Gefäßdiagnostik oder — als Impuls-Doppler-Verfahren — in der Herzdiagnostik.

3 Ultraschallerzeugung und -empfang

3.1 Piezokristalle

Zur Erzeugung und zum Empfang der Ultraschallsignale werden als elektroakustische Wandler (Transducer) in der Diagnostik durchweg Piezokristalle eingesetzt.

Der Piezoeffekt — bereits 1880 von den Brüdern Curie entdeckt — tritt an Kristallen auf, die aus Ionen aufgebaut sind und bezüglich einer Richtung (polare Achse) eine Unsymmetrie ihrer dielektrischen Struktur aufweisen.

Deformiert man einen solchen Kristall, so treten elektrische Oberflächenladungen auf. Umgekehrt läßt sich ein solcher Kristall durch Anlegen einer elektrischen Spannung mechanisch deformieren. Natürliche Piezokristalle sind z. B. Quarz und Turmalin. In der Ultraschalltechnik werden meist keramische Massen, z. B. Bleizirkonat-Titanat (PZT), Bariumtitanat, Bleimetaniobat oder Lithiumniobat verwendet, deren Eigenschaften dem gewünschten Verwendungszweck angepaßt werden können (Tabelle 3.1). Man polarisiert diese Kristalle, indem bei erhöhter Temperatur ein starkes elektrisches Feld angelegt wird, das beim Abkühlen beibehalten wird, so daß die Polarisation sozusagen eingefroren wird und der Kristall seine Polarisation behält. Beim Erwärmen über eine materialspezifische Temperatur (ca. 80°C, Curie-Temperatur) verschwindet diese Polarisation wieder; daher — und auch wegen der darin enthaltenen Kunststoffe und evtl. elektronischer Bauelemente — ist beim Sterilisieren von Schallköpfen Vorsicht geboten.

Für Ultraschallgeber wird normalerweise die Dickenschwingung des Kristalls ausgenutzt. Man schleift die plättchenförmigen Kristalle auf eine bestimmte Dicke, so daß die Eigenresonanz der Dickenschwingung der gewünschten Sende- bzw. Empfangsfrequenz entspricht. Zur Anregung bzw. Signalaufnahme wird beidseitig Metall aufgedampft, das die Elektroden bildet. Größe und Form des Kristalls werden dem speziellen Verwendungszweck angepaßt. Schallköpfe werden für Dauerschall (cw-Doppler) oder für Impulsschall (bildgebende Geräte)

Anpassung

Tabelle 3.1. Empfindlichkeit verschiedener Piezokristalle für elektrisch-akustische Wandlung d_{33} (Senden) und akustisch-elektrische Wandlung g_{33} (Empfang)

Material	d_{33} [10^{-12} m/V]	g_{33} [10^{-3} Vm^2/N]
Quarz	2,3	57
Bleimetaniobat	85	32
Bariumtitanat	150	17
Bleizirkonat-Titanat (PZT)	150–600	20–40

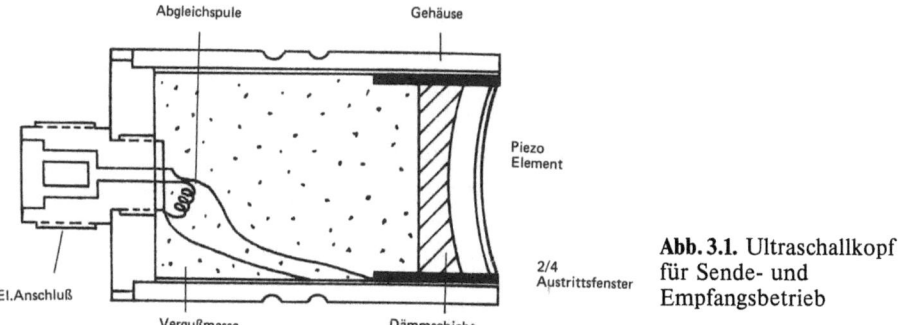

Abb. 3.1. Ultraschallkopf für Sende- und Empfangsbetrieb

konstruiert. Bei Impulserzeugung kommt es darauf an, kurze Impulse, also eine stark gedämpfte Schwingung, zu erzeugen.

Diese Aufgabe wird durch eine Dämmschicht auf der Rückseite des Kristalls (Abb. 3.1) erfüllt, sowie durch entsprechende Auslegung der Sende- und Empfangsverstärker. Die Schwingungsdauer beim Impulsechoverfahren liegt bei etwa 2 vollständigen Schwingungen, also ca. 0,6 µs bei 3 MHz Sendefrequenz. Um eine hinreichende Intensität zu erhalten, wird mit elektrischen Sendepulsen bis zu ca. 400 V gearbeitet.

3.2 Anpassung

Da die akustische Impedanz der piezokeramischen Materialien erheblich vom menschlichen Körper abweicht, könnte nur ein geringer Teil der akustischen Energie abgestrahlt werden; zusätzlich wäre es schwierig, kurze Impulse zu erzeugen. Abhilfe schafft das Aufbringen einer $\lambda/4$-Anpaßschicht auf dem Kristall, was die gleiche Wirkung wie die Entspiegelung von optischen Instrumenten hat und nach dem gleichen Prinzip arbeitet.

Man kann zeigen, daß an der Grenzfläche zweier Medien mit den Wellenwiderständen W_1 und W_2 keine Reflexion auftritt, wenn dazwischen eine Schicht der Impedanz W' eingefügt wird, die die Dicke einer Viertelwellenlänge hat. W' muß der Bedingung

$$W' = \sqrt{W_1 \cdot W_2} \tag{15}$$

genügen, d.h. W' ist das geometrische Mittel der beiden anzupassenden Impedanzen („matched-layer").

3.3 Unfokussierte Schwinger

Wird ein plättchenförmiger Kristall in eine Dickenschwingung versetzt, so gehen Schallwellen gleichzeitig von allen Punkten seiner Oberfläche aus. An irgendeinem Punkt im Raum läßt sich die Amplitude der resultierenden Welle durch vektorielle Addition der von allen Punkten des Schwingers kugelförmig ausgehenden Elementarwellen rekonstruieren (Huygens-Prinzip). Da die Phase (momentaner Schwingungszustand) der von den verschiedenen Punkten ausgehenden kohärenten Wellenzüge wegen der unterschiedlichen Weglängen verschieden ist, ergeben sich durch Interferenz lokale Maxima (Wegunterschied 0, λ, 2λ, ...) oder Minima $\lambda/2$, $3\lambda/2$, $5\lambda/2$,... der Intensität.

Beim Impulsverfahren werden diese Maxima und Minima verwischt, da eine endliche Impulslänge einer Verteilung von Frequenzen bzw. Wellenlängen entspricht.

Die geometrische Form und Größe des Schwingers, insbesondere das Verhältnis von Größe zu Wellenlänge, bestimmt die Abstrahlcharakteristik, d. h. die Auflösung des Systems [4].

Betrachtet man die Schallbündelachse, die durch die Mitte des Schwingers senkrecht verläuft, so liegt das letzte Maximum, das Hauptmaximum, des Kreisschwingers mit dem Durchmesser D im Abstand N:

$$N = \frac{D^2 - \lambda^2}{4\lambda} \,. \tag{16}$$

In der Praxis genügt die Näherung:

$$N \approx \frac{D^2}{4\lambda} \,. \tag{17}$$

Der Bereich zwischen Schwinger und dem natürlichen Fokus im Abstand N wird Nahfeld genannt. Das Nahfeld ist durch räumlich fluktuierende Intensität und große Bündelbreite gekennzeichnet. Im Abstand N ist die Bündelbreite am geringsten, jenseits des Nahfeldes divergiert das Schallbündel wieder. Der Winkelabstand zwischen der Achse und dem ersten Minimum der Intensität beträgt (Abb. 3.2):

$$\sin \gamma = 1{,}22 \cdot \frac{\lambda}{D} \,. \tag{18}$$

Die Intensitätsverhältnisse entsprechen dem Interferenzbild einer Kreisblende in der Optik, die Nahfeldlänge entspricht der Brennweite einer Lochkamera.

Für die Praxis benötigt man die (−6 dB-)Breite d des Schallbündels. Sie beträgt im Abstand z ($z \geq N$) vom Schwinger etwa

$$d \approx 1{,}4\, \lambda/D \cdot z \,. \tag{19}$$

Bei gegebener Frequenz ist das Nahfeld um so länger und der Öffnungswinkel um so kleiner, je größer der Durchmesser des Schwingers ist (Tabelle 3.2). Die Bündelung wird um so schärfer, je höher die Frequenz bei vorgegebener Schwingergröße ist.

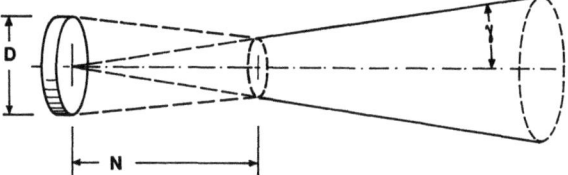

Abb. 3.2. Begrenzung der Strahlenkeule im Nahfeld und Fernfeld. *D* Durchmesser des Schwingers, *N* Nahfeldlänge, γ halber Öffnungswinkel des divergierenden Bündels

Tabelle 3.2. Nahfeldlänge und Öffnungswinkel bei konstanter Frequenz von 3,5 MHz

Schallkopf-durchmesser [mm]	Nahfeld-länge [mm]	Öffnungs-winkel [Grad]
6	20	5
13	96	2,4
19	205	1,6

Ist die abstrahlende Apertur keine Kreisscheibe, sondern angenähert quadratisch, wie z. B. bei Linearschallköpfen, so gilt mit der Seitenlänge s statt Gl. (17):

$$N \approx \frac{s^2}{4\lambda}; \tag{20}$$

statt Gl. (18):

$$\sin \gamma \approx \frac{\lambda}{s}; \tag{21}$$

statt Gl. (19):

$$d \approx 1{,}2 \cdot \frac{\lambda}{s} z. \tag{22}$$

3.4 Fokussierung

Um zur Verbesserung des Auflösungsvermögens die Breite des Schallbündels zu vermindern, werden akustische Linsen direkt auf dem Schallkopf aufgeklebt (Abb. 3.3). Da in dem üblicherweise verwendeten Kunststoffmaterial die Schallgeschwindigkeit größer als in Wasser ist, wirken Konkavlinsen fokussierend. Eine andere Möglichkeit besteht darin, die Kristalle selbst hohl zu schleifen (Abb. 3.1). Trifft eine ebene Welle auf eine Linse, so wird sie im Abstand B, der Brennweite, fokussiert. Wegen der im Vergleich zur Wellenlänge λ nur um einen Faktor 10–40 größeren Apertur D treten bei mit Linsen fokussierten Schallköpfen jedoch etwas andere Verhältnisse auf als in der Lichtoptik, wo im Vergleich zur Wellenlänge die Aperturen mehrere Größenordnungen größer sind.

1. Es ist nicht möglich, einen Schallkopf mit der Apertur D auf eine größere Entfernung als die Nahfeldlänge N zu fokussieren, d. h. die Bündelbreite zu ver-

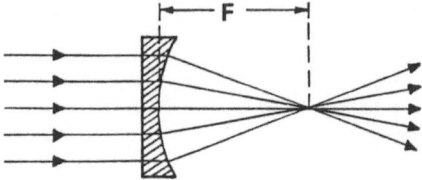

Abb. 3.3. Linse zum Fokussieren von Ultraschallwellen. *F* Brennweite

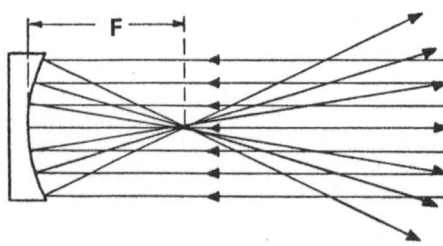

Abb. 3.4. Spiegel zum Fokussieren von Ultraschallwellen. *F* Brennweite

kleinern. Diese Tatsache wird geometrisch-anschaulich sofort aus Abb. 3.2 und 3.3 klar.

2. Die Bündelbreite im Fokus wird im gleichen Maß geringer, wie die Fokuslänge F gegenüber der Nahfeldlänge kürzer wird:

$$d_F \approx 1{,}4 \frac{\lambda}{D} \cdot F \,. \tag{23}$$

3. Die Fokuslänge F ist stets kürzer als die Brennweite B der Linse, d. h. das Maximum der Intensität tritt in kürzerem Abstand auf, als geometrisch aus der Linsenkrümmung zu erwarten ist. Dieser Effekt beruht darauf, daß sich 2 fokussierende Wirkungen, nämlich die der Apertur (Brennweite gleich Nahfeldlänge) und die der Linse, überlagern, genau wie bei 2 hintereinander gesetzten fokussierenden Linsen, deren effektive Brennweite stets kürzer ist als die einzelnen Brennweiten [5].

In der Lichtoptik fällt der Unterschied zwischen wirklicher Fokuslänge und aus der Krümmung der Linsenoberflächen berechneter Brennweite so klein aus, daß er dort nicht bemerkt wird. Zur Verkleinerung der Breite des Ultraschallbündels im gegebenen Fokusabstand muß man also den Durchmesser des Schwingers, die Apertur D, vergrößern. Seine Grenze findet dieses Verfahren aber in der Diagnostik dadurch, daß damit auch die Schärfentiefe – wie man sich anhand von Abb. 3.2 leicht klar macht – vermindert wird, d. h. die Verringerung der Bündelbreite wird damit erkauft, daß der nutzbare Tiefenbereich, in dem diese Verminderung wirksam ist, kleiner wird. Jenseits des doppelten Fokusabstandes ist die Bündelbreite eines fokussierten Schallkopfes größer als die eines unfokussierten Kopfes mit gleicher Apertur.

Wie in der Optik können auch Hohlspiegel (Abb. 3.4) zur Fokussierung benutzt werden.

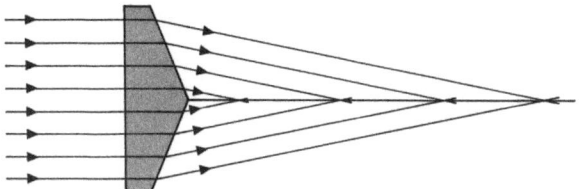

Abb. 3.5. Axiconlinse zur Fokussierung mit großer Schärfentiefe. Die Fokuslänge ist abhängig vom Achsenstand. Statt eines Brennpunkts ensteht eine Brennlinie

3.5 Axiconlinsen

Eine sehr hohe Schärfentiefe hat die aus der Optik bekannte Axiconlinse (Abb. 3.5) [6], die auch bei der Ultraschallabbildung gelegentlich verwendet wird.

Das Axicon fokussiert die austretenden Wellenanteile auf eine Entfernung, die mit dem Achsenabstand zunimmt; die Randzonen bewirken die Fokussierung auf die größte Tiefe.

Der so erreichten hohen Schärfentiefe stehen jedoch gravierende Nachteile gegenüber.

Das Axicon ist gewissermaßen eine Linse mit künstlich vergrößertem Öffnungsfehler (sphärische Aberration), die größere Schärfentiefe wird bei vergleichbaren Aperturen mit einer größeren Bündelbreite, d. h. schlechterer Auflösung, erkauft. Man ist daher gezwungen, bei Axiconanordnungen erheblich größere Aperturen als bei sphärischen Linsen zu verwenden, wodurch aber erhebliche Handhabungsprobleme entstehen.

Axiconlinsen haben sich daher in der Ultraschalltechnik nicht durchsetzen können, um so weniger, als das gleiche Ziel mit der elektronischen Fokussierung bei erheblich besseren Eigenschaften erreicht werden kann.

3.6 Elektronische Fokussierung („phased-array")

Bei elektronischen Parallelscannern (s. dort) tritt das Problem auf, daß nur in einer Ebene eine Linsenfokussierung möglich ist, während senkrecht dazu, in der Bildebene, eine solche Möglichkeit mechanisch nicht möglich ist. Da man ohnehin hier stets mehrere Kristallelemente zur jeweiligen Sende- und Empfangsapertur zusammenfaßt, bietet sich das Phased-array-Prinzip zur Fokussierung an, wie es in der Nachrichtentechnik, am eindrucksvollsten in der Radioastronomie, seit langer Zeit verwendet wird.

Um das Phased-array-Prinzip zu erläutern, sei daran erinnert, daß die fokussierende Wirkung einer Linse darauf beruht (Abb. 3.3), daß eine Krümmung der hindurchtretenden Wellenfront, z. B. einer ebenen Welle, bewirkt wird. Da in jedem Punkt die Ausbreitungsrichtung der Welle senkrecht zur Wellenfront ist, ist der Fokus der Krümmungsmittelpunkt der Wellenfront.

Die Krümmung der Wellenfront wird durch die unterschiedliche Dicke der Linse als Funktion des Achsenabstandes in Verbindung mit einem gegenüber der

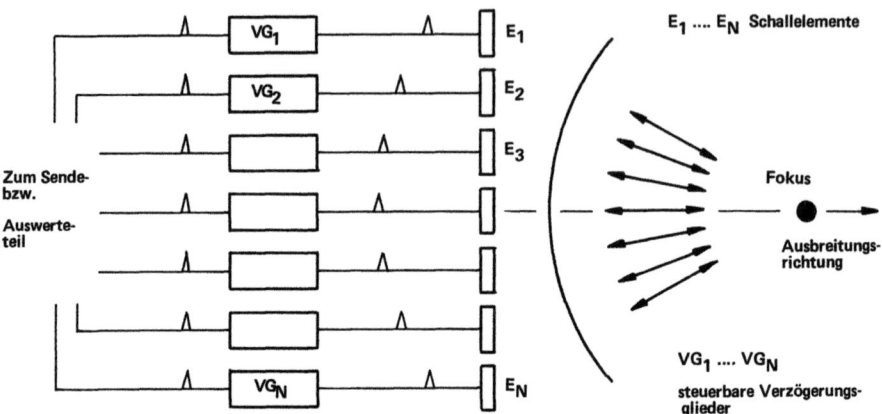

Abb. 3.6. Elektronische Fokussierung nach dem Phased-array-Verfahren. $E_1 \ldots E_N$ Schallelemente, $VG_1 \ldots VG_N$ steuerbare Verzögerungsglieder

Umgebung veränderten Brechungsindex (Schallgeschwindigkeit) bewirkt. Bei einer fokussierenden Linse tritt die Wellenfront am äußeren Rand zuerst, zuletzt im Zentrum aus, woraus (Huygens-Prinzip) die Krümmung entsteht. Man kann eine Linse also als ein System mit kontinuierlich vom Achsabstand abhängiger Laufzeit betrachten. Beim „phased-array" (Phasengesteuerte Anordnung) wird dieses Prinzip mit einer endlichen Zahl diskreter Elemente angenähert.

Elektronisch läßt sich dieses Verfahren bei einem Multielementschallkopf (Abb. 3.6) dadurch annähern, daß jedes einzelne Element der Apertur — symmetrisch zur Achse — mit einer definierten Verzögerung angesteuert wird, die zum Rand der Apertur, also mit dem Achsabstand, abnimmt. Realisiert wird dieses Verfahren dadurch, daß für jedes Element (meist 6-8 Elemente pro Apertur) ein Verstärkerkanal mit umschaltbarer Verzögerungszeit vorgesehen wird. Der Unterschied in den Verzögerungszeiten von Element zu Element bewirkt dann eine abgestufte Krümmung der Wellenfront, die um so stärker ist, je größer diese Differenzen sind. Die Wirkung entspricht der einer aus Stufen zusammengesetzten Linse.

Man kann durch Variation der Verzögerungszeit entsprechend auch die Fokuslänge variieren. Damit ist es nicht nur möglich, in technisch vorgegebenen Bereichen die Fokuslänge während des Abbildungsvorganges zu verändern, sondern man kann, da dieses Verfahren auch umgekehrt beim Signalempfang wirksam ist, während er Signallaufzeit die Fokuslänge mitlaufen lassen (dynamische Fokussierung), so daß die Empfangsfokussierung über den gesamten Tiefenbereich optimal wird. Da man jedoch bei Verwendung mehrerer Sendefoci die Bildwiederholfrequenz entsprechend untersetzen muß, was eine erhöhte Bewegungsunschärfe erzeugt, arbeitet man normalerweise nur mit einem manuell umschaltbaren Sendefokus.

Die Nachteile der Phased-array-Fokussierung gegenüber den klassischen Linsen entstehen durch die begrenzte Zahl der Elemente einer Aperturgruppe. Die kontinuierliche Krümmung der Linse wird beim „phased-array" durch eine begrenzte Anzahl von Stufen approximiert, und zwar um so besser, je mehr elektrische Elemente mit verschiedenen Verzögerungszeiten die Gruppe umfaßt.

Laterale Auflösung

Das Ergebnis ist im Vergleich zur Linse ein erhöhter Anteil von Seitenmaxima neben dem Schallbündel, so daß ein Verlust an Kontrast entsteht. Die Nebenmaxima entsprechen in der Optik denen eines Beugungsgitters mit nur wenigen Gitterstrichen; sie werden daher auch als „grating-lobes" bezeichnet.

Bei Linearschallköpfen wird dieses Verfahren durchweg angewandt. Auch bei scheibenförmigen Schwingern für Compound- oder Sektorscanner ist es als „annular array" (Ringanordnung) [7] bekannt, bisher jedoch kaum verwendet worden. Gerade dort sind jedoch bei geringerem Aufwand theoretisch bessere Ergebnisse zu erwarten, s. dazu den Abschnitt über Sektorscanner.

3.7 Axiale, laterale und Kontrastauflösung

Von besonderer Bedeutung für ein bildgebendes Verfahren ist stets die Ortsauflösung, die Fähigkeit, eng benachbarte Details eines Objekts getrennt abzubilden. Da für die Detailerkennbarkeit auch der Kontrast der abzubildenden Objekte eine wichtige Rolle spielt, wird die Ortsauflösung an Objekten gemessen, die sehr hohen Kontrast erzeugen, bei Ultraschallgeräten meist an kleinen Stahlkugeln oder dünnen Stahldrähten in Wasser.

Bei dem üblichen Impulsschallverfahren der Diagnostik ist die Ortsauflösung unterschiedlich, je nachdem ob in der Schallausbreitungsrichtung (axial) oder quer dazu (lateral) gemessen wird.

3.7.1 Laterale Auflösung

Zwei im gleichen Abstand vom Schallkopf liegende punktförmige Objekte können nur dann getrennt abgebildet werden, wenn ihr Abstand größer als die effektive Breite des Schallbündels ist. Diese Breite entspricht der Punktbildfunktion (PSF „point-spread-function") der Optik (Abb. 3.7).

Da die Bündelbreite nicht scharf begrenzt ist, sondern vielmehr die Intensität eine sich kontinuierlich verändernde Funktion des Achsenabstands ist, ist die Definition einer effektiven Bündelbreite, der lateralen Auflösung, mit einer gewissen Willkür behaftet, die sich auch darin ausdrückt, daß ohne nähere Angaben über das Meßverfahren Angaben verschiedener Hersteller nicht unbedingt vergleichbar sind [8].

Offenbar (Abb. 3.7) ist es nicht sinnvoll, eine effektive Bündelbreite zu definieren, die geringer ist als die Halbwertsbreite der Amplitude (-6 dB) des Bündels, die gewissermaßen eine Mindestforderung ist.

Wegen der meist logarithmischen Übertragungskennlinie der Signalverarbeitung im Gerät ist eine deutliche Trennung von Objekten jedoch erst bei wesentlich höheren Dämpfungswerten als -6 dB, d. h. erheblich größeren Abständen, zu erwarten; insbesondere, wenn die Charakteristik des Schallbündels Nebenmaxima („sidelobes", „grating-lobes") enthält.

Die erreichbare laterale Auflösung eines Schallkopfes, gemessen im Fokus, ist durch Apertur und Fokuslänge begrenzt. Wie bereits aus Gl. (19) ersichtlich ist, ist die Auflösung der Schwingergröße und der Frequenz proportional, der Fokus-

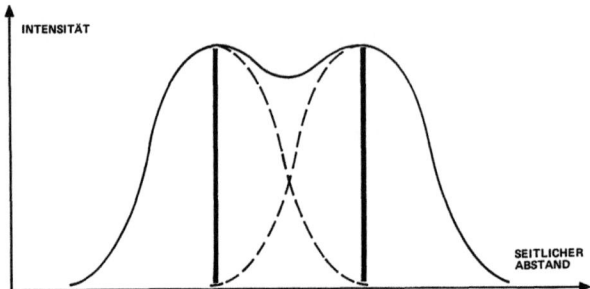

Abb. 3.7. Laterale Auflösung. Ein punktförmiges Objekt (*fett*) erzeugt ein verbreitetes Abbild (*teilweise gestrichelt*). Um 2 nebeneinander liegende punktförmige Objekte unterscheiden zu können, muß die Überlagerung der beiden Abbilder noch ein deutliches Intensitätsminimum zwischen den Objekten ergeben. Der sich daraus ergebende Mindestabstand ist die laterale Auflösung

länge umgekehrt proportional; da hohe Frequenzen stärker gedämpft werden, ist die Wahl der Frequenz ein Kompromiß zwischen Eindringtiefe und Auflösung.

Ein scheibenförmiger Schwinger mit dem Durchmesser D erzeugt im Fokus der Länge F als Funktion des Achsenabstandes x die Intensität $I_{(x)}$:

$$I_{(x)} = I_0 \cdot \frac{1}{x^2} \cdot J_1^2 \left(\frac{\pi D x}{\lambda F} \right) \tag{24}$$

bei der Wellenlänge λ. J_1 ist die Bessel-Funktion 1. Ordnung, I_0 die Intensität auf der Achse.

Eine rechteckige Apertur der Seitenlänge S (z. B. Linearschallkopf) erzeugt entsprechend [9] in der Mittelebene:

$$I_{(x)} = I_0 \cdot \frac{1}{x^2} \cdot \sin^2 \left(\frac{\pi S x}{\lambda F} \right). \tag{25}$$

Der lateralen (−6 dB-)Auflösung entspricht beim Impulsschallverfahren, da dort die Apertur beim Senden und beim Empfang der Echos wirksam ist, beide Aperturen somit miteinander gefaltet werden, ein geringerer Wert als die (−6 dB-) Breite des Schallbündels. Im Normalfall (jedoch nicht immer) ist die Sendegleich der Empfangsapertur; die (−6 dB-)Auflösung ist dann die (−3 dB-)Breite des Schallbündels.

Diese Auflösung ist der doppelte Wert von x, für den I(x) auf $I_0/2$ abgefallen ist. Die Intensitätsverteilung, die sich aus Gl. (24) und (25) ergibt, ist in Abb. 3.8 dargestellt.

Da beim Impulsschall keine exakte Wellenlänge λ bzw. Frequenz f vorliegt, sondern ein Frequenzspektrum, gelten Gl. (24) und (25) strenggenommen nicht mehr, vielmehr muß zur Berechnung der Intensität als Funktion des Achsenabstands über die Spektralfunktion dI_0/df integriert werden, d. h. man summiert über alle Frequenzen bzw. Wellenlängen die Intensitätsanteile:

$$I_{(x)} = \frac{1}{x^2} \int_{-\infty}^{+\infty} \left\{ \frac{dI_0}{df} \cdot J_1^2 \left(\frac{\pi D x}{c F} f \right) \right\} df \tag{26}$$

Laterale Auflösung

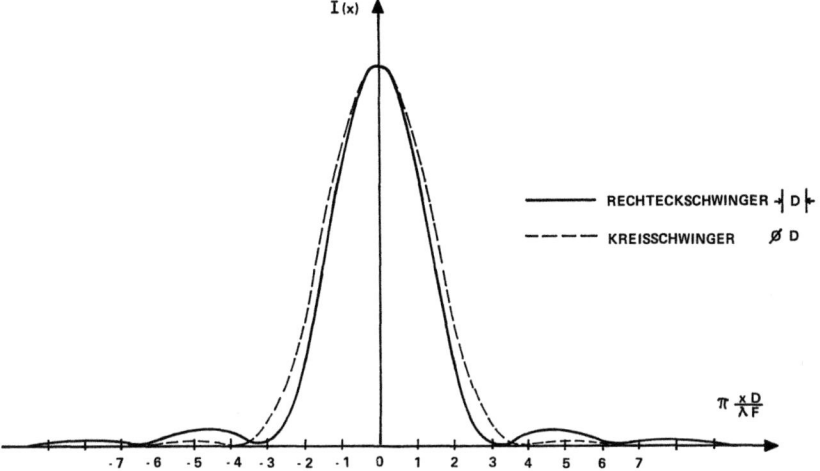

Abb. 3.8. Laterales Intensitätsprofil im Fokus eines rechteckigen (*durchgezogen*) und eines Kreisschwingers (*gestrichelt*) bei Dauerschall, normiert auf Wellenlänge, Fokuslänge und Abmessung. Bei größerem Abstand nimmt die Intensität des Kreisschwingers wesentlich schneller ab

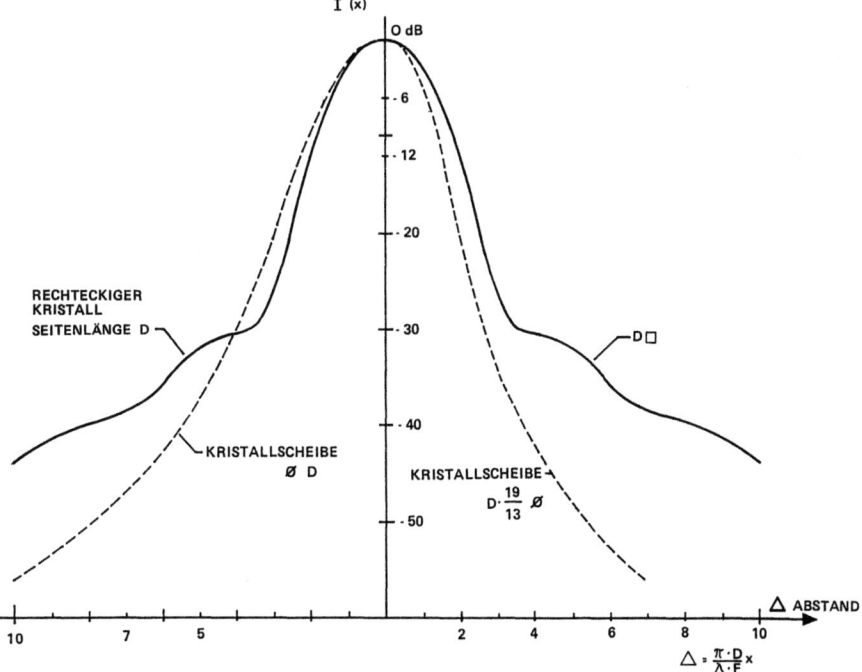

Abb. 3.9. Laterale Charakteristik im Fokus, Impulsechoverfahren (Spektrum Gauss-Kurve, 50% Bandbreite), logarithmische Intensitätsskala, Sendeapertur gleich Empfangsapertur. Bei vergleichbarer Auflösung (−6 dB) ist im Bereich größerer Abstände beim Kreisschwinger der Abfall der Empfindlichkeit größer, so daß ein größerer Kontrast zu erwarten ist.
— Rechteckiger Kristall mit Seitenlänge D, ----- Kristallscheibe mit Durchmesser $\frac{19}{13}$ D.
Abstand $\Delta = \frac{\pi \cdot D}{\lambda \cdot F} \cdot x$

oder entsprechend für eine rechteckige Apertur:

$$I_{(x)} = \frac{1}{x^2} \int_{-\infty}^{+\infty} \left\{ \frac{dI_0}{df} \cdot \sin^2\left(\frac{\pi S x}{c F} f\right) \right\} df. \qquad (27)$$

Für den realistischen Fall, daß die Spektralfunktion eine Gauss-Verteilung (Glockenkurve) mit einer Halbwertsbreite (Frequenzbandbreite) von 50% der Mittenfrequenz (Nennfrequenz) ist, ergibt sich die in Abb. 3.9 dargestellte Intensitätsverteilung.

Man sieht, daß durch das Vorhandensein einer spektralen Verteilung die in Abb. 3.7 sichtbaren Nebenmaxima so verwischt werden, daß die Intensität mit zunehmendem Achsenabstand monoton abfällt.

Bei großen Abständen fällt die Intensität eines kreisförmigen Schwingers schneller ab als eines rechteckigen Schwingers.

Die Breite des Hauptmaximums – und damit die laterale Auflösung – ist in beiden Fällen fast gleich.

Man sieht beim Vergleich von Abb. 3.6 und 3.7 im übrigen, daß zur Abschätzung der erreichbaren Auflösung die vereinfachte Betrachtung bei nur einer Wellenlänge bzw. der Nominalfrequenz genügt.

Übliche Werte für Abdominalanwendung (D=13-19 mm, f=3,5 MHz, F= 8 cm) ergeben eine laterale Auflösung von etwa 1,5-2 mm.

3.7.2 Axiale Auflösung

Neben der lateralen Auflösung existiert bei Impulsschallgeräten als physikalisch anders begründeter Auflösungswert die axiale Auflösung, die die Detailerkennbarkeit in Laufrichtung des Schallimpulses angibt.

Zwei von hintereinander liegenden Objekten reflektierte Impulse lassen sich nur dann trennen, wenn die zeitliche Halbwertsbreite der Impulse kleiner als der Laufzeitunterschied und die effektive räumliche Länge des Impulses kleiner als der doppelte Abstand der Objekte ist (Abb. 3.10).

Man versucht daher, möglichst kurze Impulse zu erzeugen; da dazu aber eine starke Dämpfung des Schwingers erforderlich ist, wodurch die Empfindlichkeit verschlechtert wird, sind der Verkürzung der Impulse Grenzen gesetzt [10]. Die bereits erwähnte Frequenzbandbreite Δf und die Impulslänge Δt sind mathematisch miteinander verknüpft (Fourier-Transformation), wobei [11]

$$\Delta t \cdot \Delta f \geq 1 \qquad (28)$$

im Fall einer Gauss-Verteilung als Identität gilt; die zeitliche Impulslänge beträgt bei 50% Bandbreite etwa 2 Schwingungszyklen, die theoretisch erreichbare axiale Auflösung entspricht etwa der Wellenlänge; auch die axiale Auflösung wird mit höherer Frequenz also günstiger.

Die axiale Auflösung ist bei üblichen Ultraschallgeräten stets besser als die laterale Auflösung, jedoch von geringerer Bedeutung für die Bildgüte, da bei nicht senkrecht zur Schallrichtung verlaufenden Konturen des Objektes stets auch die laterale Auflösung wirksam wird.

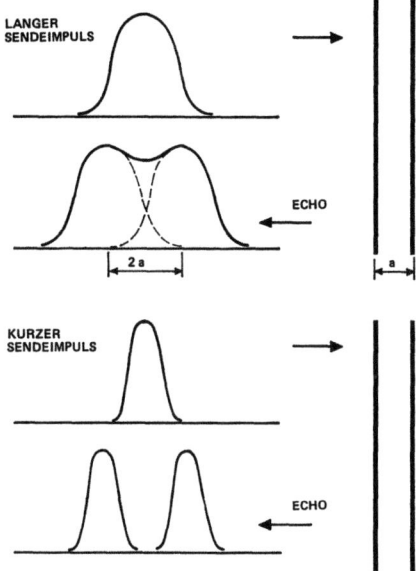

Abb. 3.10. Axiale Auflösung. Die Überlagerung der im räumlichen Abstand 2a eintreffenden Echos darf nicht zu einem einzigen Impuls verschmelzen, wenn 2 Objekte im axialen Abstand a noch getrennt wahrnehmbar sein sollen

Durch die nachträgliche Signalverarbeitung im Gerät (analoge oder digitale Filterung) lassen sich die Auflösungseigenschaften des akustischen Systems beeinflussen; versucht man auf diese Weise die Ortsauflösung zu verbessern, so muß dafür eine Kontrastminderung in Kauf genommen werden.

Aufgrund der meist quasi-logarithmischen Kennlinie der Ultraschallempfänger (d. h. schwache Intensitäten werden mehr verstärkt als hohe Intensitäten) stellen sich stark reflektierende Details größer dar, als man aus den Auflösungsdaten erwarten würde; ohnehin werden im Gewebe durch die frequenzabhängige Dämpfung, die mit zunehmender Tiefe die Mittenfrequenz des Impulses zu niedrigen Frequenzen hin verschiebt, sowie durch Streuprozesse und Mehrfachreflexionen die erzielten Auflösungen verschlechtert.

3.7.3 Kontrastauflösung

Die Ortsauflösung eines bildgebenden Systems kann nicht losgelöst von der Kontrastauflösung betrachtet werden. Der erreichbare Kontrast im Ultraschallbild wird sowohl durch die elektrischen und akustischen Eigenschaften des Schallkopfs und des Verstärkersystems (die Problematik der Bilddarstellung auf dem Monitor soll hier außer Betracht bleiben), als auch durch die Eigenschaften des abgebildeten Objektes (Mehrfachstreuung und -reflexion, Dämpfung) begrenzt.

Der vom Gerät erzeugten Schallintensität steht eine begrenzte Aussteuerfähigkeit (d. h. der Bereich von Signalamplituden, der übertragen werden kann) des Empfängers gegenüber. Die obere Bereichsgrenze ist durch die konstruktive Auslegung gegeben, die untere Grenze bildet das Rauschen des Verstärkers, der Schallkopfimpedanz, sowie bei digitaler Signalverarbeitung die Zahl und der Abstand der Quantisierungsstufen. Für eine feste Tiefe (d. h. für einen konstanten Betrag des Tiefenausgleichs) umfaßt der dynamische Bereich der Signaldarstellung, der Bereich zwischen dem kleinsten noch darstellbaren und dem größten noch unverzerrt verarbeitbaren Signal, etwa 30–40 dB. Dieser Bereich wird bei digitaler Signalverarbeitung oder -speicherung auf 4–16 bit (16 bzw. 64 Graustufen) verteilt.

Nicht mit dem dynamischen Bereich zu verwechseln ist der wegen der Gewebedämpfung notwendige Tiefenausgleich, der einen tiefenabhängigen Regelumfang von etwa 70 dB hat. Aufgrund der Gewebedämpfung wird mit zunehmender Tiefe das Ultraschallsignal so schwach, daß es schließlich vom Rauschen überdeckt wird, also kein Kontrast mehr erzeugt werden kann (maximale Eindringtiefe).

Der Kontrast wird offensichtlich auch um so schlechter, je langsamer die Intensität des Schallkopfes lateral abnimmt bzw. je stärkere Nebenmaxima existieren. Ein Schwinger mit schlechterer nomineller lateraler Auflösung, dessen Intensität jedoch zu größeren Achsenabständen schneller abfällt (vgl. Abb. 3.8), kann u. U. daher ein besseres Bild erzeugen.

4 Ultraschallabbildungsverfahren

4.1 Impulsechoverfahren

Fast alle Ultraschallgeräte beruhen auf der Anwendung des Echoprinzips, wie es z. B. auch in der Radarortungs- und Navigationstechnik angewandt wird (Abb. 4.1).

Der von einer Schallquelle ausgesandte kurze Schallimpuls breitet sich in einem schalleitenden Medium aus, bis er auf ein Hindernis (Impedanzsprung) trifft, wo ein dem Impedanzsprung entsprechendes Echo erzeugt wird. Ein Teil der ursprünglichen Intensität des Impulses läuft weiter in das neue Medium bis zum nächsten Impedanzsprung, wo wieder ein Echo erzeugt wird. Bei bekannter Schallgeschwindigkeit in den Medien kann aus der Laufzeit des Echos die Entfernung der reflektierenden Struktur bestimmt werden.

Betrachtet man den engen Zusammenhang zwischen Impedanz und Schallgeschwindigkeit [Gl. (6)], so sieht man ein Paradoxon in diesem Verfahren: Reflexionen entstehen erst dann, wenn Impedanzänderungen des Mediums auftreten, die jedoch im Körper, wo die Dichte meist etwa gleich der des Wasers ist, mit entsprechenden Änderungen der Schallgeschwindigkeit verknüpft sind, so daß das Echoprinzip grundsätzlich in Frage gestellt ist.

Brauchbar ist das Verfahren deshalb nur dort, wo die Geschwindigkeitsänderungen und Impedanzsprünge klein bleiben, also im Bereich der Weichteile, wo als Entfernungsmaßstab die Schallgeschwindigkeit in Wasser (c = 1540 m/s bei 37°C) zugrunde gelegt wird; die Entfernungsmessung im Weichteilbereich ist auf einige Prozent genau; an Knochen oder Luft im Körper scheitert das Verfahren ohnehin, weil dort praktisch Totalreflexion entsteht.

Um zu vermeiden, daß bereits an der Hautoberfläche der größte Teil der Intensität reflektiert wird, muß ein Kontaktmittel (Gel) als Koppelmedium verwendet werden.

Das A-Bild-Verfahren

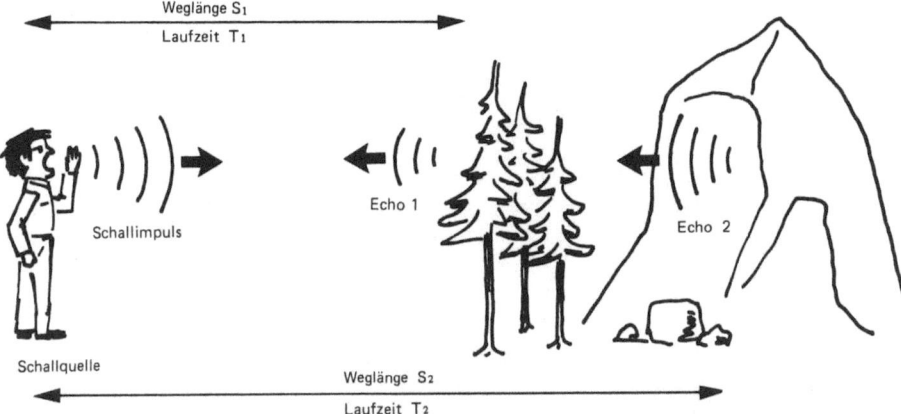

Abb. 4.1. Echoprinzip. Von einer Schallquelle wird ein kurzer Schallimpuls ausgesandt. An jedem Hindernis wird ein Teil der Schallenergie zur Quelle zurückreflektiert. Je größer die Weglänge S zum Hindernis, desto länger die Echolaufzeit T. Je stärker das Hindernis, desto stärker das Echo

Trifft das Echo bzw. die rückgestreute Intensität auf dem Weg zum Schallkopf auf eine dazwischenliegende, reflektierende Grenzschicht (z. B. die Muskel- und Fettschicht der Bauchdecke), so können Mehrfachreflexionen entstehen, die aufgrund der Laufzeitmessung in größerer Tiefe im Bild projiziert werden. Diese Reverberationen sind nur ein Teil der zahlreichen Artefakte, die in Ultraschallbildern auftreten, teilweise jedoch als Diagnosekriterien verwendet werden. Da aufgrund der Gewebedämpfung (s. 1.3) eine drastische Intensitätsabnahme der Echos mit der Tiefe erfolgt, muß eine Kompensation dieser Dämpfung erfolgen, um eine weitgehend tiefenabhängige Bilddarstellung zu erhalten. Dieser Tiefenausgleich („time gain compensation", TGC) ist eines der wichtigsten Eintstellorgane des Ultraschallgerätes. Je nach Anwendungsbereich sind verschiedene Formen üblich, meist jedoch erfolgt eine getrennte Einstellung im Nahbereich (Bauchdecke mit erhöhter Dämpfung) sowie im wichtigsten mittleren Bereich (3–14 cm) und im Fernfeld.

Da die Dämpfung nicht nur individuell veränderlich, sondern auch frequenzabhängig ist, muß der Tiefenausgleich neu eingestellt werden, wenn z. B. ein höherfrequenter Schallkopf verwendet wird, um eine höhere Ortsauflösung zu erreichen. Gelegentlich ist eine standardisierte TGC-Einstellung in die Geräte bereits für jede Frequenz vorprogrammiert, so daß der Benutzer nur noch einen Feinabgleich vornehmen muß.

4.2 Eindimensionaler Bildaufbau

4.2.1 Das A-Bild-Verfahren

Das einfachste Verfahren, Ultraschallbilder zu erzeugen, ist das A-Bild (A-Scan).

Das Verfahren ist einem Echolot vergleichbar, auch die ersten Radargeräte hatten diese Form der Darstellung:

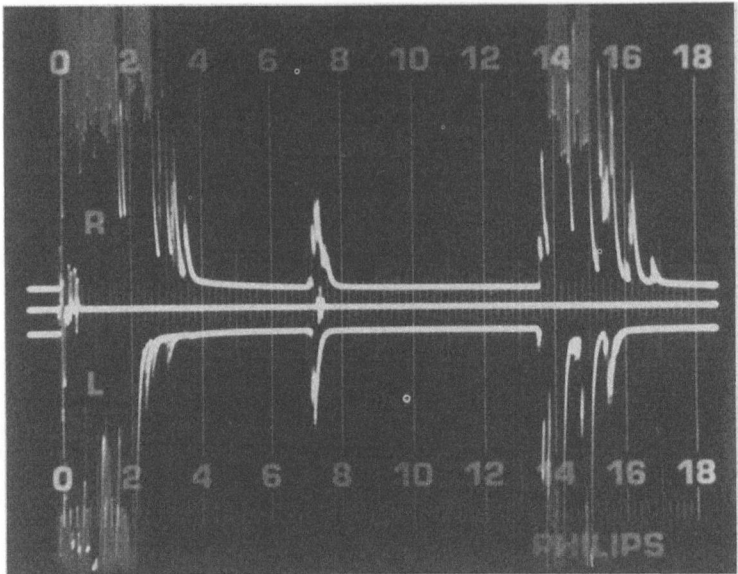

Abb. 4.2. Normales Echoenzephalogramm

Der Schallkopf wird mit einem Impulsabstand, der größer ist als die der größten dargestellten Tiefe entsprechende Laufzeit, vom Sendeverstärker elektrisch angeregt. Nach dem Ende des Sendeimpulses wird der Schallkopf auf den Eingang des Empfangsverstärkers geschaltet. Der Verstärker ist an die y-Ablenkung eines Oszilloskops angeschlossen, die x-Ablenkung läuft zeitlinear, beginnend bei jedem Sendeimpuls. Die eintreffenden Echos erzeugen vertikale Zacken, deren Höhe der Echointensität (A steht für Amplitude), deren Position auf der x-Achse der Tiefe, gemessen ab dem Schallkopf, entspricht. Infolge der hohen Impulsfrequenz (ca. 1–3 KHz) entsteht ein stationärer Kurvenzug.

Dieses Geräteprinzip wird separat in der Gehirndiagnostik sowie in der Nebenhöhlen- und Augendiagnostik angewandt, wo es hauptsächlich um Entfernungsmessungen bzw. Rechts-links-Vergleiche geht (Abb. 4.2).

Da der A-Scan eine bessere quantitative Intensitätsbeurteilung als die Bildhelligkeit erlaubt, wird er auch als Zusatz zur zweidimensionalen Darstellung verwendet.

4.2.2 Das Time-motion-Verfahren

Das Time-motion-Verfahren (M-mode) ist ein speziell in der Herzdiagnostik angewandtes Verfahren. Man verwendet einen Schwinger, dessen Durchmesser auf die Größe der Zwischenrippenräume abgestimmt ist, die Nennfrequenz beträgt meist 3,5 MHz.

Der Schallstrahl wird auf das schlagende Herz gerichtet. Die im Schallstrahl liegenden Konturen (Vordergrund, Ventrikelseptum, Klappen, Hinterwand) werden in ihrem Bewegungsablauf dargestellt. Zur besseren Zuordnung wird

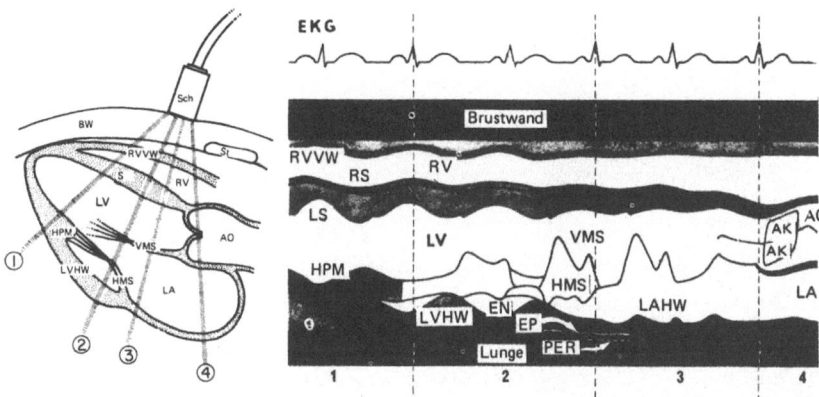

Abb. 4.3. Anatomischer Querschnitt und Diagramm eines Echogramms bei Bewegung des Schallkopfes (*Sch*) von der Gegend der Herzspitze (Position 1) gegen die Herzbasis (Position 4). *BW* Brustwand, *St* Sternum, *RVVW* Vorderwand des rechten Ventrikels, *RV* rechter Ventrikel (*RK* rechte Kammer), *S* Septum, *AO* Aorta, *VMS* vorderes Mitralsegel, *HMS* hinteres Mitralsegel, *LA* linker Vorhof, *RS/LS* rechte bzw. linke Begrenzung des Septums, *LAHW* Hinterwand des linken Vorhofs, *LV* linker Ventrikel, *AK* Aortenklappe, *HPM* hinterer Papillarmuskel, *LVHW* Hinterwand des linken Ventrikels, *EN* Endokard, *EP* Epikard, *PER* Perikard. (Nach Feigenbaum)

das EKG mitregistriert. Durch langsames Kippen des Schallkopfes („sweep") wird sequentiell eine Schnittlinie abgetastet (Ab. 4.3).

Der Tiefenmaßstab wird nicht horizontal, wie beim A-Scan, sondern vertikal (y) gchrieben; die Echointensität wird in Helligkeitswerte auf dem Bildschirm bzw. in Schwärzungswerte auf einem Papierstreifen (UV-Schreiber) umgesetzt. Die x-Achse ist die Zeitachse, Maßstäbe von etwa 20–50 mm/s sind üblich.

Das Time-motion-Verfahren ist also strenggenommen kein eindimensionales Verfahren, sondern stellt den Übergang zu den Schnittbildverfahren dar.

4.3 Zweidimensionale Verfahren

4.3.1 Der statische B-Scan

Das statische B-Verfahren (Compound-Scan, Static-B-Scan) (Abb. 4.4) ist ein Schnittbildverfahren, das eine mechanische Abtastung benutzt. Verwendet wird ein runder Schallkopf, dessen Durchmesser, Fokussierung und Frequenz, da er leicht austauschbar und relativ preisgünstig ist, jeweils dem Anwendungsgebiet entsprechend gewählt wird. Der Schallkopf ist an einem Stativ befestigt, das alle Freiheitsgrade der Bewegung in der Schnittebene erlaubt. Dei manuell vom Untersucher ausgeführten Bewegungen (Translation und Winkeländerung) entlang der Körperkontur werden über elektrische Positionsgeber auf das Auswertegerät übertragen, so daß die Echosignale ihrer Richtung und Tiefe entsprechend in einen Speicher (Scan-Converter) eingelesen werden; jedem Punkt in der Schnittebene entspricht also ein Speicherelement und später ein Bildpunkt.

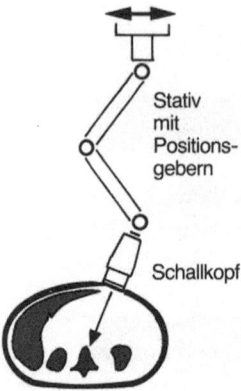

Abb. 4.4. Prinzip des statischen B-Scans. Der Schallkopf wird manuell über den Körper geführt, die Schnittebene durch das Stativ definiert. Dei Position des Schallkopfes wird elektrisch auf das Auswertegrät übertragen

Der Schallkopf wird – wie bereits beim A-Scan beschrieben wurde – mit einer Wiederholfrequenz gepulst, die auf die größte Echolaufzeit abgestimmt ist. Die eintreffenden Hochfrequenzimpulse des Schallkopfes werden in einem Verstärker, dessen Übertragungsbereich der Frequenz des Schallkopfes entsprechend umgeschaltet wird, laufzeitabhängig verstärkt (Tiefenausgleich) und demoduliert. Die resultierende Signalintensität wird in einem Analog-Digital-Wandler (ADC) in ein Digitalwort (meist mit 4 bit) umgesetzt und im Scan-Converter in das aus der jeweiligen Laufzeit und Schallkopfposition und -richtung errechnete Speicherelement (Adresse) des Scan-Converters gespeichert.

Wird während der manuellen Bewegung (Scan) des Schallkopfes ein bereits beschriebenes Speicherlement erreicht, so kann entweder der neue Signalwert zum alten addiert werden („static-mode"), oder durch den neuen Wert ersetzt werden („survey-mode").

Der Scan-Converter hat üblicherweise 512 × 512 Speicherplätze, angepaßt an die übliche Zeilenzahl und Auflösung von Videomonitoren. Unabhängig von der Abtastung wird der Speicher entsprechend der Videonorm (in Europa 25 Vollbilder/s) ausgelesen, so daß das Schnittbild als Grautonbild auf dem Monitor betrachtet werden kann.

Da die Abtastung etwa 1–3 s dauert, liefert der statische B-Scan nur statische Bilder; Patientenbewegungen während des Abtastvorgangs erzeugen Artefekte; durch den langsamen Abtastvorgang in Verbindung mit einer großen Auswahl von Schallköpfen mit Linsenfokussierung kann eine optimierte hohe Qualität des Einzelbildes erreicht werden.

Der statische B-Scan erlaubt durch seine variable Scangeometrie das Abbilden ganzer Körperquerschnitte und das Umgehen von lufthaltigen Zonen, verlangt jedoch eine hohe Fertigkeit bei der Bedienung (Abb. 4.5).

Mit der Verbesserung der Real-time-Geräte ab 1978 hat der statische B-Scan an Bedeutung eingebüßt.

Eine automatische Variante des statischen B-Scans bilden die sog. Immersionsscanner, bei denen die Ankopplung im Wasserbad erfolgt, was z. B. günstig für die Ultraschalldarstellung der weiblichen Brust ist.

Bis zu 8 Transducer sind im Wasserbad eingebaut und überstreichen bogenförmig das Bildfeld, synchron mechanisch angetrieben. Dabei entsteht praktisch

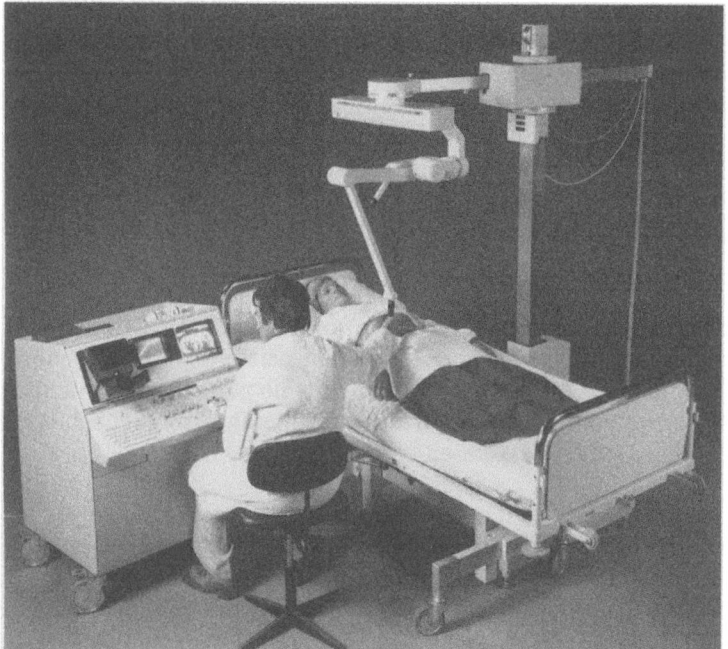

Abb. 4.5. Statischer B-Scanner

ein automatisiertes Compoundbild. Da der Abstand der Transducer zum Patient recht groß ist (ca. 50 cm), werden große Kristalle verwendet, um akzeptable Ortsauflösungen zu erreichen. Man erreicht dadurch auch gleichzeitig eine große Schärfentiefe.

4.3.2 Real-time-Verfahren

Als Real-time-Scanner werden Ultraschallgeräte bezeichnet, die eine so hohe Bildfolgefrequenz erzeugen, daß Bewegungsvorgänge ohne Verwischung oder stroboskopische Artefakte dargestellt werden. Echte Real-time-Geräte müssen daher zumindest etwa 15 Vollbilder pro Sekunde erzeugen. Bei den früher weit verbreiteten mechanischen Parallelscannern lag die Bildfolgefrequenz bei nur etwa 7 Hz, so daß starkes Bildflimmern auftrat. Bei heutigen Real-time-Geräten wird meistens eine Bildfolgefrequenz von 25 Hz gewählt, da diese Frequenz der Bildfrequenz der Fernsehnorm entspricht (in den USA 30 Hz).

Aufgrund der aus der Darstellungstiefe – im Abdomen ca. 20 cm – resultierenden Schallaufzeiten kann jedoch nur eine begrenzte Zahl von akustischen Informationszeilen zum Bildaufbau herangezogen werden.

20 cm Tiefe entsprechen bei $c = 1540$ m/s einer Gesamtecholaufzeit von

$$t = (2 \cdot 0{,}2 \text{ m})/1540 \text{ m/s} \cdot \text{s} = 0{,}26 \text{ ms}. \tag{29}$$

Bei 25 Bildern/s kann also ein Real-time-Bild maximal etwa

$$\frac{1}{25} \text{ s} \cdot \frac{1000}{0{,}26 \text{ s}} \text{ Zeilen} = 154 \text{ Zeilen} \tag{30}$$

enthalten; Linearschallköpfe erzeugen meist sogar nur etwa 130 Zeilen. Will man deutlich mehr Linien im Bild erzeugen, um auch eine gefälligere Darstellung zu erreichen (ein Fernsehbild hat etwa 600 Zeilen), so müssen zusätzliche Linien durch Interpolation erzeugt werden, enthalten also keine zusätzliche Information, oder man setzt dann bewußt die Bildfrequenz deutlich herab und nimmt Bewegungsartefakte in Kauf. Eine weitere Konsequenz von Gl. (29) ist die gegenüber der Videonorm (625 Zeilen, 25 Vollbilder/s, Zeilendauer 0,064 ms in Europa) etwa 4fache Zeit für den Aufbau einer Bildzeile; ohne weitere Maßnahmen lassen sich Ultraschallsignale nicht auf Standardfernsehkomponenten darstellen oder übertragen und speichern. Einfache Real-time-Geräte haben daher meist keine Videoausgänge, sondern sog. XYZ-Anschlüsse für Spezialmonitore. In Verbindung mit einem digitalen Zeilen- oder Bildspeicher kann man jedoch eine Anpassung an die Videonorm erreichen, in dem die gespeicherte Information jeweils einer Zeile entsprechend der Schallaufzeit eingelesen, jedoch etwa 4mal so schnell in Videonorm ausgelesen wird.

4.3.2.1 Linearschallkopfverfahren

Die verbreitetste Form des Real-time Verfahrens ist der elektronische Parallelscanner mit Linear-array-Transducer. Er besteht aus einem streifenförmigen Kristall, je nach Anwendungsgebiet etwa 50–160 mm lang und etwa 10–20 mm breit. Auf die Flachseiten sind — wie beim Kreisschwinger — die durchgehende Masse- bzw. die Signalelektroden aufgebracht. Die Signalelektrode ist jedoch in 64 bis etwa 96 isolierte Einezelelekroden unterteilt, so daß man eine Anordnung erhält, die einer entsprechenden Zahl von nebeneinander angeordneten Einzelschwingern entspricht. Zur Verbesserung des Schwingungsverhaltens (Unterdrückung von Transversalschwingungen, die die Abstrahlcharakteristik beeinträchtigen) werden die elektrischen Elemente oft noch etwa 4- bis 5fach durch Einsägen mechanisch unterteilt, so daß die daraus resultierende Unterteilung (bis etwa 400) als Elementzahl angegeben wird; für den Bildaufbau und die Fokussierung ist jedoch die Zahl der unabhängigen elektrischen Elemente entscheidend.

Der Bildaufbau geht so vor sich, daß zur Erzeugung eines Schallbündels, um eine ausreichend große Apertur zu erhalten, eine Elementgruppe — gebildet aus meist 6–8 elektrischen Elementen, für die erste Zeile also Element 1 bis Element 8 — parallel geschaltet werden und, wie bereits beschrieben, den Sendeimpuls abstrahlen sowie anschließend die Echosignale an den Empfangsverstärker zur tiefenabhängigen Verstärkung, Demodulation und Darstellung auf dem Monitor weiterleiten. Anschließend wird das gleiche Verfahren jetzt aber (bei 8 Elementen Apertur) für die Elemente 2–9, also um eine Elementarbreite geometrisch versetzt, durchgeführt. Das Verfahren wird wiederholt, bis das letzte Element erreicht ist.

Bei 72 Elementen lassen sich so maximal 65 parallele, äquidistante Schallstrahlen erzeugen, die jeweils einer Bildzeile entsprechen (Abb. 4.6).

Eine Verdopplung der Zeilenzahl wird durch ein Zeilensprungverfahren erreicht. Man wiederholt nach dem ersten Durchlauf das Verfahren mit einer ungeraden Zahl von Elementen (z. B. 7), so daß die akustische Achse nicht zwischen 2 Elementen, sondern in der Mitte eines Elements liegt. Man erzeugt so jeweils Halbbilder mit ungerader bzw. gerader Ordnungsnummer der Zeilen, die

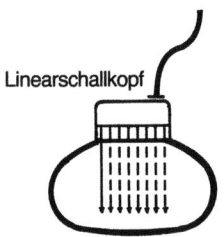

Abb. 4.6. Linearschallkopf. Der Schallkopf wird auf die Körperkontur aufgesetzt, die Einzelelemente senden und empfangen sequentiell parallele Schallstrahlen. Das Bild wird entsprechend einem Fernsehbild mit senkrechtem Raster aufgebaut

sequentiell dargestellt werden und ein Bild mit etwa 110–130 Zeilen bilden. Das Zeilensprungverfahren wird auch beim Fernsehen angewendet, bedeutet daher technisch keine Komplikation bei der Bilddarstellung.

Bei elektronisch fokussierten Schallköpfen wird der Halbbildversatz teilweise dadurch erreicht, daß man den Schallkopf bei beibehaltener Apertur geringfügig „schielen" läßt, bei den beiden Halbbildern jeweils in die andere Richtung, so daß 2 ineinander kämmende schiefe Raster entstehen. Das Signal wird als Helligkeitswert auf einem Video- bzw. XYZ-Monitor dargestellt, man erhält Grautonbilder, die auch Bewegungsvorgänge wiedergeben.

Da zur Dokumentation und Größenbestimmung von Organen meist ein gespeichertes Bild erwünscht ist, wird ein digitaler Bildspeicher („freeze-frame") vorgesehen. Er erhält das Intensitätssignal in 4–6 bit (16 bzw. 64 Graustufen) digitalisiert. Pro Zeile enthält ein solcher Speicher 256 oder 512 Speicherplätze, also bei z. B, 124 Zeilen 256 × 124 pro Bild. Bei XYZ-Geräten läuft nur im Speicherbetrieb das Signal über den Speicher zum Monitor, im Real-time-Betrieb gibt man das analoge Signal direkt auf den Monitor, um den Qualitätsverlust durch die Analog-Digital- und anschließende Digital-Analog-Wandlung zu vermeiden.

Bei Geräten mit Videonormsignal muß der Umweg über die Analog-Digital-Wandlung auch im Real-time-Betrieb erfolgen, da der Speicher gleichzeitig als Normwandler dient; bei sonst gleichen Voraussetzungen erzeugen die einfachen Analoggeräte also u. U. eine gerinfügig bessere Bildqualität.

Die erste Generation der Linearschallköpfe, wie sie bisher beschrieben wurde, entsprach in ihrem Abbildungsverhalten einem unfokussiertem, Schwinger, lediglich die Schichtdicke wurde durch eine Zylinderlinse auf eine vorgegebene Tiefe optimiert. Eine klassische Fokussierung scheitert beim Linear-array an unlösbaren mechanischen Problemen; den Durchbruch zu einer im Vergleich zum statischen B-Scan akzeptableren Qualität brachte erst die elektronische Phased-array-Fokussierung (s. 3.6), die heute meist in der Form einer umschaltbaren, aber festen Sendefokussierung bei dynamischer, also durch Umschalten quasi mitlaufender Empfangsfokussierung (Abb. 4.7) erfolgt. Die elektronische Verzögerung erfolgt normalerweise durch analoge Verzögerungsschaltungen (integrierte ^{L}/C-Ketten). Die Multiplexerschaltungen sind in elektronisch integrierter Form teilweise zusammen mit den Vorverstärkern in die Schallköpfe miteingebaut, was zur Optimierung des Signal-Rausch-Verhältnissses günstig ist.

Eine technisch sehr aufwendige Alternative ist die voll digitale Ausführung der Sende- und Empfangsfokussierung sowie der Demodulation. Bei einer derartigen Anordnung (Abb. 4.8) sind für jedes Element der Aperturgruppe ein separater Analog-Digital-Wandler (A/D) vorgesehen, bei 8 Elementen also 8 parallele

170　Teil III. Physik der Bildgebung mit Ultraschall

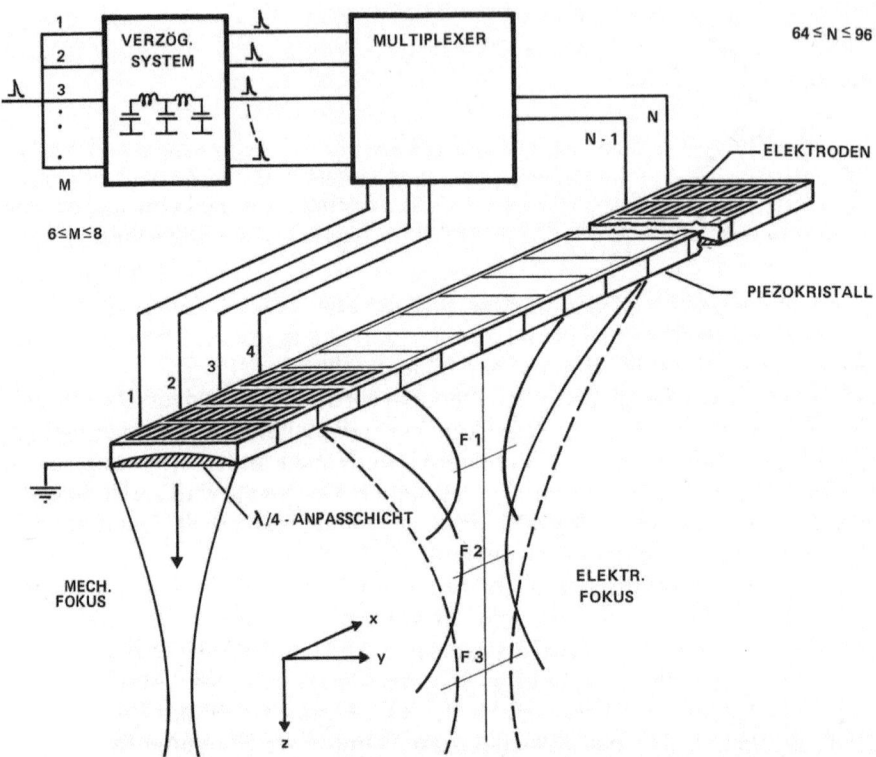

Abb. 4.7. Dynamisch fokussierter Linearschallkopf. Der Sendeimpuls durchläuft M parallele Verzögerungsketten und wird in dieser Form auf jeweils M Elemente der Sende-Empfangs-Gruppe gegeben. Der Kristall hat insgesamt N Elemente. Je nach den gewählten Zeitdifferenzen des Verzögerungssystems ergeben sich verschiedene Fokuslängen F_1–F_3, zwischen denen während der Schallaufzeit geschaltet werden kann (mitlaufender Empfangsfokus). Senkrecht zur Bildebene (y) wird durch eine Zylinderlinse auf einen festen Abstand (mechanisch) fokussiert

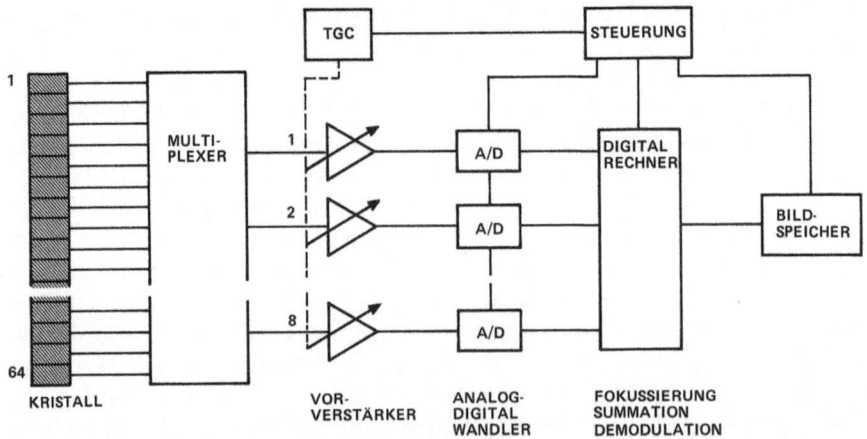

Abb. 4.8. Digitale Fokussierung. Wird das Sende- bzw. Empfangssignal für jedes Element der Apertur getrennt analog/digital umgesetzt (und umgekehrt), so lassen sich die Funktionen Fokussierung, Summation und Demodulation von einem Digitalrechner ausführen. Man erhält ein System mit hoher Flexibilität der Signalverarbeitung. Allerdings wird ein sehr schneller Rechner benötigt; für jedes Aperturelement wird ein separater A/D-Wandler benötigt

A/D- bzw. D/A-Konverter. Der Rechnertakt (ca. 50 MHz) entspricht dem kleinsten vorgesehenen Zeitabstand im System, jede Verzögerungszeit muß also als Vielfaches davon darstellbar sein. Durch digitales Auszählen des Rechnertaktes lassen sich alle Vielfachen davon als Verzögerungszeiten zwischen den Sendeimpulsen realisieren, die anschließend über 8 parallele Digital-Analog-Wandler dem Schallkopf zugeführt werden. Das gleiche Verfahren läuft (nach analoger Vorverstärkung) über die A/D-Wandler beim Empfang umgekehrt ab, so daß nach Additon der Digitalsignale der 8 Empfangskanäle, die mindestens mit der doppelten Frequenz der höchsten Signalfrequenz, bei 5 MHz Sendefrequenz also etwa im 13-MHz-Takt, erfolgen muß, das digitale Empfangssignal weiterverarbeitet werden kann.

Diese Technik hat den Vorteil, daß die Systemparameter, wie Fokussierung, Signalverarbeitung, Filterung — innerhalb der durch Struktur und Rechnertakt vorgegebenen Grenzen — auch nachträglich durch entsprechende Umprogrammierung noch variierbar sind. Grundsätzlich gilt jedoch alles, was bereits über die Begrenzung von Orts- und Kontrastauflösung gesagt wurde, entsprechend auch für volldigitale Geräte, bei denen elektronisch-analoge Prozeßschritte durch entsprechende mathematische Schritte nachgebildet werden.

4.3.2.2 Sektorscanner

Den Vorteilen der Linearschallköpfe — rein elektronischer, schneller Bildaufbau, hohe Schärfentiefe bei dynamischer Fokussierung — stehen beträchtliche Nachteile gegenüber. Der Linearschallkopf benötigt aufgrund seines Prinzips eine Ankoppelfläche, die der Bildfeldbreite entspricht. Bei dem meistens gewünschten Bildfeld von 10–12 cm im Abdomen ist es für viele Organe schwierig, eine befriedigende Bilddarstellung ohne Knochen- bzw. Luftabschattung zu erhalten. Auch die verhältnismäßig großen Abmessungen des Schallkopfes selbst treten erschwerend hinzu.

Verzichtet man auf ein gleichwertiges Bildfeld im Nahbereich, der ohnehin in vielen Fällen diagnostisch unbedeutend ist, so führt das Sektorprinzip zu insgesamt größerem Bildfeld bei wesentlich erleichterter Handhabung.

Beim Sektorscan wird ein fächerförmiges Bildfeld mit einem Fächerwinkel (Sektor) von meistens 90°–100° erzeugt. Dieser Winkel wird vom Schallstrahl mit konstanter Winkelgeschwindigkeit abgetastet. Der Vorteil des Sektorscans ist die geringe Größe der Kontaktfläche, die nur geringfügig größer als die Apertur des Systems (d. h. ca. 13–20 mm Durchmesser) zu sein braucht. Man erreicht so bei 100° Sektorwinkel z. B. 17 cm Bildfeldbreite in 6 cm Tiefe. Verlegt man die Ankoppelfläche in wenige Zentimeter Abstand vom Zentrum des Sektors, so erhält man ein trapezförmiges Bildfeld, bei dem bei Inkaufnehmen einer leicht vergrößerten Ankoppelfläche ein entsprechend breites Bildfeld im Nahbereich erzielt wird.

Probleme bringt beim Sektorscan die Bilddarstellung. Da die Bildlinien fächerförmig divergieren, entsteht ein mit zunehmender Tiefe immer größer gerastertes Bild. Außerdem läßt sich das fächerförmige Raster nur von XYZ-Monitoren verarbeiten. Wenn ohnehin ein Videosignal erwünscht ist, muß eine Umwandlung des Sektorrasters in ein paralleles Raster erfolgen. Dazu ist — wie beim statischen B-Scan — ein Scankonverter notwendig, üblicherweise als digitaler Bildspeicher ausgeführt, in den das Bild in Fächergeometrie eingelesen und

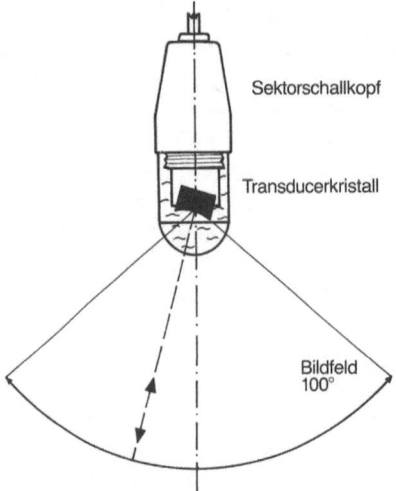

Abb. 4.9. Servosektorschallkopf (Wobblerprinzip). Der Kristall führt im Flüssigkeitsbad eine Kippbewegung mit konstanter Winkelgeschwindigkeit aus und überstreicht dabei den Sektorwinkel. Der Antrieb kann magnetisch oder mechanisch erfolgen.

anschließend im Fernsehraster und -norm ausgelesen wird. Dabei können zwischen die Bildpunkte im Fernfeld zusätzliche, durch Interpolation der gespeicherten Werte gewonnene Bildpunkte eingesetzt werden, um dem Betrachter ein gefälligeres Bild zu bieten.

Eine Alternative dazu besteht darin, bei einer erneuten Sektorablenkung die Zwischenwerte mit echten akustischen Daten aufzufüllen. Dieses Verfahren führt bei sich nur langsam bewegenden Objekten zu Speicherbildern höherer Qualität, da mehr echte akustische Information im Bild enthalten ist; allerdings können in größerer Tiefe charakteristische strichförmige Artefakte entstehen, da mit zunehmender Tiefe u. U. 4–5 Sektordurchläufe zum vollständigen Auffüllen aller Bildpunkte mit neuen Daten notwendig sind.

Dagegen sind die intuitiv oft dem Sektorscan unterstellten bogenförmigen geometrischen Bildverzerrungen nicht systembedingt; sie können auftreten, wenn durch entsprechende Konfiguration des beschallten Objektes Brechungseffekte, insbesondere bei den Randstrahlen, auftreten. Ähnliche Artefakte werden beim Linearschallkopf meist nicht erkannt. Auch bei Medien mit vom kalibrierten Wert abweichender Schallgeschwindigkeit bildet ein korrekt justierter Sektorscanner formgetreu ab; beim Linearscanner führen derartige Abweichungen, die sich nur axial auswirken, zu axialer Verzerrung.

Zur Erzeugung der Sektorablenkung sind 3 technische Grundformen bekannt: der Wobbler, der rotierende Transducer („wheel"), sowie der elektronische Sektorscan mit Phased-array-Strahlablenkung.

Die mechanisch einfachste Lösung ist der Wobbler nach dem Servoprinzip (Abb. 4.9).

Der Kristall ist beweglich gelagert, so daß er etwa um ±50° aus der Mittelstellung heraus kippen kann. Ein auf der Rückseite des Kristalls angebrachter Permanentmagnet befindet sich zwischen den Polschuhen einer festen Ablenkspule, die mit einem etwa dreieckförmigen Strom angesteuert wird, so daß der Kristall eine periodische Kippbewegung durchführt, wobei während jeweils eines Ablenkvorgangs ein Ultraschallbild aufgebaut werden kann, die Bildwiederholfrequenz also gleich der doppelten Frequenz des Ablenkstroms ist.

Da die Massenträgheit des Kristalls zu einer nicht gleichförmigen Bewegung führen würde, insbesondere in der Nähe der Umkehrpunkte, wo hohe Beschleunigungskräfte aufzubringen sind, würde dieses System einen nicht gleichbleibenden Winkelabstand der Linien im Bild ergeben. Um eine gleichförmige Bewegung zu gewährleisten, wird die momentane Winkelstellung des Kristalls mit dem Sollwert elektronisch verglichen und die Differenz über eine Regelschleife (Servosystem) auf das Ablenksystem zurückgeführt.

Der Kristall befindet sich in einem Flüssigkeitsbad, das durch eine Membran an der Kontaktfläche abgedichtet ist.

Eine andere Ausführung aus Wobblers bedient sich der direkten mechanischen Übertragung der Bewegungskräfte von einem Elektromotor. Je größer jedoch die bewegten Massen sind, desto schwieriger wird es, Vibrationen des Schallkopfes zu vermeiden. Wobbler haben einen prinzipbedingten Nachteil, der bei Abbildung bewegter Objekte störend sein kann: Nur in der Bildmitte ist der zeitliche Abstand zwischen 2 Darstellungen desselben Bilddetails konstant und entspricht der reziproken Bildfrequenz. Im Randbereich des Sektors wird jeweils ein Bildpunkt zweimal kurz hintereinander abgebildet, wobei anschließend eine entsprechend längere Zeit vergeht, bis er wieder abgebildet wird. Beträgt die Bildfrequenz 25 Bilder/s, so tritt im Bereich der Umkehrpunkte ein Anteil von nur 12,5 Hz hinzu, der zu Bewegungsartefakten führen kann.

Rotierende Transducer weisen diesen Nachteil nicht auf (Abb. 4.10): Bei ihnen sind 3 oder 5 gleichartige Kristalle auf dem Umfang eines Rades montiert, das motorgetrieben im Flüssigkeitsbad rotiert. Verläßt ein Kristall das Bildfeld, so tritt der nächste Kristall an der anderen Seite in den Sektor ein. Gleichmäßige Bewegung und Vibrationsfreiheit sind hier leicht erreichbar, allerdings um den Preis größerer und schwererer Schallköpfe sowie größerer Kontaktfläche („footprint").

Schallköpfe mit Transducern verschiedener Frequenz oder Fokuslänge sind bereits ausgeführt worden. Problematisch wird dann – da für jeden Bildzyklus nur noch ein Teil des Rades ausgenutzt wird – die Bildwiederholungsfrequenz. Bei mehreren Fokuspunkten (dynamischer Fokus) ist ein weiteres Problem die Anpassung der Kristalle untereinander. Aus diesem Grund sind auch Systeme mit mehreren überlappenden Sektoren in einem Schallkopf wieder aufgegeben worden.

Eine andere übliche Variante des Sektorscans ist die Verwendung eines feststehenden Kristalls in Verbindung mit einem Spiegel als rotierendem oder kippendem Strahlablenker.

Die bisher bekannten mechanischen Sektorscanner verwenden durchweg die auch beim statischen B-Scan üblichen kreisförmigen Kristalle mit Linsenfokussierung.

Eine derartige Anordnung ergibt, da ähnliche akustische Verhältnisse vorliegen wie beim statischen B-Scanner, Bilder hoher Qualität im Bereich des Fokus, insbesondere mit guter Gewebedarstellung. Die Schärfentiefe der elektronisch fokussierten Linearschallköpfe wird jedoch nicht erreicht. Allerdings gibt es beim mechanischen Sektorscan die Möglichkeit, eine Phased-array-

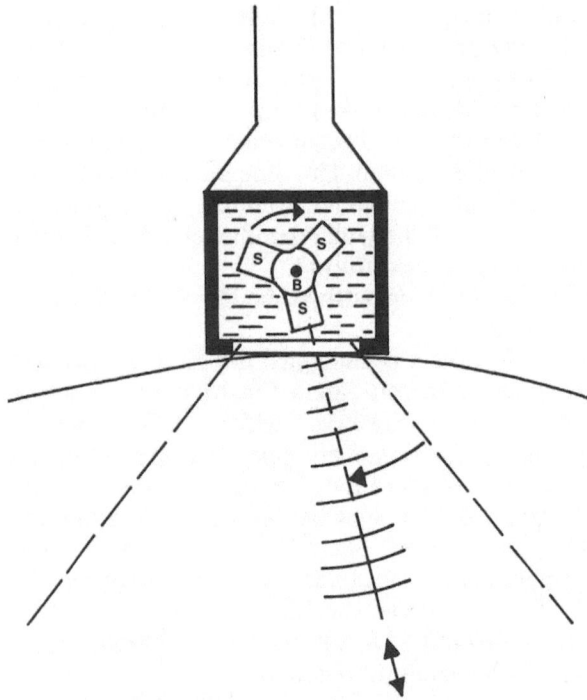

Abb. 4.10. Mechanischer Sektorscanner nach dem Rotationsprinzip. 3–5 Schallköpfe (*S*) rotieren gemeinsam im Flüssigkeitsbad. Nachdem ein Kristall das Bildfeld verlassen hat, tritt der nächste Kristall ins Blickfeld

Anordnung anzuwenden, die die hohe Kontrast- und Ortsauflösung beibehält und dabei den Schärfentiefebereich erweitert. Wählt man nämlich eine Anordnung von Ringelektroden in Verbindung mit einem linsenfokussierten Kreisschwinger (Abb. 4.11), so hat man einen geometrisch wie bisher fokussierten Schallkopf, dessen Fokus sich aber jetzt elektronisch nicht nur verkürzen, sondern auch über den geometrischen Fokus hinaus verlängern läßt. Man kann so bei besserer Kontrastauflösung die Schärfentiefe der Linearschallköpfe übertreffen, da auch senkrecht zur Bildebene dynamisch fokussiert wird.

Problematisch ist bei allen mechanischen Sektorscannern — wie auch bei Linearschallköpfen mit Flüssigkeitsvorlaufstrecke — die Wahl der Membran bzw. des akustischen Fensters, da durch Mehrfachreflexion zwischen Kristall und Membran eine weit in den diagnostisch relevanten Bereich reichende Folge von Membranechos erzeugt werden kann. Diese Echos lassen sich durch Wahl von Membranmaterial und -dicke sowie der Füllflüssigkeit minimieren.

4.3.2.3 Phased-array-Sektorscan

Das technisch aufwendigste Verfahren des Sektorscans ist der elektronische Sektorscan („phased-array"). Technisch entspricht der Schallkopf einem verkleinerten Linearschallkopf aus 32–64 Elementen mit einer aktiven, meist quadratischen Fläche von etwa 14 mm Seitenlänge. Wie beim Linearschallkopf wird nach dem Phased-array-Prinzip fokussiert, zusätzlich jedoch durch unsymmetrische

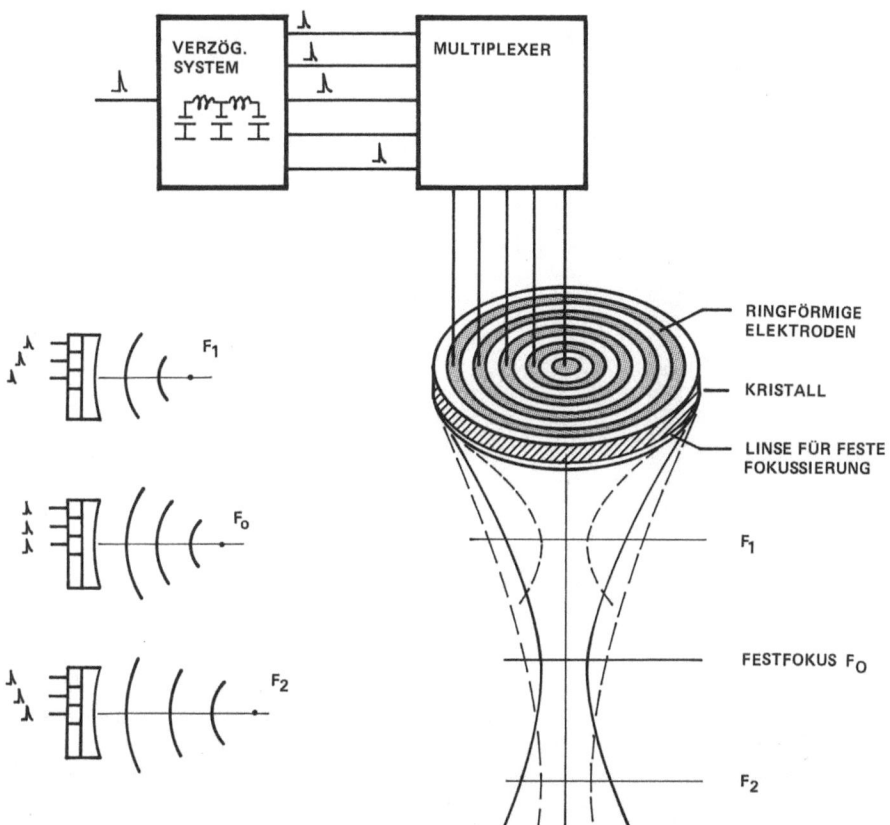

Abb. 4.11. Annular-array-Prinzip. Bei kreisförmigen Schwingern läßt sich die Linsen- und die Phased-array-Fokussierung kombinieren. Der Fokus läßt sich entweder in den Linsenfokus F_0 (ohne Verzögerungssystem) sowie davor (F_1) oder dahinter (F_2) legen. Im Festfokus F_0 erhält man ein Bild hoher Qualität, kombiniert mit der hohen Schärfentiefe eines dynamisch fokussierten Systems. Diese Technik eignet sich für Sektor- und statische B-Scanner

Ansteuerung der Einzelelemente ein „Schielen" des Schallbündels (Abb. 4.12) bewirkt. Dieser Schielwinkel beträgt maximal ca. ±45°. Durch Variation der elektrischen Ansteuerverzögerung zwischen den Elementen läßt sich dieser Ablenkwinkel schrittweise über den Sektorwinkel von 90° steuern. Um ein hinreichend seitenkeulenfreies Schallbündel zu erreichen, werden mindestens 32 Elemente zu einer Sende-Empfangs-Gruppe zusammengefaßt, der elektronische Aufwand ist entsprechend hoch.

Durchgesetzt hat sich dieses Verfahren wegen seines hohen Preises und der begrenzten Kontrastauflösung nur in der Herzdiagnostik, wo es die simultane Darstellung eines Realtime-Sektorbildes (2D-Bild) und von bis zu 2 an beliebiger Stelle im Sektor erzeugten Time-motion-Bildern erlaubt. Beim Sektorbild wird 25mal/s abgetastet; für ein einwandfreies M-mode-Bild sind jedoch etwa 500 Abtastungen/s an der entsprechenden Stelle nötig, also 20mal während eines Durchlaufes. Die trägheitslose elektronische Sektorablenkung erlaubt es, beide Forderungen zu vereinen.

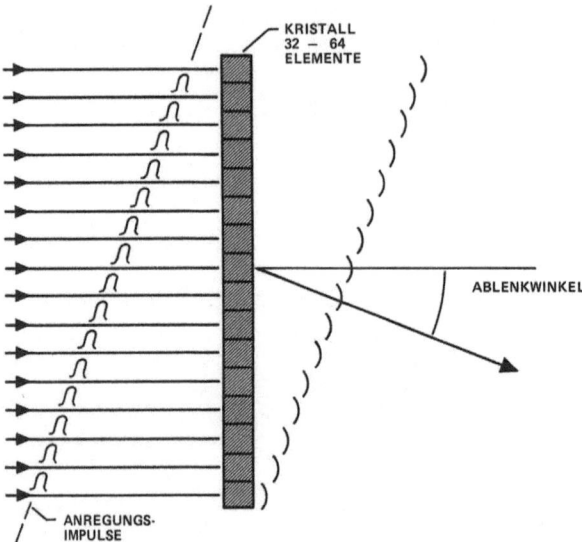

Abb. 4.12. Phased-array-Sektorprinzip. Durch unsymmetrische Ansteuerung des Linearschallkopfes entsteht eine Strahlablenkung

Allerdings sind auch mechanische Systeme bekannt geworden, die das gleiche zu erreichen versuchen, indem 2 koaxiale getrennte Systeme für Sektor- und M-mode in einem Schallkopf vereint sind; hier kann jedoch nur ein simultanes M-mode-Bild erzeugt werden, auch müssen Kompromisse bei der Bildqualität eingegangen werden.

Physikalisch betrachtet läßt sich bei allen Formen des „phased-array" die Bildqualität durch Erhöhen der Elementzahl in der Sende-Empfangs-Gruppe steigern; dieser Weg ist jedoch kostspielig und technologisch schwierig, da die Einzelelemente entsprechend kleiner werden und auch zusätzliche Probleme durch parasitäre Schwingungen und Isolationsschwierigkeiten auftreten.

5 Rekonstruktive Bilderzeugung und quantitative Ultraschallverfahren

5.1 Impulsdoppler

Als Zusatz zu kardiologischen Geräten ist das Impuls-Doppler-Verfahren üblich. Während das klassische cw-Doppler-Verfahren (s. 1.2.3) (Gefäßdoppler) keine Tiefenlokalisation gestattet, wird beim Impulsdoppler mit kurzen Impulsen gearbeitet, so daß gleichzeitig eine Laufzeitmessung zur Tiefenbestimmung möglich ist. Besonders im Herz, wo erhebliche tiefenabhängige Unterschiede der Strömungsgeschwindigkeit auftreten, ist damit eine genauere Messung für volumetrische Zwecke möglich.

Da ein Impuls im Zeitbereich einer Frequenzverteilung im Spektralbereich entspricht, ist das Impulsverfahren mit prinzipbedingten Meßbereichsgrenzen behaftet.

In der Spektralanalyse gilt eine in der Physik immer auftretende Unschärfenbeziehung in der folgenden Form:

Um eine Frequenz f auf

$$\frac{\Delta f}{f} = \frac{1}{n} \tag{31}$$

genau zu bestimmen, müssen mindestens n Schwingungen erfaßt werden. Da jedoch möglichst kurze Impulse verwendet werden sollen (axiale Auflösung, d. h. Lokalisation), andererseits insgesamt nur eine kurze Zeit (maximal ca. 0,1 s) zur Messung der Strömung, die sich im schlagenden Herz ständig ändert, zur Verfügung steht, kann nur über wenige Impulse summiert werden.

Da [vgl. Gl. (14)] gilt:

$$\Delta f \sim 2 \frac{v}{c} f, \tag{32}$$

ergibt sich daraus eine begrenzte Genauigkeit, mit der die Strömungsgeschwindigkeit v bestimmt werden kann, d. h. eine untere Grenze des Meßbereichs. Sie liegt um so niedriger, je geringer der Impulsabstand und je länger die Impulse sind. Bei der Frequenz f des Signals gilt:

$$\frac{\Delta v}{c} = \frac{\Delta f_{min}}{2f} = \frac{T}{2\tau f t_1}, \tag{33}$$

wobei τ die Impulslänge, T der Impulsabstand und t_1 die Integrationszeit ist, d. h. die Zeit, die zur Meßwertaufnahme ausgenutzt wird (ca. 0,1 s).

Der Impulsabstand T begrenzt aber wiederun die obere Grenze der meßbaren Geschwindigkeit, da sonst Mehrdeutigkeiten (Aliasing) auftreten. Der Impulsabstand T muß — wie generell beim Impulsechoverfahren — so groß gewählt werden, daß er mindestens der Echolaufzeit entspricht.

Man kann mathematisch zeigen (Abtasttheorem), daß bei Meßwerterfassung im Abstand T die größte eindeutig darstellbare Frequenzabweichung

$$\Delta f_{max} = \frac{1}{2T} \tag{34}$$

beträgt. Somit gilt als obere Bereichsgrenze:

$$\frac{v_{max}}{c} = \frac{\Delta f_{max}}{2f} = \frac{1}{4fT}. \tag{35}$$

Für 3 MHz Ultraschallfrequenz und 10 cm Tiefe erhält man etwa $\Delta v \approx 3$ cm/s; $v_{max} \approx 80$ cm/s.

Die praktische Ermittlung des Frequenzspektrums aus dem digitalisierten Echosignal erfolgt durch Berechnung nach dem FFT-Verfahren (schnelle Fourier-Transformation, Cooley-Tukey-Algorithmus) mit Hilfe eines eingebauten Rechners.

5.2 Gewebedifferenzierung

Ein alter Traum der Ultraschalldiagnostiker ist es, die qualitativen Aussagen über Reflektivität und akustische Dämpfung im Gewebe so durch quantitative Aussagen zu ersetzen, daß eine deutliche Abgrenzung von normalen und pathologischen Gewebebereichen möglich ist.

Einen Ansatz dazu bieten einmal versteckte Periodizitäten (Textur) des Gewebes sowie die Bestimmung des Absolutwertes der akustischen Dämpfung. Eine Möglichkeit der Aufdeckung solcher Texturen ist die schon länger bekannte Untersuchung der Häufigkeitsverteilung der reflektierten Signalamplituden (Histogramm) [12]; man kann zeigen, daß aber für eine vollständige Erfassung der im Echosignal enthaltenen Informationen nicht nur die Intensität des Signals, wie bei konventionellen Geräten, sondern Amplitude und Phase getrennt aufgezeichnet werden müssen. Eine derartige Erfassung läßt sich bei hochfrequenter Digitalisierung der Echosignale, also bereits vor der üblichen Hüllkurvendemodulation, erreichen.

Mit derartigen Verfahren können z. B. über die Berechnung der Autokorrelationsfunktion die Gewebestrukturen analysiert werden, auch läßt sich der lokale Absolutwert der akustischen Dämpfung ermitteln, der bisher nur in qualitativer Form ein Diagnosekriterium z. B. bei Lebererkrankungen ist.

5.3 Rekonstruktionsverfahren

Das aus der Computertomographie (CT) bekannte Projektionsrekonstruktionsverfahren läßt sich auch für die Ultraschallabbildung verwenden. Man arbeitet entweder mit gegenüberliegenden, getrennten Sende- und Empfangsschallköpfen (zweckmäßigerweise Linearschallköpfe), also im Durchschallbetrieb (Transmission), analog zum CT, oder aber auch in Reflexion wie in der klassischen Ultraschalldiagnostik.

Da das Rekonstruktionsverfahren nur dann befriedigende Ergebnisse liefert, wenn vollständige Meßdaten aus der gesamten untersuchten Schicht vorliegen, ist es besonders geeignet für Weichteilbereiche, die von allen Richtungen her ohne Totalreflexion durchschallt werden können, wie die weibliche Brust. Man erzeugt Schnittbilder, die entweder wie gewohnt die lokale Reflektivität als Grauwert darstellen, oder aber die Schallgeschwindigkeit und die Schallabsorption. Im Forschungsbereich sind mit diesen Verfahren bereits Bilder sehr hoher Auflösung erzeugt worden.

6 Schädigungen durch Ultraschall

Aufgrund der bekannten Schädigungen durch ionisierende Strahlung ist von Beginn der Ultraschalldiagnostik an nach Schädigungen durch diagnostische Ultraschallanwendung gesucht worden, zumal die Anwendung bei Frühschwangerschaften ein besonders hohes Schädigungsrisiko mit sich bringt.

Physikalisch sind 2 verschiedene Schädigungsmechanismen denkbar. Zunächst gibt es die Möglichkeit, daß durch die vom Gewebe absorbierte Ultraschalleistung, die zur Erwärmung des Gewebes führt, lokal Temperaturen auftreten, die zur Denaturierung des Gewebes führen; dieser Mechanismus der Schädigung ist vergleichbar einer Schädigung durch andere Verfahren der Temperaturerhöhung.

Der Temperaturzunahme durch die lokal absorbierte Ultraschallintensität wirkt die Wärmeabfuhr durch Wärmeleitung im Gewebe sowie der Wärmetransport durch die Blutströmung entgegen. Da die Wärmekapazität des Gewebes zu einer zeitlichen Verzögerung der Temperaturerhöhung führt oder, anders ausgedrückt, eine bestimmte Energie pro Volumeneinheit (nicht Leistung) zunächst einmal aufgebracht werden muß, ist nicht die Impulsintensität I_{SPTP}, sondern die zeitlich gemittelte, räumliche Spitzenintensität I_{SPTA} entscheidend für eine thermische Schädigung.

Da Schädigungen, die reproduzierbar beobachtet werden, stets nur bei Intensitäten deutlich über 100 mW/cm² auftraten, hat die AIUM empfohlen, bei Diagnoseultraschall die Intensität auf Werte unter 100 mW/cm² (I_{SPTA}) zu begrenzen [13].

Dabei muß beachtet werden, daß die angegebenen Intensitäten von Ultraschallgeräten nur im verlustfreien Medium erzeugt werden; im Körper liegen sie normalerweise mindestens 20 dB (100fach) darunter.

Bei sehr hohen Impulsintensitäten im Bereich von 10 000 W/cm² und darüber kann es zu der z. B. bei Schiffspropellern vorkommenden Kavitation kommen. Kavitation bedeutet, daß es in der Unterdruckphase (Materialverdünnung, Expansion) der Schwingung zur Bildung von lokalen Dampfbläschen kommt, die dann in der Druckphase explosionsartig kollabieren, wobei die darin enthaltene Energie schlagartig frei wird. Das Gewebe bzw. die Molekülbindungen können dadurch regelrecht zerrissen werden. Intensitäten dieser Höhe treten bei Diagnosegeräten nicht auf.

Es soll hier jedoch noch darauf hingewiesen werden, daß die Augenlinse des Menschen äußerst empfindlich gegen Wärme ist. Spannungsrisse mit Katarakt als Folge sind bereits bei Mikrowellenbestrahlung mit 10 mW/cm² möglich. Daher sollte bei Beschallung des Auges (z. B. auch beim Fetus) besonders umsichtig vorgegangen werden. Die üblichen Intensitäten von Abdominaldiagnosegeräten liegen bei 1–20 mW/cm².

Die Quantenenergien der Ultraschallwellen liegen im Gegensatz zur Röntgenstrahlung weit unter der mittleren thermischen Energie des Gewebes, so daß eine Schädigung durch Einzelquanten (Phononen) nicht denkbar erscheint.

Literatur

1. Gerthsen W (1966) Physik. Springer, Berlin Heidelberg New York, S 116–122
2. Härten R (1980) Technische Kenngrößen von Ultraschall-Diagnosegeräten. PTB-Mitt 90/3 : 193–201
3. KB-Aerotech (1978) Sensitivity I. KB-Aerotech Rep 1/4
4. Kossof G (1979) Analysis of focusing action of spherically curved transducers. Ultrasound Med Biol 5 : 359–365

5. Gerstner G (1976) Ableitung der Eigenschaften von fokussierten Ultraschallprüfköpfen. Materialprüfung 18/3 : 81–86
6. Linge H, Döler W, Harder D (1982) Eine Axion-Linse zum Fokussieren von Ultraschallfeldern. Ultraschall 3 : 30–32
7. Burckhardt CB, Grandchamp P, Hoffmann H (1975) Focussing ultrasound over a large depth. IEEE Trans Sonics Ultrasonics SU-22 : 11–15
8. KB-Aerotech (1978) Lateral resolution. KB-Aerotech Reports 1/3
9. Landau LD, Lifschitz EM (1967) Theoretische Physik II, klassische Feldtheorie. Akademie-Verlag, Berlin, S 173–175
10. KB-Aerotech (1978) Axial resolution, KB-Aerotech Reports 1/1
11. Fischer FA (1969) Einführung in die statistische Übertragungstheorie. Bibl. Inst., Mannheim, S 35
12. Lorentz A, Lorenz WJ, Geissler M et al. (1981) Gewebsdiagnostik mittels A-Scan-Analyse. Biomed Techn 26 (Ergänzungsbd)
13. AIUM Bioeffects Committee (1978) Who's afraid of a hundred milliwatts per square centimeter? American Institute of Ultrasound in Medicine, Washington D.C.

Teil IV. Kernspintomographie

F. GUDDEN

1 Einleitung

Bilder spielen in unserem täglichen Leben eine große Rolle. Bilder aus dem Körperinneren sind auch in der medizinischen Diagnostik von besonderer Bedeutung, weil ihr Informationsgehalt sehr groß ist und weil der Mensch eine unübertroffene Fähigkeit hat, extrem schnell Muster und Strukturen zu erkennen. Voraussetzung dafür ist allerdings, daß die zu erkennenden Muster und Strukturen mit bereits bekannten und im Gedächtnis abgespeicherten Mustern verglichen werden können.

Jedes System, das Informationen aus dem Körperinneren in Form von Bildern liefert, muß bestimmte Minimalanforderungen erfüllen hinsichtlich räumlicher Auflösung, Kontrastauflösung, Meßwerterfassungszeit und biologischer Ungefährlichkeit, um für die medizinische Diagnostik in der Routine nützlich zu sein. Eine dieser Grundvoraussetzungen ist ein Auflösungsvermögen, das es erlaubt, die erhaltene Bildinformation mit der anatomischen Struktur eindeutig zu korrelieren. Je höher gleichzeitig der Kontrast zwischen Geweben verschiedener Zusammensetzung ist, desto besser ist ein bildgebendes System für die medizinische Diagnostik. Der große Erfolg der Röntgencomputertomographie beruht auf der Fähigkeit dieses Systems, auch Weichteilgewebe verschiedener Zusammensetzung voneinander unterscheiden und darstellen zu können. Ein ganz neues bildgebendes System, das zur Zeit weltweit großes Interesse findet und das sich gerade durch sehr hohe Kontraste bei Weichteilgeweben auszeichnet, ist die Kernspintomographie, im Angelsächsischen NMR-Imaging genannt, wobei NMR für „nuclear magnetic resonance" steht. Die Grundprinzipien der Bilderzeugung und -entstehung nach dieser Methode sollen im folgenden erläutert werden. Der Vorschlag, die seit 1946 bekannte Methode der Kernspinresonanz [1, 2] zu einem bildgebenden System auszubauen, geht auf Lauterbur [3] zurück. Eine ausführliche Beschreibung der Grundlagen der nichtbildgebenden Kernspinresonanz findet sich z. B. in den Lehrbüchern von Abragam [4] und Farrer u. Becker [5].

2 Physikalische Grundlagen der Kernresonanz

Alle Materie besteht aus Atomen, die ihrerseits aus der Elektronenhülle und dem Atomkern zusammengesetzt sind. Während die Elektronenhülle die chemischen Eigenschaften des jeweiligen Atoms bestimmt, wird durch den Atomkern die Atommasse und die Ordnungszahl festgelegt. Alle Atomkerne sind aus den positiv geladenen Protonen und den elektrisch neutralen Neutronen aufgebaut. Der einfachste Atomkern ist der des Wasserstoffatoms, er besteht aus nur einem Proton. Alle Atomkerne mit einer ungeraden Anzahl von Protonen und/oder Neutronen besitzen einen Eigendrehimpuls, Kernspin genannt, d.h. man kann sich diese Atomkerne als mechanische Kreisel vorstellen. Ohne Einwirkung äußerer Drehmomente behält ein Kreisel die Richtung der Achse seiner Drehbewegung im Raum bei. Man denke z. B. an die Erde oder an einen Kreiselkompaß. Wird auf einen Kreisel ein Drehmoment ausgeübt, so weicht er seitlich aus, z. B. ein Spielzeugkreisel unter dem Einfluß der Schwerkraft, d. h. er führt eine Präzessionsbewegung um die Vorzugsrichtung aus, beim Spielzeugkreisel um die Richtung der Schwerkraft.

Da die Atomkerne elektrisch geladen sind, ist ein mechanischer Kernspin zwangsläufig mit Kreisströmen verknüpft, die ein magnetisches Dipolmomemt zur Folge haben. Man kann sich demnach Atomkerne mit einer ungeraden Anzahl von Protonen und/oder Neutronen nicht nur als winzige Kreisel, sondern auch als kleinste magnetische Kompaßnadeln vorstellen. Das magnetische Moment der Atomkerne ist ein „Hebelarm", an dem man anpacken kann, um von außen ein Ensemble von Atomkernen in einen anderen Energiezustand zu bringen und umgekehrt Meßsignale solcher Übergänge zu empfangen.

Ohne äußeres Magnetfeld sind die magnetischen Momente und Kernspins der Atomkerne einer Probe isotrop im Raum verteilt, d.h. alle Richtungen kommen gleich häufig vor (Abb. 2.1a). Im äußeren Magnetfeld (in Abb. 2.1b durch den Nordpol N und den Südpol S eines Magneten angedeutet) richten sich die magnetischen Momente aus, genauso wie Kompaßnadeln im magnetischen Feld der Erde. Die parallele und die antiparallele Einstellung unterscheiden sich bei Raum- bzw. Körpertemperatur und den üblichen magnetischen Feldstärken so wenig, daß die Anzahl der parallel ausgerichteten magnetischen Momente nahezu gleich der der antiparallel ausgerichteten ist. Das Verhältnis der Besetzungszahldichte parallel zu antiparallel beträgt für Protonen (Wasserstoffatomkerne) bei 0,1 Tesla (T) magnetischer Feldinduktion und 310 K (Körpertemperatur) etwa $1:1,000001$. Glücklicherweise sind in $1\,mm^3$ Wasser $6{,}7 \cdot 10^{19}$ Protonen enthalten, so daß insgesamt doch eine genügend große Magnetisierung, wie das magnetische Moment je Volumeneinheit genannt wird, entsteht, die makroskopisch mit den Methoden der Kernspinresonanz nachgewiesen werden kann.

Durch Einstrahlung eines hochfrequenten elektromagnetischen Feldes der richtigen Frequenz läßt sich das resultierende magnetische Moment aus seiner Vorzugsrichtung auslenken. Die Abb. 2.2 veranschaulicht diesen Auslenkvorgang: Senkrecht zum magnetischen Grundfeld $\vec{H}$ in z-Richtung wird ein schwaches Hochfrequenzfeld $\vec{H}_1$ eingestrahlt, dessen magnetische Komponente in der x, y-Ebene linear polarisiert ist. Diese Linearpolarisation läßt sich gedanklich und

Physikalische Grundlagen der Kernresonanz

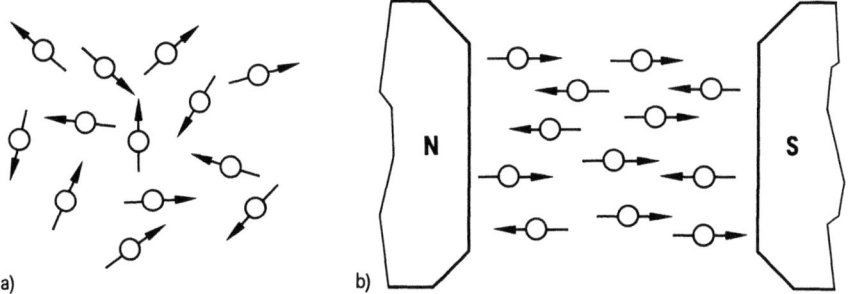

Abb. 2.1. a Ohne äußeres Magnetfeld isotrope Verteilung der Richtungen der Kernspins. **b** Im äußeren Magnetfeld Ausrichtung der Kernspins

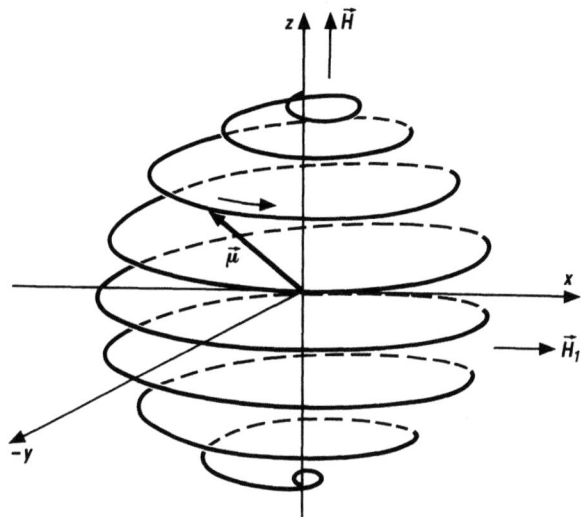

Abb. 2.2. Bewegung des magnetischen Moments $\vec{\mu}$ in einem äußeren Magnetfeld $\vec{H}$ unter dem Einfluß eines hochfrequenten Drehfeldes $\vec{H}_1$ bei Resonanz

mathematisch in 2 zirkular polarisierte, gegenläufige Teilfelder aufspalten. Wenn Hochfrequenz und Präzessionsbewegung des Kernspins die gleiche Larmor-Frequenz haben, also in Resonanz sind, bewegt sich das magnetische Moment entsprechend der gezeichneten sphärischen Spiralbahn. Aus der Abb. ergibt sich, daß durch geeignete Wahl der Amplitude des Feldes H_1 und der Zeitdauer der Einwirkung jede gewünschte Auslenkung erzielt werden kann. Für die Praxis besonders wichtig sind 90°- und 180°-Impulse.

Ein Magnetfeld $\vec{H}$ übt auf ein magnetisches Moment $\vec{\mu}$ ein mechanisches Drehmoment $\vec{M} = \vec{\mu} \times \vec{H}$ (Vektorprodukt) aus, d.h. der Betrag des Drehmoments ist gegeben durch $|\vec{M}| = |\vec{\mu}| \cdot |\vec{H}| \cdot \sin\alpha$ (Abb. 2.3). Nach der Grundgleichung der Mechanik ist ein Drehmoment $\vec{M}$ verknüpft mit der zeitlichen Änderung des Drehimpulses $\vec{D}$ gemäß $\vec{M} = d\vec{D}/dt$. Steht der Vektor des Drehmoments $\vec{M}$ senkrecht zur Richtung des vorhandenen Drehimpulses $\vec{D}$, so bleibt die Größe von $\vec{D}, |\vec{D}|$, ungeändert, nur die Richtung im Raum ändert sich um den Winkel $d\vartheta$.

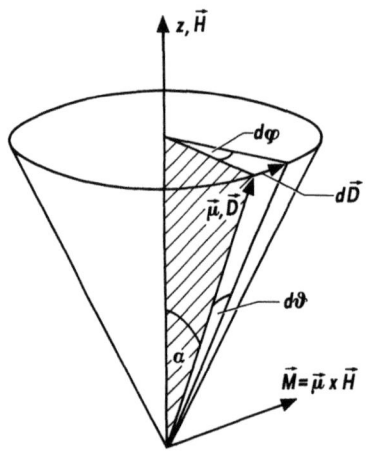

Abb. 2.3. Zusammenhang zwischen dem mechanischen Drehmoment $\vec{M}$ und der Änderung $d\vec{D}$ des Drehimpulses $\vec{D}$. Die Präzessionskreisfrequenz ω_0 ist gegeben durch $d\varphi/dt$, die Betragsänderung $|d\vec{D}|$ des Drehimpulses $\vec{D}$ durch $|\vec{D}|d\vartheta = |\vec{D}|\sin\alpha \cdot d\varphi$. Die Präzessionskreisfrequenz ist unabhängig vom Neigungswinkel α

$|d\vec{D}| = |\vec{D}|d\vartheta = |\vec{D}|\cdot\sin\alpha\, d\varphi$. Zusammen: $d\varphi/dt = \omega_0 = |\vec{\mu}|\cdot|\vec{H}|\cdot\sin\alpha / |\vec{D}|\cdot\sin\alpha = \gamma\cdot H$. ω_0 wird die Larmor-Frequenz genannt, sie ist unabhängig vom Neigungswinkel α. $|\vec{\mu}|/|\vec{D}| = \gamma$ heißt gyromagnetisches Verhältnis. Es läßt sich für Atomkerne nicht theoretisch berechnen, sondern muß experimentell bestimmt werden. Für Protonen beträgt $\gamma = 42{,}6\,\mathrm{MHz/T}$. Die magnetische Flußdichte wird in Tesla (T) angegeben: $1\,\mathrm{T} = 1\,\mathrm{Vs/m^2} = 10000\,\mathrm{Gauss}$.

Nach Abschalten der äußeren Störung, nachdem also die Magnetisierung z. B. um 90° aus der Vorzugsrichtung gekippt worden ist, tendiert die Magnetisierung wieder in die energetisch günstigste Lage parallel zum äußeren Grundfeld. Der Kernspin, d.h. die Kreiseleigenschaft der Atomkerne, verhindert ein einfaches Zurückklappen in die Vorzugsrichtung. Vielmehr weichen die Achsen der Eigendrehimpulse in Richtung des anliegenden Drehmoments aus, d.h. die Achsen der Kernspins und die gleichgerichteten magnetischen Momente der Atomkerne präzedieren gleichsinnig und synchron um die Vorzugsrichtung. Während dieser Präzessionsbewegung induzieren die magnetischen Momente in einer außerhalb der Probe angeordneten Spule ein Signal, dessen Höhe der Anzahl der präzedierenden Atomkerne proportional ist und dessen Frequenz bei konstantem und homogenem Magnetfeld wiederum gleich der Larmor-Frequenz ist. Das Schema eines Kernspinresonanzexperiments zeigt Abb. 2.4. In der Form der hochauflösenden Spektroskopie hat die Methode zur Strukturaufklärung von komplizierten organischen Molekülen und für analytische Zwecke eine weite Verbreitung gefunden. Denn die exakte Resonanzfrequenz hängt von der magnetischen Feldstärke am Ort des präzedierenden Atomkerns ab, ist also nicht nur von dem äußeren Magnetfeld abhängig, sondern auch von der Lage im Molekül. Diese durch den chemischen Bindungszustand bewirkte Verschiebung der Resonanzsignale ist um Größenordnungen kleiner als die bei der bildgebenden Kernspintomographie übliche Frequenzauflösung.

Die Zeit, die vergeht, bis die Kernspins aus ihrer gestörten Lage in die Vorzugsrichtung zurückpräzediert sind, wird Relaxationszeit genannt. Man unterscheidet 2 Relaxationszeiten, die sog. Spin-Gitter-Relaxationszeit T_1, die angibt, wie schnell die longitudinale Komponente der Magnetisierung wieder den Maximalwert in der Vorzugsrichtung annimmt, und die sog. Spin-Spin-Relaxations-

Physikalische Grundlagen der Kernresonanz

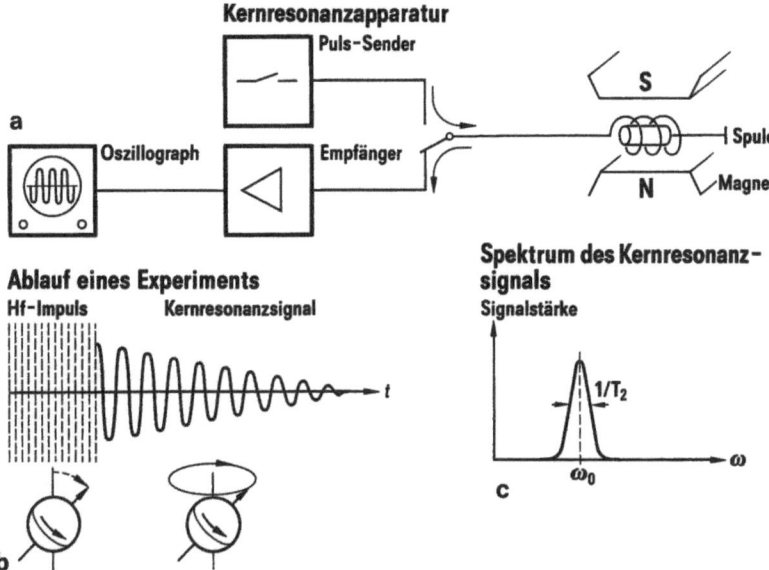

Abb. 2.4a–c. Prinzip eines Kernspinresonanzexperiments ohne Bildgebung. a Kernresonanzapparatur, b zeitlicher Ablauf eines Experiments, c Spektrum des Kernresonanzsignals im homogenen Magnetfeld: Signalstärke als Funktion der Kreisfrequenz ω. ω_o Larmor-Frequenz, $1/T_2$ natürliche Linienbreite, T_2 Spin-Spin-Relaxationszeit

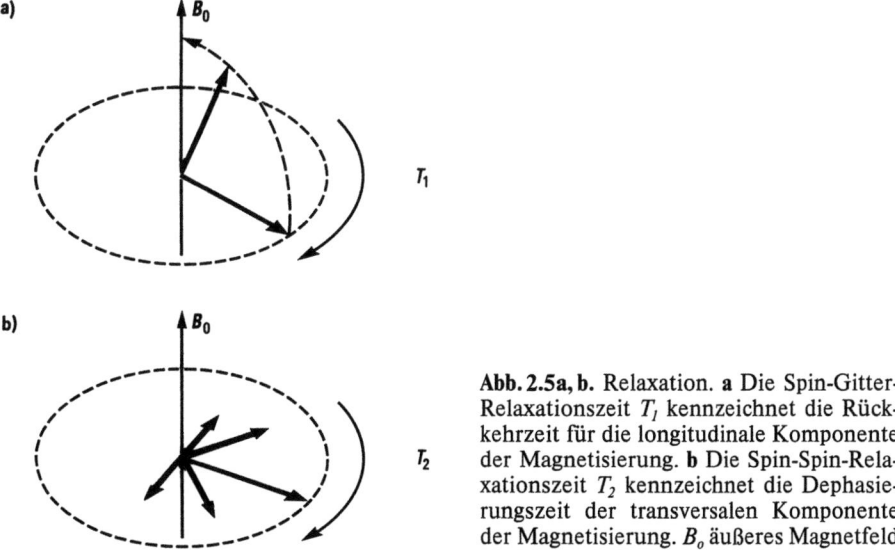

Abb. 2.5a, b. Relaxation. a Die Spin-Gitter-Relaxationszeit T_1 kennzeichnet die Rückkehrzeit für die longitudinale Komponente der Magnetisierung. b Die Spin-Spin-Relaxationszeit T_2 kennzeichnet die Dephasierungszeit der transversalen Komponente der Magnetisierung. B_o äußeres Magnetfeld

zeit T_2, die angibt, wie schnell die Spins in der zur Vorzugsrichtung senkrechten Ebene dephasieren, d.h. in ihrer Richtung auseinanderlaufen (Abb. 2.5). Die Relaxationszeiten hängen von der Wechselwirkung der präzedierenden Atomkerne mit ihrer Umgebung und untereinander ab. Sie variieren generell um mehrere Größenordnungen vom Mikrosekundenbereich in festen Stoffen bis zu einigen Sekunden in reinem Wasser. Auf die Tatsache, daß die Relaxationszeiten in Weichteilgeweben beträchtlich variieren können, hat insbesondere Damadian [6] hingewiesen. Diese Eigenschaft ist die Ursache für die großen Kontraste, die bei der Darstellung von Weichteilstrukturen mit Hilfe der Kernspintomographie erzielt werden.

3 Bildgebende Kernspinresonanz

3.1 Bildgebung

Wie kann nun zur Darstellung von Körperquerschnitten ein bildgebendes System verwirklicht werden?

Hierzu wird die strenge Proportionalität zwischen Resonanzfrequenz und Stärke des Magnetfeldes ausgenützt, indem ein zunächst möglichst homogenes äußeres Magnetfeld gezielt durch die Überlagerung von Feldgradienten räumlich variiert wird, so daß ein eindeutiger Zusammenhang hergestellt wird zwischen der meßbaren Frequenz der präzedierenden Spins und ihrem Ort. Im ersten Schritt wird durch die Einstrahlung eines schmalbandigen Hochfrequenzimpulses der richtigen Stärke und Länge die gewünschte Schicht selektiert, d. h. nur die Spins werden um 90° ausgelenkt, welche im inhomogenen Magnetfeld die Resonanzbedingung $\omega_0 = \gamma \cdot H$ erfüllen (Abb. 3.1). Zum Auslesen des Signals wird in der Schichtebene ein anderer Feldgradient angelegt, so daß die Spins in der selek-

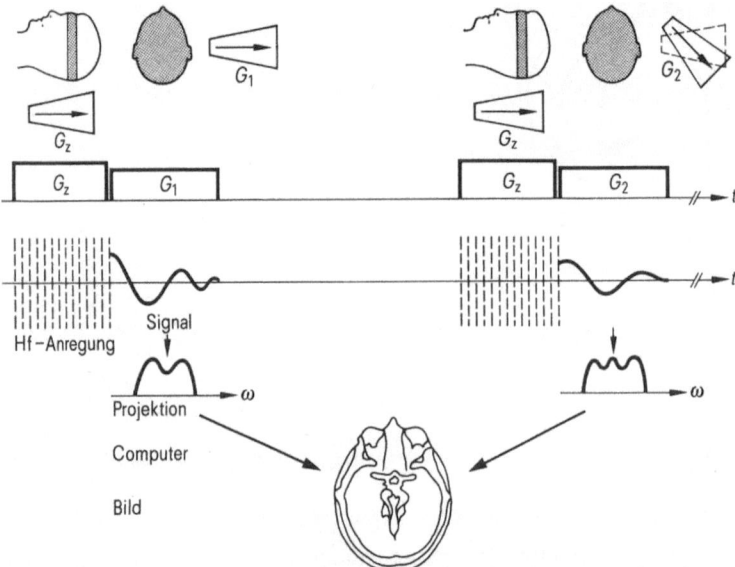

Abb. 3.1. Ablauf eines Kernspintomographieexperiments, schematisch. G_z Feldgradient in z-Richtung, G_1 Feldgradient in einer dazu senkrechten Richtung, G_2 Feldgradient in gleicher Ebene wie G_1, aber gegenüber G_1 gedreht

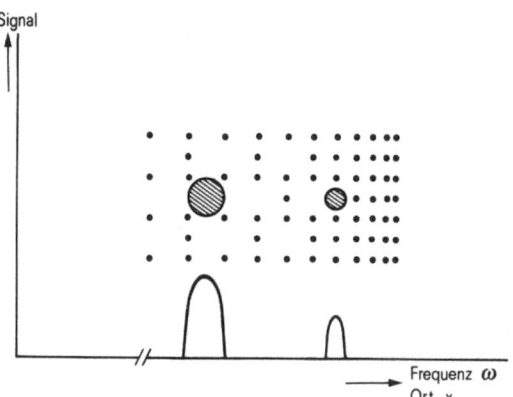

Abb. 3.2. Kernresonanzsignal als Projektion. Die Signalamplitude als Funktion der Frequenz in einem von links nach rechts ansteigenden Magnetfeld entspricht einer Projektion der Spinsignale auf die Richtung des Feldgradienten

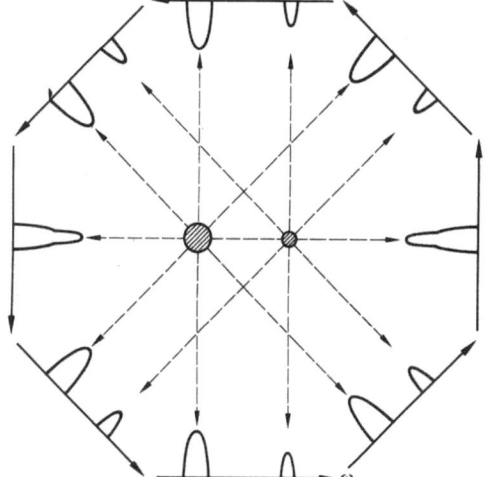

Abb. 3.3. Bildrekonstruktion aus vielen Projektionen. Hier schematisch 8 Projektionen dargestellt. ω Kreisfrequenz, die umrechenbar ist in eine Ortskoordinate in der jeweiligen Richtung des Feldgradienten

tierten Schicht unterschiedlich schnell präzedieren. Dies ist in Abb. 3.2 für 2 wassergefüllte Reagenzgläser schematisch dargestellt. Die Feldstärke, angedeutet durch die Punktdichte, steige von links nach rechts an. Dann werden die Protonen im linken Reagenzglas mit etwas niedrigerer Frequenz präzedieren als die im rechten. Das heißt, aus einer Frequenzanalyse des gemessenen Signals läßt sich bei bekanntem Feldgradienten auch eindeutig der Ort in x-Richtung, nicht aber senkrecht dazu bestimmen. Wir haben es also mit einer Projektion der Kernresonanzsignale auf die Richtung des Feldgradienten zu tun. Wird nach erneuter 90°-Auslenkung der Spins in ein und derselben Schicht die Messung wiederholt, aber mit einem gegenüber der ursprünglichen x-Richtung gedrehten Feldgradienten, wird eine neue Projektion gewonnen. In Abb. 3.3 ist dies der Übersicht halber für nur 8 Projektionen dargestellt. In praxi werden 128 oder mehr Einzelmessungen zur bildmäßigen Darstellung einer einzelnen Schicht durchgeführt. Damit sind dieselben Voraussetzungen für eine rechnerische Rekonstruktion der zweidimensionalen Spinkonzentrationsverteilung gegeben wie bei der Computertomographie für die Verteilung der Röntgenstrahlenschwächungskoeffizienten [7].

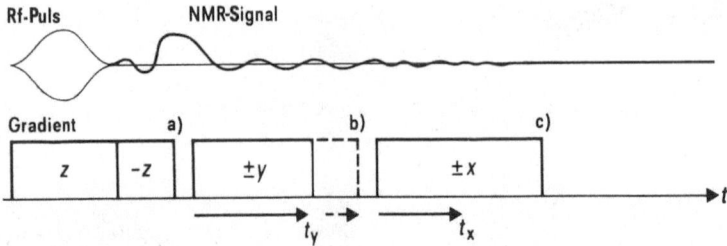

Abb. 3.4. Zeitlicher Ablauf einer Meßsequenz nach [11]. Eine vollständige Messung umfaßt viele solche Einzelmessungen, z. B. 256, wobei die Zeitdauer t_y, für die der Feldgradient in der y-Richtung eingeschaltet ist, von Einzelmessung zu Einzelmessung verlängert wird. t_x Zeitvariable vom Beginn des Feldgradienten in der x-Richtung

Das Verfahren der Bildgewinnung mittels gefilterter Rückprojektion ist eine Möglichkeit, die flächenförmige Spinkonzentration rechnerisch zu ermitteln. Im Gegensatz zur Computertomographie gibt es bei der bildgebenden Kernresonanz eine ganze Reihe alternative Aufnahmeverfahren. Neben den sog. ebenen Verfahren, die dadurch charakterisiert sind, daß das Kernresonanzsignal immer aus der ganzen ausgewählten Schicht gleichzeitig registriert wird, existieren noch Verfahren zum punktweisen [8] und zeilenhaften [9] Abtasten einer Schicht sowie dreidimensionale Rekonstruktionsverfahren [10]. Das zuletzt genannte Verfahren hat gegenüber den ebenen Verfahren den großen Nachteil, daß man immer das Ende der gesamten Meßwerterfassung abwarten muß, bevor die ersten Schnittbilder rekonstruiert werden können. Eine fehlerhafte Einstellung oder Lagerung erfordert also die Wiederholung der gesamten sehr langwierigen Meßprozedur, während bei den ebenen Verfahren nach der Aufnahme jeder einzelnen Schicht sofort das zugehörige Bild rekonstruiert werden kann.

In Abb. 3.4 ist der zeitliche Ablauf eines alternativen Bildaufbauverfahrens nach Kumar et al. [11] skizziert, das den Vorteil hat, daß die Feldgradienten nicht gedreht werden müssen. Die Selektion einer Schicht erfolgt, wie bereits erläutert, durch Einstrahlung eines schmalbandigen Hochfrequenzimpulses bei eingeschaltetem Feldgradienten in der gewünschten Richtung (senkrecht zur gewählten Schicht). Das Auslesen des Signals geschieht jedoch, während 2 aufeinander senkrechte Gradienten fester Richtung, aber zeitlich unterschiedlicher Länge dem homogenen Grundfeld überlagert werden. Im zeitlichen Ablauf wird nach einem y-Gradientenimpuls variabler Länge der x-Gradient eingeschaltet und währenddessen das Kernresonanzsignal abgetastet. Das heißt, man projiziert die Schicht immer auf die gleiche, hier mit x bezeichnete Richtung und prägt durch den variablen Gradienten in der dazu senkrechten y-Richtung von Scan zu Scan einen unterschiedlichen Phasengang ein. Trägt man die so erhaltenen Meßwerte nach der Dauer des y-Gradientenimpulses als Zeilen angeordnet in eine Matrix ein, so entsteht eine Art Hologramm, welches das Ortsfrequenzspektrum der untersuchten Schicht darstellt. Durch eine zweidimensionale Fourier-Transformation erhält man ein Bild in der gewohnten Form.

Die 3 aufeinander senkrecht stehenden magnetischen Feldgradienten, die Lage und Richtung der untersuchten Schicht bestimmen, können selbstverständlich in ihrer Zuordnung vertauscht und kombiniert werden, so daß Schichten in

Bildgebung

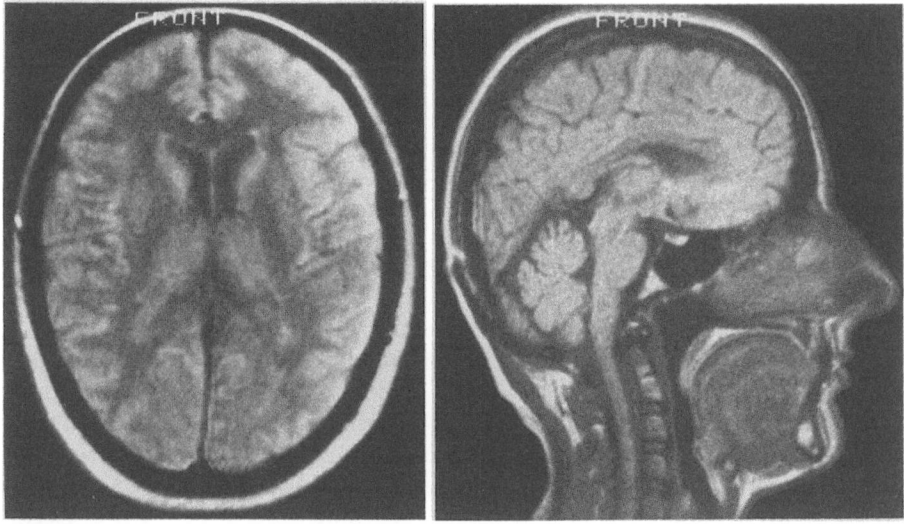

Abb. 3.5   Abb. 3.6

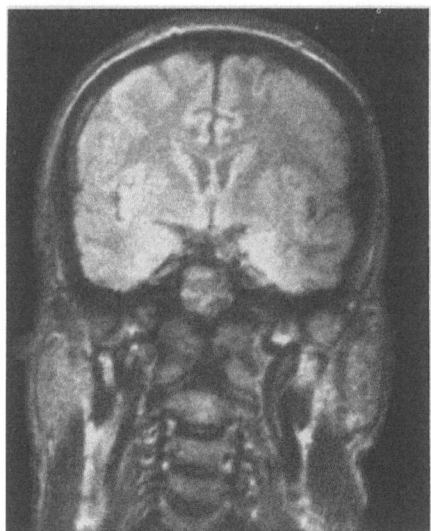

Abb. 3.7

Abb. 3.5. Kernspintomogramm. Axialschnitt, ohne Befund

Abb. 3.6. Kernspintomogramm. Sagittalschnitt, ohne Befund

Abb. 3.7. Kernspintomogramm. Koronarschnitt, ohne Befund

beliebiger Lage untersucht werden können, also z. B. auch sagittale und koronare Schichten. Die Abb. 3.5–3.7 zeigen Beispiele für Kernspintomogramme, wie sie aus dem Protonensignal gewonnen werden. Wegen der sehr geringen Konzentrationen von anderen biologisch wichtigen Atomkernen (z. B. Na, K, P, S u.a.) ist bisher eine Bildgebung vergleichbarer räumlicher Auflösung mit diesen Atomkernen mit den Mitteln der Kernspinresonanz nicht gelungen.

3.2 Bildparameter

Das Kernresonanzsignal und damit der im Bild dargestellte Grauwert hängt nicht nur von der Protonenkonzentration ab, sondern auch von den Relaxationszeiten T_1 und T_2 des dargestellten Gewebes. Der quantitative Zusammenhang zwischen der Meßgröße S und den genannten Größen wird durch folgende Formel wiedergegeben:

$$S \sim e^{-\tau/T_2} \cdot \rho \cdot (1-e^{-T/T_1}),$$

wobei τ das Zeitintervall zwischen der Anregung des Spinsystems und dem Auslesen des Kernresonanzsignals (von der Größenordnung 50 ms) ist. T ist der zeitliche Abstand aufeinanderfolgender Scans (Größenordnung 1 s). Das Meßsignal ist demnach Null, der entsprechende Bildbereich also schwarz, wo im Objekt die Protonenkonzentration Null bzw. sehr klein ist, z. B. in luftgefüllten Hohlräumen oder im kompakten Knochen. Das Meßsignal kann aber auch bei hoher Protonenkonzentration klein sein, wenn z. B. der Klammerausdruck $[1-\exp(-T/T_1)]$ kleine Werte annimmt. So hat beispielsweise die Flüssigkeit in den Hirnkammern eine relativ lange Relaxationszeit von etwa 1 s. Wird T = 0.2 s gewählt, so nimmt der Klammerausdruck den Wert 0,18 an: Die Hirnkammern erscheinen dunkel. Wird dagegen T = 3 s gewählt, so beträgt der Wert der Klammer 0.95, die Flüssigkeit in den Hirnkammern erscheint hell.

Die bildgebende Kernresonanz erlaubt also, Weichteilgewebe im Körper auf sehr viele verschiedene Arten darzustellen. Durch mehrfache Aufnahme ein und derselben Schicht, aber mit verschiedenen Meßparameterrn τ und T, läßt sich durch Normierung auch jede der 3 Größen ρ, T_1 und T_2 isoliert als Bild darstellen. Eine weitere klinische Erfahrung muß zeigen, für welche diagnostische Fragestellung welches Meßverfahren und welche Meßparameter jeweils am günstigsten sind.

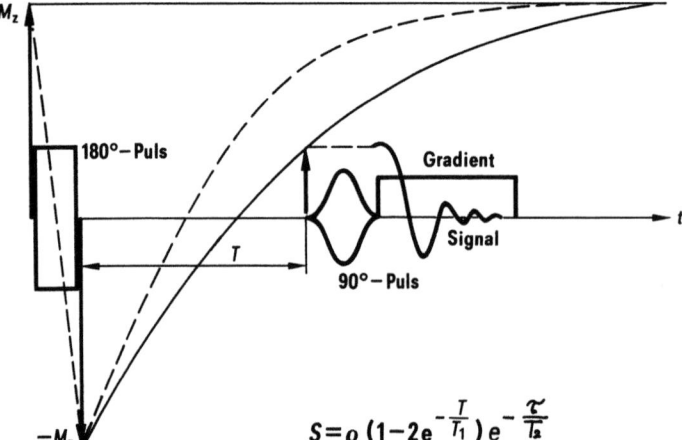

Abb. 3.8. Impulsfolge bei der „Inversion-recovery"-Methode, dargestellt für 2 Gewebe mit einer kürzeren *(gestrichelte Kurve)* und einer längeren Relaxationszeit T_1 *(durchgezogene Kurve)*

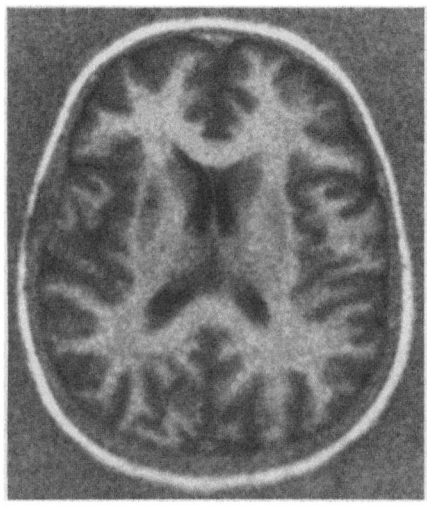

Abb. 3.9. Sagittalschnitt nach der Methode der Inversion-recovery: Verstärkung der Kontraste aufgrund unterschiedlicher Relaxationszeiten

Ein Verfahren, das Bilder mit stärkerer Betonung der Relaxationszeit T_1 liefert, ist z. B. die sog. „Inversion-recovery"-Technik. Die Impulsfolge ist schematisch in Abb. 3.8 dargestellt, ein nach dieser Methode erzeugtes Kopfbild zeigt Abb. 3.9.

3.3 Bildqualität

Bei der bildgebenden Kernresonanz wird der Zusammenhang zwischen dem Ort des abzubildenden Volumenelements und dem des Bildes durch die magnetischen Feldgradienten vermittelt. Da die Beträge dieser Feldgradienten beliebig wählbar sind, unterliegt die Ortsauflösung keiner geometrischen Begrenzung, wie sie in der Röntgencomputertomographie z. B. durch Detektorgröße und Strahlbreite gegeben ist. Durch Erhöhung der geometrischen Auflösung wird jedoch das signalgebende Volumenelement und damit das Signal verkleinert, während das Rauschen konstant bleibt. Die Bildqualität wird durch das dem Bild überlagerte Rauschen bestimmt und begrenzt.

Das Rauschen hat im wesentlichen 2 Quellen: die Hochfrequenzspule und den Patienten. Das Rauschen der Spule kann durch apparative Maßnahmen minimiert, jedenfalls deutlich kleiner als das durch die thermische Bewegung von elektrischen Ladungsträgern im Patienten verursachte Rauschen gemacht werden. Das Signal-zu-Rausch-Verhältnis (S/N) ist nach Hoult u. Lauterbur [12] gegeben durch:

$$S/N \sim H \cdot V \cdot \sqrt{t/D^5}.$$

Dabei ist H die Stärke des magnetischen Grundfeldes, V das Volumen eines Objekt- bzw. Bildelements, t die gesamte Meßzeit und D der Durchmesser des Meßobjekts. Eine Steigerung des die Bildqualität bestimmenden Signal-zu-

Rausch-Verhältnisses ist außer durch eine unerwünschte Verlängerung der Meßzeit (Zunahme der Bewegungsartefakte) nur über die Erhöhung der magnetischen Feldstärke möglich. Wegen der Proportionalität zwischen Larmor-Frequenz und Feldstärke bedingt dies eine Erhöhung der Frequenz. Eine natürliche obere Grenze ist dabei durch die begrenzte Eindringtiefe des zur Anregung der Kernresonanz erforderlichen Hochfrequenzfeldes und durch die Dämpfung der von den Kernen abgestrahlten Signale gegeben. Wo diese Grenze für die Stärke des magnetischen Grundfeldes liegt, läßt sich wegen der Inhomogenitäten des menschlichen Körpers nur schwer vorhersagen, jedoch dürften die für eine Bildgebung mit Protonen verwendbaren Feldstärken auf Werte unterhalb 2 T beschränkt bleiben.

Aus der Proportionalität zwischen dem Signal-zu-Rausch-Verhältnis S/N und dem Objektvolumenelement V ergibt sich, daß es nicht sinnvoll ist, die Ortsauflösung zu sehr zu steigern (was durch Erhöhung der magnetischen Feldgradienten möglich wäre), weil der kleinste im Bild erkennbare Kontrast umgekehrt proportional zum Volumenelement ist. Dies ist anders als bei der Röntgencomputertomographie, wo das räumliche Auflösungsvermögen durch Detektorgröße und Strahlbreite, der minimal erkennbare Kontrast aber durch die Dosis bestimmt sind.

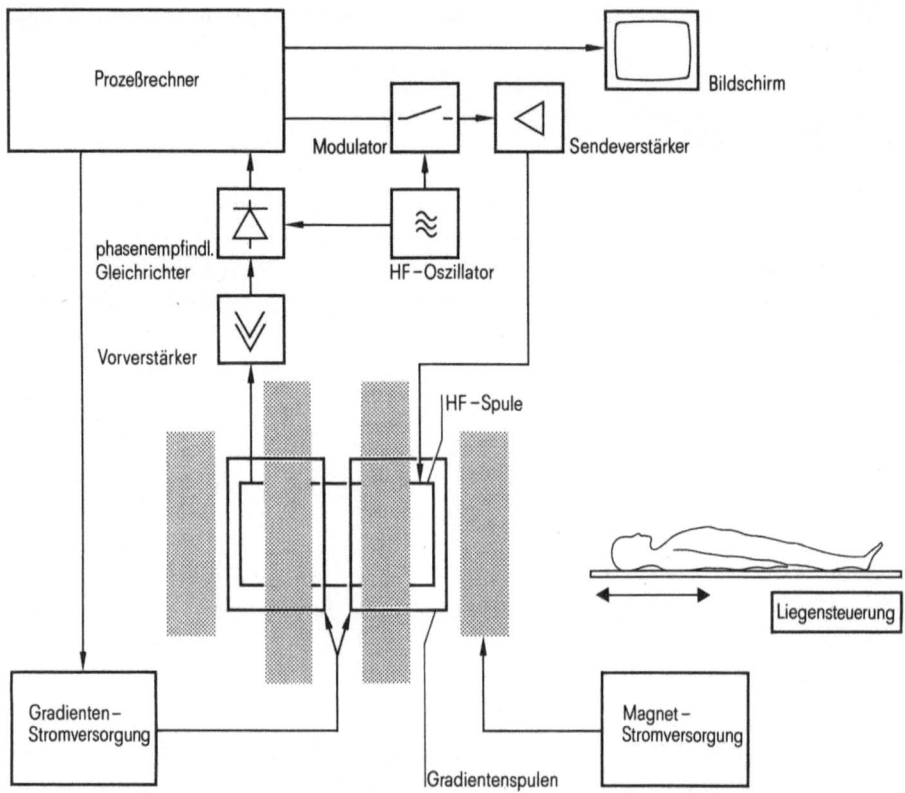

Abb. 3.10. Stark vereinfachtes Blockschaltbild einer Kernspintomographieanlage

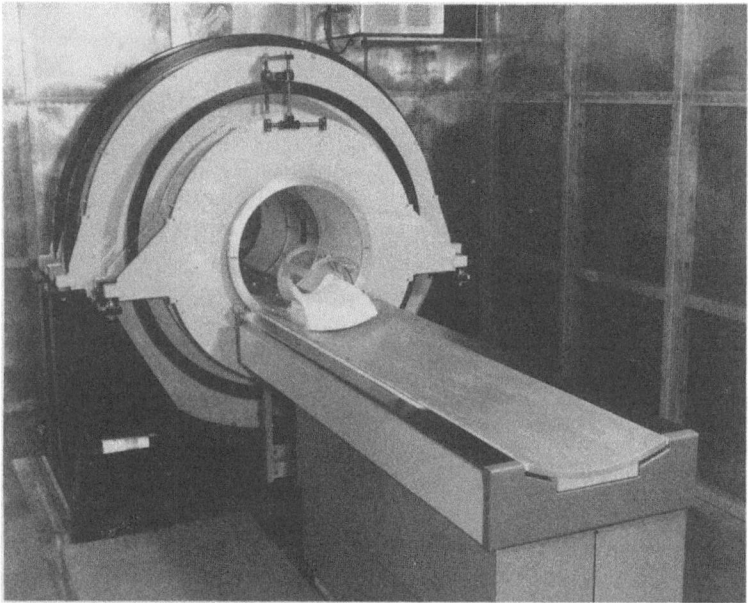

Abb. 3.11. Kernspintomographieanlage: Grundfeldmagnet (Hersteller Oxford Instruments) mit Liege. Die Hochfrequenzspule für Kopfuntersuchung ist aus dem Magneten herausgezogen. Im Zentrum des Magneten ist die Hochfrequenzspule für Ganzkörperuntersuchung zu sehen. Die Anlage befindet sich in einer Abschirmkammer

3.4 Anlagenkonfiguration

Die Abb. 3.10 zeigt ein stark vereinfachtes Blockschaltbild einer Kernspintomographieanlage. Die aufwendigste Komponente ist der Grundfeldmagnet. Die Abb. 3.11 zeigt einen normalleitenden Vierspulenmagneten (Hersteller: Oxford Instruments) für eine Feldstärke von 0,2 T mit Patientenliege. Das Gewicht des Magneten beträgt über 4 t, die elektrische Leistungsaufnahme 70 kW. Höhere Feldstärken lassen sich nur mit supraleitenden Magneten erreichen. Sowohl normalleitende wie supraleitende Magnete erfordern ein sorgfältiges Positionieren der Spulen sowie Zusatzeinrichtungen, um die geforderte Feldhomogenität in einem möglichst großen Meßvolumen zu erzielen. In jedem Fall sind recht hohe Anforderungen an die baulichen Rahmenbedingungen zu stellen.

Zur Ablaufsteuerung des Abbildungsexperiments dient ein Prozeßrechner, der über Interfaces die Hochfrequenzimpulse und die 3 magnetischen Feldgradienten steuert sowie alle Peripheriegeräte koordiniert. Die eigentliche Bildrekonstruktion erfolgt über einen schnellen Spezialrechner.

4 Biologische Unbedenklichkeit

Der Patient ist bei einer Untersuchung mit bildgebender Kernresonanz 3 verschiedenen Einflüssen ausgesetzt: dem statischen Magnetfeld, dem zeitlich veränderlichen Gradientenfeld und dem Hochfrequenzfeld.

Der Einfluß statischer Magnetfelder auf Zellkulturen, Tiere und Menschen wurde ausführlich untersucht, ohne daß irgendein Hinweis auf gesundheitliche Beeinträchtigungen gefunden wurde [13]. Der Fluß des Blutes im Magnetfeld induziert Spannungen, die im EKG nachweisbar, jedoch physiologisch bedeutungslos sind. Mit Sicherheit sind Rückwirkungen auf Implantate zu erwarten: Die Funktion heute handelsüblicher Herzschrittmacher setzt aus, magnetische Prothesenteile beeinträchtigen die Feldhomogenität und setzen unter Umständen den Patienten unangenehmen Kräften aus.

Die zeitlich schnell veränderlichen Magnetfelder, die beim Ein- und Ausschalten der für die Bildgebung notwendigen Feldgradienten auftreten, können in Körperbereichen ausreichender Leitfähigkeit elektrische Ströme induzieren. Schädliche Auswirkungen sind bisher nicht beobachtet worden.

Die zur Anregung der Kernspins notwendigen Hochfrequenzfelder erwärmen den Körper des Patienten. Solange die absorbierte Leistung kleiner als der Stoffwechselgrundumsatz (ca. 60 W) ist, besteht keine Gefährdung.

Empfindliche biologische Systeme wurden in bildgebenden Kernspinresonanzanlagen unter Randbedingungen untersucht, wie sie auch bei Patientenuntersuchungen auftreten: Es wurden keine letalen oder mutagenen Effekte, kein vermehrtes Auftreten von Läsionen oder „sister chromatid exchanges" beobachtet [14, 15]. Es ist also zu erwarten, daß die Kernspintomographie ein risikoloses Diagnoseverfahren ist. Vom britischen National Radiological Protection Board (NRPB) und vom amerikanischen Bureau of Radiological Health (BRH) wurden vorläufige Grenzwerte festgelegt, die von heute in Erprobung befindlichen Anlagen nicht erreicht werden:

- Magnetische Feldstärke: kleiner 2,5 T (NRBP);
  kleiner 2 T (BRH).

- HF-Energie: So gewählt, daß die mittlere Körpertemperatur um nicht mehr als 1 K ansteigt (NRPB);
  tolerierte absorbierte Leistung über Zeiten kleiner 10 min: 4 W/kg (BRW).

- Dynamische magnetische Felder: kleiner 20 T/s bei Impulsdauern von 10 ms oder länger (NRPB);
  kleiner 3 T/s (BRH).

5 Ausblick

Die bisherigen positiven klinischen Erfahrungen mit der Protonenkernspintomographie (s. z. B. [16]) lassen eine Einführung der Methode in die Routinediagnostik in den nächsten Jahren mit großer Wahrscheinlichkeit erwarten. Wegen der großen Variabilität, die dem Meßverfahren eigentümlich ist, wird noch einige Zeit vergehen, bis genügend Erfahrung angesammelt ist, um sagen zu können, bei welcher medizinischen Fragestellung welche Meßsequenz und welche Werte der Meßparameter optimal sind.

Im Prinzip müßte es möglich sein, „Kontrastmittel" zu entwickeln, die paramagnetische Substanzen enthalten. Diese paramagnetischen Substanzen verkürzen auch in geringen Konzentrationen die Relaxationszeiten der Protonen in ihrer Umgebung. Im Protonenspintomogramm kann man so Rückschlüsse auf die Verteilung und Konzentration des „Kontrastmittels" ziehen.

Die Kernspintomographie eröffnet die Möglichkeit zur quantitativen, nichtinvasiven Blutflußmessung. Da Kerne in bewegten Flüssigkeiten während der Messung aus dem Meßfeld heraustransportiert werden, beobachtet man veränderte Intensitäten im Vergleich zur ruhenden Materie.

Obwohl auch andere Kerne als Protonen für die Untersuchung des Zellstoffwechsels wichtig und im Prinzip mit den Methoden der Kernspinresonanz erfaßt werden können, wird die Bildgebung auf Protonen beschränkt bleiben. Wegen der geringen Konzentration anderer biologisch wichtiger Kerne muß zur Erzielung des gleichen Signal-zu-Rausch-Verhältnisses das Elementarvolumen mindestens 1000mal größer sein als für Protonen.

Der klinische Stellenwert der Kernspintomographie mit Protonen im Vergleich zu anderen bildgebenden Systemen wird sich in der nahen Zukunft herausstellen.

Literatur

1. Bloch F (1946) Nuclear induction. Phys Rev 70:460-474
2. Purcell EM (1946) Spontaneous emission probabilities at radio frequencies. Phys Rev 69A:681
3. Lauterbur PC (1973) Image formation by induced local interactions: Examples employing nuclear magnetic resonance. Nature 242:190-191
4. Abragam A (1961) The principles of nuclear magnetism. Oxford University Press, Oxford
5. Farrar TC, Becker ED (1971) Pulse and fourier transform NMR—Introduction to theory and methods. Academic Press, New York
6. Damadian R (1971) Tumor detection by nuclear magnetic resonance. Science 171:1151-1153
7. Brooks RA, Di Chiro G (1975) Theory of image reconstruction in computer tomography. Radiology 117:561-572
8. Damadian R, Minkhoff L, Goldsmith M, Koutcher JA (1978) Field focusing nuclear magnetic resonance (FONAR). Naturwissenschaften 65:250-252
9. Mansfield P, Maudsley AA (1977) Medical imaging by NMR. Br J Radiol 50:188-194
10. Lauterbur PC, Ching-Ming Lai (1980) Zeugmatography by reconstruction from projections. IEEE Trans Nucl Sci 27:1227-1231
11. Kumar A, Welti D, Ernst RR (1975) NMR fourier zeugmatography. J Magn Reson 18:69-83

12. Hoult DI, Lauterbur PC (1979) The sensitivity of the zeugmatographic experiment involving human samples. J Magn Reson 34:425–433
13. Budinger TF (1981) Nuclear magnetic resonance (NMR) in vivo studies: Known thresholds for health effects. J Comput Assist Tomogr 5:800–811
14. Thomas A, Morris PG (1981) The effects of NMR exposure on living organisms. I. A microbial assay. Br J Radiol 54:615–621
15. Cooke P, Morris PG (1981) The effects of NMR exposure on living organisms. II. A genetic study of human lymphocytes. Br J Radiol 54:622–625
16. Alfidi RJ, Haaga JR, El Yousef SJ, et al. (1982) Preliminary experimental results in humans and animals with a superconducting, whole-body, nuclear magnetic resonance scanner. Radiology 143:175–181
17. Crooks L, Arakawa M, Hoenninger J, et al. (1982) Nuclear magnetic resonance whole-body imager operating at 3.5 K Gauss. Radiology 143:169–174

Zahlreiche unveröffentlichte Konferenzberichte

Sachverzeichnis

A-Bild 163
Abbildungsschärfe 118
Abfallentsorgung 141
Absorption 5, 148
Absorptionskoeffizienten 38
Absorptionsort 128
Abstandsquadratgesetz 125
Abstrahlcharakteristik 152
AIUM 145
akustische Impedanz 145
algebraischen Algorithmen 81
Algorithmus 79
Aliasing 177
Analog-Digital-Converter (ADC) 130
Analogsignal 115, 130
Angio-CT 97
Angiotomographie 78
Anodenwinkel 41
Anpaßschicht 151
anwendbare Frequenzen 149
Arbeitsplatzüberwachung 140
Artefakte 77, 89
Aufhärtung 40
Aufhärtungsartefakt 91
Auflösung 4, 49
Auflösungsvermögen 90
Aufnahmebedingungen, Einfluß auf die Dosis 100
Aufnahmespannungen 59
Aufnahmesystem 84, 86
Ausblendung 114
Ausgleichsfolien 17
Axiales Dosisprofil 91
Axicon 155

back projection 82
background cut-off 121
Bandbreite 49
Bariumsulfat 32
Belastbarkeit 41
Bewegungsunschärfe 44, 45, 51
BGO-Szintillationsdetektoren 136
Bialkaliphotokathode 113
bidirektionale Tomographie 76
Bilddetektor 122, 123

Bildfolgefrequenz 167
bildgebende Kernspinresonanz 186
Bildmanipulation 64
Bildmatrix 88
Bildparameter 190
Bildpunkt 4
Bildqualität 191
Bildspeicher 169
Bildverstärkerkamera 137
bits 61
Bleigummiabdeckung 103
Bleistreifenphantom 133, 134
Brechung 147
Brennfleckgröße 41
Brennweite 152

$CaWO_4$ 14, 16
Compound-Scan 165
Compton-Bild 91
Compton-Effekt 112, 114, 125
Computertomographie 79
CsJ-Kristalle 21
CT-Scanner 86
Curie-Temperatur 150

Dämpfung 148
Dämpfungskoeffizient 148
Datenträger 96
Dekontamination 140
Detailerkennbarkeit 22, 26
Detective Quantum Efficiency 23
Detektor 84
Dezibelnotation 149
Diagnostikröntgenröhren 41
diagnostische Anforderungen 58
Digital 81
digitale Darstellung 96
– Subtraktionsangiographie 57
digitales Bild 88
Digital-Optical Recording System (DOR-System) 63
Divergenz 123, 124
Dominante 55, 58
Dominantenmeßfeld 55
Doppelenergiemethode 91

Doppelhalogeniden 14, 16
Doppler-Verfahren 176
Dosis 9
– pro Bild 57, 58
Dosiseinsparung in der Röntgendiagnostik 105
Dotfaktor 119
DQE-Werte 59
Durchleuchtung oder Aufnahme 103
Dynamik 63
dynamische Fokussierung 156, 171
– Untersuchungen 124
Dynoden 113

Echoprinzip 162
effektive Dosis 52
effektiver Halbzeitwert 139
Eigenauflösung 135
Einblendung der Aufnahmefelder 102
Eingangsfenster 21
Einkanaldiskriminator (EKD) 114, 115, 128
EKG-Triggerung 90
Elektronenoptik 22
elektronischer Sektorscan 172, 174
Elementarwellen 152
Emissionsspektrum auf der Basis Seltener Erde 16
Emissionstomographie 136
Empfindlichkeit 45, 118, 124, 132
Energienanalyse 129
Energieauflösungsvermögen 113, 115, 136
Energiekorrektur 136
Energiespektrum 129
externe Strahlendosis 141

Fächerscanner 86
Faltung 83
Faltungskern 83
Farbregelung 120
Faseroptik 22
Fenster 116, 132
Fensterbereich 114
Fenstergrenzen 115
Fensterlage 93
Fenstertechnik 93, 96
Fensterweite 93
Fettgewebe 31
Filmdosimeter 107
Filterung 83
Flächendichte 130
Flächenphantom 132
Fluoreszenzmaterial 15
– Barium-Fluor-Chlorid 15
– Gadolinium 15
– Lanthan 15
– Wolfram 15
– Yttrium 15

Fokusebene 118
Fokuslänge 154
fokussierte Kollimatoren 117
Folie, Auflösung 17
–, Spannungsausgang 17
–, Verstärkungsgrad 17
Folienkombination mit Film 11
Folientypen 15
Folienunschärfe 45
Formatumschaltung 22
Fourier-Darstellung 84
frequenzabhängige Dämpfung 161
Frequenzbandbreite 160
Frequenzen 145
Frequenzspektrum 158
Fruchtschädigung 104
Fulkrum 71
Füllhalterdosimeter 107
functional imaging 131
Funktionsstudien 125

Gadolinium 15
Ganzkörperdosen 137
gefilterte Rückprojektion 81
Genauigkeit 63
geometrische Unschärfe 42, 45
Gesamtamplitude 128
Gesamtauflösung 134
Gesamtmodulationsübertragungsfunktionen 25
Gesamtunschärfe 45
Gesichtsfeld 135
gestreute Strahlung 116
Götze-Fokus 42
Gradationskurve 9
grating-lobes 157
Grautonbild 166
Grenzauflösung 22
Grenzfläche 146
Großman-Prinzip 71

H-Skala für die Schwächungswerte 88
Halbleiterdetektoren 136
Halbschatten 42
Halbwertbreite 123, 124, 134
Halbwertdicke 141
Harmonisierung 84
Hartstrahlaufnahmen 37
Hauptmaximum 160
Helligkeitsverstärkung 19
Herzdiagnostik 175
Histogramm 96
hochauflösende Tomographie 78
Hüllkurvendemodulation 178

Immersionsscanner 166
Impuls-Doppler-Verfahren 176
Impulsabstand 177

Sachverzeichnis

Impulshöhenspektrum 128
Impulslänge 160
Informationsdichte 120
Informationsfluß 63
Inhomogenität 122
Inkorporation 111, 140, 141
Inkorporationsüberwachung 138, 139
– für ^{125}J 139
Intensität 145
Intensitätsdefinition 145
Intensitätsverteilung 158
Interferenz 152
intrinsic resolution 134
Invarianten 72
Isowattdosisregelung 59

Jahresgrenzwert 138

Kamerakopf 117
Kavitation 179
Kernresonanz 182
Kernresonanzsignal 190
Kernschatten 42
Kernspin 182
Kernspintomographie 181
Kinobildfrequenz 59
Knochen 31
Kollimator 115, 118, 125, 134
Kollimatorachse 124
komplementäre Signale 127
Kompressionsbeiwert 144
Kontamination 116, 125, 137
Kontaminationsmonitor 140, 141
Kontaminationspfad 139
Kontrast 7, 114, 115, 161
Kontrastempfindlichkeit 96
Kontrastmittel 32
Kontrastverlust bei verschiedenen
    Bewegungsgeschwindigkeiten 51
Kontrastverminderung 45
Kontrollbereiche 111, 137
konvergierende Kollimatoren 125
Konversionsfaktor 23
Kristalldicke 126
Kurzzeitbetrieb 41
Kurzzeitnennleistung 41

Lamellen 34
Landessammelstelle 142
langsame Abtastung (slow scan) 57
Lanthan 15
Larmor-Frequenz 184
Lebensdauer der Röhre 41
Leuchtstoffe auf Basis Seltener Erden 14, 17
Linear-array 168
Linearität 133
Lineartomographie 76
linespread-function (LSF) 123

Linienbildfunktion 123, 134
Linienbreite 115
Linienphantome 133
Linse 153
low frequency drop 24

M-mode 164
Magnetisierung 182
Matrix 61
mechanische Unschärfe 75
Mehrfachabsorption 125
Mehrfachreflexion 163
Messung der Personendosis 107
Mittenfrequenz 160
Modulationsübertragungsfunktion 24, 45,
    53, 90
Multielementschallkopf 156
Multiformatkamera 96
Muskelgewebe 31

Nadelstrahl 3
Nahfeld 152
Nichtlinearität 136
Niederfrequenzabfall 24
NMR-Imaging 181

Objektpunkt 4
One-way-Scanning 120
ortsabhängige Koordinatensignale 129
Ortsauflösung 157
Ortsauflösungsvermögen 123, 125, 134
Ortsfrequenz 45, 51
Ortsinformation 128
Ortskoordinator 122, 126
Ortssignale 128

Panoramaschichtaufnahmetechnik 66
Paralaxenunschärfe 75
Parallellochkollimator 124, 125
Partialvolumeneffekt 89
Patientendosen 100
perpendikuläre Schichten 97
Personendosimeter 138
Phantome 92
phased-array 155
Phased-array-Fokussierung 169
Photoeffekt 112, 128
Photokathode 135
Photokathodenschicht 22
Photolinie 114
Photomultiplier (PM) 113, 122, 123, 125,
    126
Photonenbild 91
Photopeak 116, 132
physikalische Schichtdicke 76
Piezoeffekt 150
Pinhole-Kollimator 126

Pixel 61, 81
Planparallelprinzip 71
Plastikspritzen 140
Plumbicon 50
polydirektionale Verwischung 76
Positronenemissionstomographie 136
Primärstrahlung 29
Profile 82
Projektionsradiogramm 87
Projektionsradiographie 9, 90
Prüfung und Beurteilung von Verstärkerfolien 18

räumlicher Mittelwert der Intensität 145
Rauschen 25
– im Bild 20
Real-time-Scanner 167
regions of interest 131
Rekonstruktion 79
Rekonstruktionsalgorithmus 81
Rekonstruktionstomographie 68
Rekonstruktionsverfahren 178
Relaxationszeit 184
Richtungsanalyse 116
Röhrenleistung 41
ROI (region of interest) 96
Röntgencomputertomographie 68, 79
Röntgenfilm 9
Röntgenleuchtschirm 21
Röntgenverstärkerfolie 11
Röntgenverwischungstomographie 66, 68
Röntgenverwischungstomogramm 75
rückgestreute Intensität 163
Rückprojektion 82

Scan-Converter 165
Scannergeneration 84
Schädigungsrisiko 178
Schallgeschwindigkeit 144, 162
Schallwellen 143
Schärfentiefe 154
Schattenbild 42
Scheibendurchmesser 41
Scheinauflösung 77
Schicht 75
Schichtdicke 91
Schichtfläche 70
Schichtfigur 75
Schichthöhe 73
Schichtwinkel 75
Schilddrüsenaktivität 139
Schilddrüsenbelastung 138
Schleier 24
Schnittbildverfahren 165
Schreibwerk 119
Schutzkleidung 106
Schwächung 6

Schwächungskoeffizienten 32
Schwächungszahlen 88
Schwärzungskurve 9
Seitenmaxima 157
Sektorscanner 171
Septen 116, 122, 135
sidelobes 157
Signal-Rausch-Verhältnis 23, 52, 191
Simultanschichtverfahren 17
Simultantomographie 73
slant hole 125
Speichertiefe 130
Spektralanalyse 177
Spektralfunktion 160
Spektrum 38, 116
spezielles Abtastverfahren 57
Spitzenintensität 145
Stabdosimeter 138
Strahlendosis 111
Strahlenklima im Röntgenraum 106
Strahlenkontrast 31
Strahlenschutz der Beschäftigten 105
– des Patienten 99
– in der Röntgendiagnostik 99
Streukoeffizienten 28
Streustrahlenraster 116
Streustrahlenunterdrückung 33
Streustrahlung 6, 28, 114
Streuung 5, 21
Streuzusatzstrahlung 29
Strichbrennfleck 42
Strichdichte 117
Strömungsgeschwindigkeit 150, 177
Stromverstärkung 113
Summenverstärker 129
Superothikon 49
Systemauflösung 134, 135
Szintillationskristall 112, 122, 123, 125, 126

Teilkörperdosen 138
Tiefenausgleich 162
TLD-Fingerringdosimeter 138
Tomographie 66
Tomographieparameter 68
Tomosynthese 78
Trägheit 52, 120
Transducer 150
Transversalverwischungstomographie 72
Trennschärfe 124
Trennvermögen 76

Überprüfungsschwelle 138
Übertragungsgeschwindigkeit 63
Überwachungszeitraum 139
Unschärfen 3, 75
– des Aufnahmematerials 45
–, geometrische 45
Untergrundelimination 64

Sachverzeichnis

Verstärker 114
Verstärkerfolie 9
Verstärkungsprozeß 20
Verwischung 75
Verwischungsfigur 76
Verwischungsweg 70
Vidikon 49
Videodarstellung 96
Videonorm 168
Videosignal 48, 51
Vidoson 143
Vorbereitungszeit 57
Voxel 80

Wechselwirkung 5
Weichstrahlaufnahmen 29
Wellenwiderstand 145
Werteumfang 93
Widerstandsmatrix 126
Widerstandsnetzwerk 127
Widerstandsverhältnisse 127

Wiedergabematrix 90
Wischschatten 75, 77
Wobbler 172

Xenonproportionszählrohre 138

Yttrium 15
Yttriumoxisulfid 14

Z-Signal 136
Zählrate 134
Zählverluste 134
Zeichenschärfe 9, 11, 45
Zeilensprungverfahren 168
Zeilenzahl 49
Zeitfrequenzen 51
zeitlicher Mittelwert der Intensität 145
zeitliches Auflösungsvermögen 112
Zoom 64
Zylinderlinse 169

K. Roth

NMR-Tomographie und -Spektroskopie in der Medizin

Eine Einführung

1984. 122 zum Teil farbige Abbildungen, 12 Tabellen.
X, 123 Seiten
DM 40,-. ISBN 3-540-13076-4

Die NMR-Spektroskopie und -Tomographie sind durch die völlige Nichtinvasivität und den breiten Anwendungsbereich ideale diagnostische Verfahren. Im vorliegenden Buch gibt der Autor eine Einführung in die physikalischen Grundlagen und einen umfassenden Überblick über den aktuellen Entwicklungsstand dieses neuartigen Untersuchungsverfahrens. Das Buch wendet sich gleichermaßen an den in der medizinischen Grundlagenforschung tätigen Wissenschaftler und an Mediziner im klinischen und außerklinischen Bereich. Der didaktische Aufbau und die Stoffauswahl orientieren sich allein an den Bedürfnissen des angesprochenen Leserkreises, und unter weitgehendem Verzicht auf mathematischen Formalismus werden die theoretischen Grundlagen in einer für den Mediziner verständlichen Sprache dargestellt. Eine umfangreiche, nach Sachgebieten geordnete Literatursammlung gibt einen aktuellen Überblick über die Anwendungsmöglichkeiten dieser Methoden in den verschiedenen medizinischen Disziplinen.

Biological Dosimetry

Cytometric Approaches to Mammalian Systems

Editors: W. G. Eisert, M. L. Mendelsohn
1984. 147 figures. Approx. 380 pages
DM 68,-. ISBN 3-540-12790-9

Among the various types of dosimetry, biological dosimetry relies on selective, quantitative biological responses to measure dose. It is particularly valuable in situations where physical or chemical dose in unknown (as in accidents), where dose is difficult to standardize (as in irregular scheduling), or where individual biological susceptibility is likely to vary (as in repair defectives or pharmacologic variants). The rapid development of quantitative cytometry in recent years has provided a new multidisciplinary, potentially powerful analytical tool for biological dosimetry. These cytometric techniques offer the promise of objective, precise, sensitive, cellular and subcellular classification coupled with highly rapid, statistically sound rates of analysis. They are ideally suited to the measurement of biological dosimetric responses in many mammalian systems.

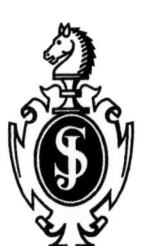

Springer-Verlag
Berlin
Heidelberg
New York
Tokyo

Die Radiologische Klinik

C. Claussen, B. Lochner
Dynamische Computertomographie
Grundlagen und klinische Anwendung
Unter Mitarbeit von R. Schmiedel
1983. 71 Abbildungen. IX, 157 Seiten
DM 48,–. ISBN 3-540-12526-4

Durch Vermittlung der physikalisch-technischen Grundlagen, der Kontrastmittelapplikationsformen und ihrer Pharmakokinetik wird die Basis für eine rationelle und diagnostisch effektive klinische Anwendung der dynamischen Computertomographie geschaffen.
Anhand zahlreicher Bildbeispiele wird demonstriert, daß durch den Einsatz der dynamischen Computertomographie die Artdiagnostik und Abgrenzung von Läsionen gelingt, die mit der konventionellen Computertomographie nicht ausreichend erkannt werden können.

W. Fiegler
Ultraschall in der bildgebenden Diagnostik
1984. 123 Abbildungen, 4 Tabellen. Etwa 180 Seiten
DM 58,–. ISBN 3-540-12963-4

Dieses Buch beschreibt die Stellung der Sonographie im diagnostischen Vorgehen, insbesondere im Bezug zur konventionellen Röntgendiagnostik, Angiographie, Computer-Tomographie und Nuklearmedizin.

G. W. Kauffmann, W. S. Rau
Röntgenfibel
Praktische Anleitung für diagnostische Eingriffe in der Radiologie
1984. 50 Abbildungen. YXI, 269 Seiten
DM 68,–. ISBN 3-540-12586-8

Die **Röntgenfibel** behandelt für jedes einzelne Untersuchungsverfahren apparative Voraussetzungen, erforderliche Instrumente und Medikamente, Vorbereitung durch die Assistentin, Anamnese und Aufklärungsgespräch, Indikationen und Kontraindikationen, typische Komplikationen sowie alle Einzelheiten des Untersuchungsganges. Neben den Standardverfahren werden auch spezielle Untersuchungstechniken beschrieben, die im Rahmen seltener Erkrankungen oder besonderer therapeutischer Fragestellungen erforderlich werden.

P. Reindl
Die transrektale transversale Sonographie der Prostata
1984. 121 Abbildungen. VIII, 89 Seiten
DM 72,–. ISBN 3-540-11888-8

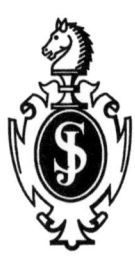

Springer-Verlag
Berlin
Heidelberg
New York
Tokyo

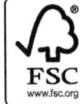

MIX
Papier aus verantwortungsvollen Quellen
Paper from responsible sources
FSC® C105338

If you have any concerns about our products,
you can contact us on
ProductSafety@springernature.com

In case Publisher is established outside the EU,
the EU authorized representative is:
**Springer Nature Customer Service Center GmbH
Europaplatz 3, 69115 Heidelberg, Germany**

Printed by Libri Plureos GmbH
in Hamburg, Germany